Disciplina Positiva de A a Z

Disciplina Positiva de A a Z

1001 soluções para os desafios da parentalidade

3ª edição revisada e atualizada

Jane Nelsen, ED.D.

Lynn Lott, M.A., M.F.T.

H. Stephen Glenn

Tradução de Bete P. Rodrigues e Ruymara Teixeira

Manole

Título original em inglês: *Positive Discipline A-Z: 1001 solutions to everyday parenting problems*
Copyright © 1993, 1999, 2007 by Jane Nelsen, Lynn Lott and H. Stephen Glenn. Todos os direitos reservados.
Publicado mediante acordo com Harmony Books, selo da Crown Publishing Group, uma divisão da Random House LLC,
Penguin Random House Company, Nova York, EUA.

Esta publicação contempla as regras do Novo Acordo Ortográfico da Língua Portuguesa.

Editora-gestora: Sônia Midori Fujiyoshi
Produção editorial: Cláudia Lahr Tetzlaff

Tradução:

Bete P. Rodrigues
Treinadora certificada em Disciplina Positiva para pais, membro da Positive Discipline Association,
mestre em Linguística Aplicada (Lael-Puc/SP), palestrante e consultora para pais, escolas e empresas,
professora da Cogeae-Puc/SP e *coach* para pais
www.beteprodrigues.com.br

Ruymara Teixeira
Graduada em Letras Português e Inglês pelas Faculdades Oswaldo Cruz, responsável pela formação e
desenvolvimento de professores e coordenadores em uma rede de ensino de idiomas e um sistema bilíngue,
certificada em Disciplina Positiva para pais e em Disciplina Positiva na sala de aula pela
Positive Discipline Association

Revisão de tradução e revisão de prova: Depto. editorial da Editora Manole
Diagramação e projeto gráfico: Anna Yue
Capa: Ricardo Yoshiaki Nitta Rodrigues
Imagem da capa: istockphoto

CIP-BRASIL. CATALOGAÇÃO NA PUBLICAÇÃO
SINDICATO NACIONAL DOS EDITORES DE LIVROS, RJ

N348d
3. ed.

    Nelsen, Jane
      Disciplina positiva de A a Z : 1001 soluções para os desafios da parentalidade /
Jane Nelsen, Lynn Lott, Stephen Glenn ; tradução Bete P. Rodrigues, e Ruymara
Teixeira. - 3. ed., rev. e atual. - Barueri [SP] : Manole, 2020.
     336 p. ; 24 cm.

     Tradução de: Positive discipline A-Z : 1001 solutions to everyday parenting problems
     Inclui bibliografia
     ISBN 9788520458747

     1. Crianças - Formação. 2. Disciplina infantil. 3. Parentalidade. I. Lott, Lynn.
II. Glenn, Stephen. III. Rodrigues, Bete P. IV. Teixeira, Ruymara. V. Título.

19-61060   CDD: 649.12
                              CDU: 649.1

Meri Gleice Rodrigues de Souza - Bibliotecária CRB-7/6439

Todos os direitos reservados.
Nenhuma parte desta publicação poderá ser reproduzida, por qualquer processo,
sem a permissão expressa dos editores. É proibida a reprodução por fotocópia.
A Editora Manole é filiada à ABDR – Associação Brasileira de Direitos Reprográficos.

Os nomes e as características dos pais e crianças citados na obra foram modificados a fim de preservar sua identidade.

Edição brasileira – 2020

Direitos em língua portuguesa adquiridos pela:
Editora Manole Ltda.
Av. Ceci, 672 – Tamboré – 06460-120 – Barueri – SP – Brasil
Fone: (11) 4196-6000 | www.manole.com.br | https://atendimento.manole.com.br

Impresso no Brasil | *Printed in Brazil*

*Aos nossos familiares queridos
e aos pais em todos os lugares do mundo
que querem demonstrar seu amor
ao empoderar e encorajar
seus filhos.*

SUMÁRIO

Sobre os autores XI

Comentários sobre este livro XIII

Agradecimentos XV

Como usar este livro XVII

Introdução XIX

Parte I   O que é a Disciplina Positiva?

Seja gentil e firme 2

Decida o que você vai fazer
e, então, faça 3

Aja, não fale 4

Use o acompanhamento eficaz 5

Substitua punição por informação e
oportunidades para aprender
com os erros 7

Melhore as suas habilidades
de comunicação 8

Crie expectativas razoáveis para
si mesmo 11

Realize reuniões de família 12

Ofereça escolhas limitadas 14

Estabeleça limites 14

Estabeleça rotinas 17

Conheça seus filhos 19

Acolha os erros 20

Faça uma pausa positiva 21

Coloque seus filhos no mesmo
barco 22

Foque em soluções e deixe
seus filhos resolverem 23

Preste atenção nas ações mais
do que nas palavras 23

Não faça ou aceite promessas 24

Ajude as crianças a obter o senso
de pertencimento/aceitação e
importância 24

Encoraje em vez de elogiar
e dar recompensas 26

Diga não 27

Use o seu senso de humor 27

Cuide da sua vida 28

Evite rótulos e remédios 29

Tenha fé 29

Certifique-se de que a mensagem de amor seja transmitida........ 29

Dê pequenos passos.............. 30

Parte II   Soluções de Disciplina Positiva de A - Z

Abuso de álcool e drogas.......... 31

Abuso sexual.................... 34

Adoção........................ 37

Agressividade ou raiva 40

Alimentação e conflitos na hora das refeições 45

Amigos (escolha) 49

Animais de estimação 52

Ansiedade de separação 54

Assédio moral/*bullying*........... 57

Ataques de birra 59

Autoestima 63

Avós.......................... 65

Babás......................... 68

Brigas (amigos) 70

Brigas (irmãos) (*ver também* Rivalidade entre irmãos) 73

Brinquedos e arrumação.......... 76

Celulares 79

Choramingar.................... 81

Choro 84

Compartilhamento/egoísmo....... 87

Comportamento inadequado e interrupções 90

Compras com as crianças 93

Conflitos matinais 95

Conflitos na hora de dormir 98

Conflitos na hora do banho........ 102

Conflitos no carro 104

Criança boazinha 107

Criança negativa 109

Crueldade com os animais 111

Curiosidade e educação sexual ... 114

Danificar propriedade 117

Dedurar 120

Depressão...................... 122

Desafio, desobediência e rebeldia. 125

Desfralde 129

Desmame 131

Desmotivação e desinteresse 134

Divórcio 137

Doença........................ 140

Dormir a noite toda 142

Eletrônicos: TV, *videogames*, *tablets*, computadores etc. (*ver também* Celulares) 146

Enurese/xixi na cama............. 150

Escutar 153

Espinhas 156

Estilos parentais diferentes 158

Exigente 161

Fazer bico, reclamar e outros comportamentos negativos..... 165

Férias 168

Furtar 171

Hábitos 175

Imparcialidade e ciúme 177

Lição de casa 180

Manipulação 184

Masturbação 187

Materialismo 189

Mau perdedor 192

Médicos, dentistas e cortes de cabelo 195

Medos (filhos) 197

Medos (pais) 200

Mentir ou inventar 203

Mesada 206

Mexer nas coisas 210

Mordidas 211

Sumário

Morte e luto 214
Mudanças 218
Não! (*ver também* Escutar
   e Terríveis 2 anos) 220
Não fale comigo 223
Nova família 225
Obediência..................... 228
Obesidade 230
Pais solteiros 234
Palavrões/xingamentos 236
Palmadas e surras 238
Praticar (instrumento musical, dança,
   esportes e outras atividades) ... 242
Pré-escola e creche 245
Problemas na escola (*ver também*
   Lição de casa) 248
Procrastinação 252
Quartos (bagunçados) 255
Retrucar e desrespeitar 258
Rivalidade entre irmãos (*ver também*
   Brigas [irmãos]) 261

Roupas – disputas por poder 264
Sonecas (*ver também* Conflitos
   na hora de dormir) 267
Suicídio e automutilação 269
Superproteção, mimos e resgate .. 273
Tarefas domésticas 276
Tédio 281
Terríveis 2 anos, os (*ver também*
   Não!) 283
Timidez 286
Trabalhar fora 289
Transtorno do déficit de atenção .. 292
Valores e maneiras 296
Viajar 300

Notas.......................... 305
Bibliografia selecionada 307
Índice remissivo................. 309

SOBRE OS AUTORES

JANE NELSEN, ED.D., é uma prestigiada terapeuta infantil e de famílias da Califórnia, EUA, doutora em Educação, mãe de 7 filhos e avó de 22 netos e 14 bisnetos. É também palestrante, professora e conselheira educacional. Autora de vinte livros (com milhões de cópias vendidas), incluindo a prestigiada série Disciplina Positiva, Jane foi diversas vezes convidada a participar de programas de TV de grande audiência nos EUA, como o de Oprah Winfrey, e seu trabalho é constantemente divulgado nas principais revistas especializadas na criação de filhos.

LYNN LOTT, M.A., M.F.T., é a fundadora dos treinamentos de consultores em encorajamento, cofundadora da Positive Discipline Association e fundadora colaborativa da Disciplina Positiva nos Estados Unidos. Lynn tem ensinado psicologia Adleriana e Disciplina Positiva desde 1968 e tem trabalhado com atendimentos particulares na maior parte da sua carreira, ajudando pais e mães, casais e indivíduos. Ela é autora de 20 livros, incluindo vários da série Disciplina Positiva.

H. STEPHEN GLENN (1941-2004), respeitado palestrante e coautor dos livros *Raising Self-Reliant Children in a Self-Indulgent World* e 7 *Strategies for Developing Capable Students* (com Michael L. Brock).

COMENTÁRIOS SOBRE ESTE LIVRO

"No formato mais acessível possível, o livro *Disciplina Positiva de A a Z* oferece centenas de sugestões específicas para nossas 'caixas de ferramentas parentais', sugestões que não são orientadas a fazer nossos filhos 'pagarem' por seus erros, mas a aprender habilidades de vida e a desenvolver uma autoestima saudável para o futuro. Sensacional!"

– Michael L. Brock, educador e autor de *School-Smart Parenting* e coautor de 7 *Strategies for Developing Capable Students*

"Conhecer esses autores é sinônimo de entender que as coisas sempre podem melhorar, e eles provaram isso novamente com esta edição revisada e atualizada do livro *Disciplina Positiva de A a Z*. Pais à procura de informações sobre comportamentos desafiadores de crianças e adolescentes descobrirão nestas páginas conselhos e informações práticas. A aplicação desses princípios melhorará verdadeiramente a qualidade de vida de cada membro de qualquer família!"

– Suzanne J. Smitha, M.S., psicóloga escolar

"Mais do que qualquer outro, recomendo o livro *Disciplina Positiva de A a Z* aos meus clientes que precisam de ajuda imediata com os problemas cotidianos sobre criação de filhos. É inteiramente consistente com os princípios de relacionamentos familiares saudáveis e respeitosos que estou ensinando a eles."

– Barbara Mendenhall, terapeuta infantil, de casais e de família

"O livro *Disciplina Positiva de A a Z* é particularmente vantajoso porque consiste naquelas estratégias baseadas na mudança de comportamento de maneira positiva, estimulante e respeitosa, em vez do uso de punição e poder."

– Jim Bird, Ph.D., presidente do Department of Child and Family Studies, da Weber State University

"A Disciplina Positiva é um programa comprovado sobre parentalidade neste mundo desafiador. O livro *Disciplina Positiva de A a Z* fornece uma referência imediata na busca de soluções. Consideramos a Disciplina Positiva uma excelente abordagem no desenvolvimento da cidadania em escolas públicas. Os problemas disciplinares foram reduzidos em 90% com o uso deste programa nos EUA."

– Dr. M. Kent Larsen, diretor da Heber Valley Elementary, Utah, EUA

"O livro *Disciplina Positiva de A a Z* é o livro mais rico em recursos. Gosto da possibilidade de localizar um comportamento desafiador da criança e de encontrar uma variedade de princípios da Disciplina Positiva para usar em nossa família, bem como das sugestões de prevenção e dicas de parentalidade. Aprendo muito com as histórias reais distribuídas nas páginas desta obra. *Eu amo este livro!*"

– Susan Fleenor, mãe, Kenmore, Washington

"Obrigada por escrever os livros de Disciplina Positiva. Eles mudaram minha vida, a vida da minha família e agora espero que mudem a vida dos meus alunos na turma do 5º ano. Espero que eu possa ajudar a espalhar esse aprendizado, para que crianças, professores e pais em todos os lugares possam se beneficiar da sabedoria que a Disciplina Positiva transmite."

– Deby Jizi, professora do 5º ano

"Quando meus filhos gêmeos nasceram, comprei os livros *Disciplina Positiva para crianças de 0 a 3 anos*, *Disciplina Positiva para crianças em idade pré-escolar* e *Disciplina Positiva de A a Z*. Enquanto meus bebês cresciam, assisti vários programas de TV sobre disciplina. Tive um problema com um dos meus meninos, que mordia o outro quando eles estavam com quase 2 anos. Decidi 'pegar firme' com ele e coloquei-o no 'cantinho do pensamento' por morder, como sugerido nos programas de TV. Depois de dois meses, ele estava pior do que nunca e nós dois estávamos estressados e seu irmão sofrendo com várias mordidas.

Decidi que aquilo realmente não valia a pena, então peguei os livros de Disciplina Positiva que eu sempre seguia antes de assistir àqueles programas de TV. Comprei alguns mordedores para cada um deles, então não brigávamos mais por isso – eu dei a instrução de que ele não devia morder o irmão, mas sim o mordedor.

A cada vez que ele ia morder o irmão, eu dizia gentilmente para ele não fazer isso, e sim morder o mordedor. Isso melhorou, e, em dois dias, ele estava muito mais calmo e quase não tivemos incidentes.

Agora, temos uma média de uma mordida por semana, o que é brilhante. Já decidi que eu deveria ter focado nos seus livros e não ter seguido a TV. Eu nunca vou parar de usar suas técnicas de Disciplina Positiva novamente. Meus filhos são felizes, cheios de energia e eu amo tê-los por perto. E me sinto muito mais confortável com as técnicas do que quando usei o 'cantinho do pensamento'. Deixo um grande muito obrigado de todos nós."

– Amelia, mãe de Hamish e Finley

AGRADECIMENTOS

Gostaríamos de agradecer a Rudolf Dreikurs e Alfred Adler por iluminarem o caminho para gerações de pais. Um agradecimento especial a nossa editora, Lindsey Moore, que compreende tudo isso. Obrigada a nossos maridos, que nos apoiaram a escrever, escrever e escrever. E a nossos filhos, enteados, netos e bisnetos, que constantemente nos ensinam o que é ser mãe.

COMO USAR ESTE LIVRO

Disciplina Positiva de A a Z começa com vinte e sete ferramentas parentais e princípios básicos da Disciplina Positiva na Parte I. Na Parte II, você encontrará muitas sugestões para lidar com quase todos os desafios de comportamento. Muitas dessas sugestões se referem às ferramentas básicas. Você ficará tentado a pular diretamente para um problema que está vivenciando e ignorar a Parte I. Mas leia primeiro a Parte I para ganhar mais conhecimento ao rever as vinte e sete ferramentas e princípios básicos de parentalidade antes de tentar resolver um problema específico.

Você também pode ficar tentado a ler apenas sobre os problemas que está enfrentando. Mas, se ler todos os assuntos do livro, mesmo que eles não o preocupem agora, você ganhará sabedoria e criatividade para lidar com qualquer situação. Além disso, muitas das sugestões para um assunto específico lhe darão ideias para ajudar seus filhos a ter coragem, confiança e habilidades para a vida. E cada assunto contém uma seção sobre como evitar que os problemas aconteçam. Não espere até que você tenha problemas para ler sobre eles.

Quando lidar com um problema, escolha a sugestão ou combinação de sugestões que pareça correta para você. Sempre que possível, envolva seu filho ao trabalhar em resoluções. Pode ser divertido ler as sugestões "com" seu filho e escolher aquela que vocês acham que funcionará melhor. O envolvimento convida à cooperação e ao desenvolvimento de habilidades de vida. Como não há dois filhos iguais, e como os relacionamentos mudam constantemente, seja flexível e atencioso.

Quando você for incapaz de se acalmar e ser objetivo, este livro pode servir como um amigo imparcial e sábio. Às vezes, só de pegar o livro você se dá tempo para se acalmar um pouco. Quando você se acalma, torna-se menos preso ao problema e pode abordá-lo de forma mais racional e amorosa.

Compartilhe a parentalidade com seu/sua parceiro/a. As crianças se beneficiam de ter pais envolvidos em sua educação e disciplina. Evite que um dos pais se torne o "guardião da sabedoria", enquanto o outro fica em segundo plano. Há muito trabalho para ambos os pais se envolverem em educar seus filhos.

Mantenha a perspectiva. O propósito da parentalidade em longo prazo é ajudar os seus filhos a desenvolver uma autoestima saudável e as habilidades de vida de que necessitam para serem pessoas eficazes, felizes, participativas e respeitosas em sua família e sociedade. Todas as ferramentas parentais da Disciplina Positiva e todas as sugestões neste livro são projetadas exatamente para isso.

INTRODUÇÃO

Que pai ou mãe não se perguntou sobre o que fazer quando seu filho faz birra no supermercado, ou não quer jantar, ou morde outra criança, ou não dorme à noite, ou se recusa a sair da cama pela manhã? Que pai ou mãe não adoraria ter soluções não punitivas que funcionassem muito melhor que punições para ajudar os filhos a aprender habilidades de autodisciplina, cooperação, responsabilidade e resolução de problemas? Este é um livro que aborda praticamente todos os problemas parentais que você pode imaginar, em ordem alfabética, para crianças de todas as idades, a fim de que suas preocupações particulares possam ser encontradas com facilidade.

Ao folhear as páginas que respondem às suas perguntas, você encontrará soluções sobre o que fazer, além de sugestões sobre como evitar o problema no futuro. Você também encontrará informações para ajudar a entender mais sobre você e o desenvolvimento do seu filho. Além disso, cada verbete traz dicas para os pais que podem ser utilizadas para resolver outros problemas e ajudá-los a entender o que seus filhos estão aprendendo em resposta às suas ações. Cada tópico inclui uma história curta (*Reflexões*) para que você possa ver como outros pais aplicaram as sugestões.

À medida que compreende os princípios da Disciplina Positiva, você pode obter autoconfiança, habilidades para resolver problemas e autoestima que lhe permitirão acessar seu coração e a mais profunda sabedoria para encontrar respostas às suas questões pessoais.

Você vai querer carregar este livro o tempo todo para uma consulta rápida ao mesmo tempo que aprende a parar de reagir e a se tornar um pai/uma mãe proativo/a. Em pouco tempo você estará pensando neste livro como algo que pode manter a saúde física e mental de sua família. Aproveite!

PARTE

I

O QUE É A DISCIPLINA POSITIVA?

Como mãe ou pai, você tem um grande trabalho. Você é quem ajuda seus filhos a crescerem e a ter um senso de pertencimento/aceitação e conexão com a família. Você ensina habilidades sociais e de vida a seus filhos. Você os ajuda a se sentir amados. Você encontra maneiras de garantir que seus filhos se sintam especiais, únicos e importantes. Você mantém seus filhos seguros.

Como você faz isso? Com disciplina. Talvez você pense em "disciplina" como um meio de controle pela punição, mas a Disciplina Positiva não se baseia em punição ou controle. Em vez disso, trata-se de instruir, educar, preparar, treinar, regular, capacitar e focar em soluções. A Disciplina Positiva é construtiva, encorajadora, afirmativa, útil, amorosa e otimista. Como as crianças não vêm com instruções, os pais precisam encontrar uma abordagem que lhes dê uma sensação de confiança.

A Disciplina Positiva começa no nascimento e dura a vida toda. É isso mesmo, nunca é cedo ou tarde demais para usar a Disciplina Positiva, porque ela é baseada em relacionamentos mutuamente respeitosos, nos quais você respeita seu filho e se respeita. Se a parentalidade se concentra apenas nas necessidades da criança e não nas necessidades dos adultos, não é *mutuamente* respeitosa. Esse tipo de parentalidade incentiva a dependência e a falta de coragem. Se a parentalidade se concentra apenas nas necessidades do adulto e não nas necessidades das crianças, também não é mutuamente respeitosa – ela encoraja a submissão, o medo e a revolta.

Com a Disciplina Positiva, a ênfase recai em um equilíbrio de firmeza e gentileza, e em ser respeitoso para adultos e crianças. A Disciplina Positiva, por não ser nem permissiva nem punitiva, traz esperança, aumento de habilidades e amor à sua família.

Quanto mais ferramentas você tiver, mais poderá ensinar a seus filhos. A Parte I é uma referência para lhe ajudar a compreender as 27 ferramentas básicas da Disciplina Positiva. Essas 27 ferramentas são mencionadas ao longo do livro, portanto leia a Parte I antes de iniciar a leitura dos problemas específicos.

Seja gentil e firme

Muitos pais são atormentados pela culpa. Isso ocorre porque eles são muito controladores ("Eu sou o chefe") ou muito permissivos ("Me chame de submisso"). Alguns pais são uma combinação de controladores e permissivos, vacilando entre os dois extremos, e não sendo consistentes. Os pais da Disciplina Positiva não são nem um nem outro. Eles praticam a firmeza *com* gentileza. Qual dos seguintes estilos se encaixa em você?

O chefe: você tem todo o poder, e seus filhos devem lhe obedecer simplesmente porque você é a mãe ou o pai.
O submisso: seus filhos são o centro do universo, então eles têm todo o poder.
Gentil e firme: seu filho é parte de sua família, não o centro do universo. Você conhece a personalidade de seu filho e pode criar limites sem destruir a autoestima dele.

Ainda não tem certeza de qual é o seu estilo? Aqui vão mais pistas. Tanto o chefe como o submisso atuam em vez de serem *proativos*. Isso significa que eles esperam até que algo aconteça e respondem a isso no momento. Pais gentis e firmes dão um

passo para trás, observam e pensam antes de agir. Eles trabalham de maneiras que *mostrem* ao filho o que fazer, em vez de dizer constantemente SIM! ou NÃO! O chefe muitas vezes procura a culpa ou o erro e confia na punição como a principal ferramenta para disciplinar. Pais gentis e firmes buscam soluções em vez de culpar e percebem que as pessoas que podem e devem mudar primeiro são eles mesmos (os pais). Ao mudar a si mesmo, mesmo que seja um pouco, você pode influenciar positivamente o comportamento do seu filho.

Pais submissos gastam muita energia com o que deveriam, poderiam ou fariam. Eles tendem a sentir pena de seus filhos quando estes se atrapalham, e não estão dispostos a deixar a criança aprender com seu comportamento. Se esse é o seu estilo, seu filho está liderando *você* em vez de você ser o líder da família. Você é superprotetor e não tem fé na capacidade de seu filho de aprender e crescer. Você não está dando a ele muitas oportunidades para desenvolver a crença "eu sou capaz". Culpa é o seu nome do meio.

Quando você usa as ferramentas da Disciplina Positiva, torna-se a mãe ou o pai gentil e firme, você bane a culpa de sua vida. Você dá a si e a seu filho permissão para cometer erros, ser imperfeito e tentar de novo, de novo e de novo. Por quê? Porque você sabe que os erros são os melhores professores e que é humano cometê-los.

A parentalidade gentil e firme acontece um passo de cada vez. Reflita sobre os seus pontos fortes e os da sua família. Então pense nas áreas que você gostaria de melhorar e trabalhe um problema de cada vez. Dessa forma, você não vai sobrecarregar a si mesmo ou a seus filhos.

Decida o que você vai fazer e, então, faça

A base da Disciplina Positiva é aprender a mudar a *si mesmo* em vez de tentar controlar os outros e fazê-los mudar. Se você tem estado ocupado tentando controlar seus filhos, provavelmente não considerou a possibilidade de lidar com os problemas controlando seu próprio comportamento e decidindo o que vai fazer em vez de se concentrar no que vai tentar fazer as crianças fazerem.

Uma vez que você começa a se concentrar em mudar o seu comportamento, logo percebe que as ações devem acompanhar suas palavras e que você deve seguir suas decisões. Para que você não se meta em confusão, é melhor pensar antes de abrir a boca. Em vez de dizer coisas que você realmente não quer dizer e ficar no meio da confusão, dê um passo para trás e preste atenção no assunto. Isso ajudará você a ignorar pequenas interrupções e lidar com as que são realmente importantes para você.

Aqui estão alguns exemplos de "Decida o que você fará" em ação:

- A mãe de um bebê de 11 meses que sofria com a troca de fraldas decidiu parar de brigar com seu filho. Em vez disso, ela disse: "Eu preciso da sua ajuda. Vou esperar até que você esteja pronto para ficar quieto enquanto eu troco sua fralda." Cada vez que seu filho lutava, ela parava e, sem falar, esperava em silêncio até que seu bebê parasse de se mexer. No minuto em que a agitação parava, ela voltava a trocar a fralda. Demorou algumas vezes até o filho começar a ajudar no processo e ficar parado. Ela não demonstrou raiva, mas simplesmente esperou com paciência, mantendo seu filho seguro no trocador.

- Outra mãe descobriu que estava se repetindo o tempo todo e percebeu que ninguém parecia estar ouvindo. Depois de pensar um pouco, ela disse a seus filhos que se certificaria de ter toda a atenção deles e só depois diria as coisas apenas uma vez. Se tivessem perguntas, ela ficaria feliz em respondê-las, mas não iria mais ficar repetindo as mesmas coisas. Ela se manteve firme e logo percebeu o quanto seus filhos ouviam melhor quando ela dizia alguma coisa. Se eles não prestassem atenção, perguntariam a um de seus irmãos o que mamãe havia dito.

- Um pai notou que seus filhos estavam adiando a lição de casa até pouco antes da hora de dormir e então pediam ajuda. Ele disse que estaria disponível para ajudar nos deveres de casa todas as noites entre sete e nove horas. A primeira vez que um de seus filhos foi até ele às 21h30 para começar a estudar para uma prova, ele sorriu e disse: "Sei que você precisa da minha ajuda e fico feliz em ajudá-lo entre sete e nove da noite durante a semana. Desta vez, você vai ter que se virar sozinho." É fácil para um pai sentir pena do filho nessa hora, ou achar que é melhor dar mais uma chance (depois do sermão "Eu avisei!"). Mas você pode atenuar o problema se tiver a coragem de cumprir seu compromisso, porque está permitindo que seu filho aprenda com seu comportamento. Tenha em mente que isso só funciona se você pular as reclamações, broncas e sermões.

- Muitos pais aprenderam a evitar dirigir perigosamente ao direcionar o carro para o acostamento da estrada e esperar em silêncio até que as crianças se acalmassem. As birras durante as compras são evitadas quando os pais levam seus filhos para se sentar no carro assim que os choramingos ou birras começam. Tudo o que o pai/a mãe diz é: "Voltaremos assim que você estiver pronto." Outros têm evitado brigas e choros ao afirmar claramente que não fazem empréstimos e mantendo-se firmes quanto a isso, permitindo que seus filhos aprendam a administrar sua mesada. Dizer (e manter) que o carro não se move até que todos estejam com o cinto de segurança põe fim às intermináveis disputas por poder.

É muito tentador repetir-se, lembrar e explicar, em vez de seguir em frente com a ação. Pais gentis e firmes guardam suas palavras para falar sobre quão maravilhosos são seus filhos, ou para se engajar em conversas sobre tópicos interessantes, ou para explicar como a vida funciona.

Aja, não fale

Outra variação do "decida o que você fará" é agir em vez de falar. Ouça a si mesmo por um dia. Você pode se surpreender com quantas palavras inúteis você diz. Ou escute os pais negociando com seus filhos no supermercado, implorando na loja de departamentos, resmungando no parque e explicando-lhes incessantemente quando é hora de passar do ponto A para o ponto B. Mais de 75% dos problemas que os pais têm com crianças pequenas provavelmente desapareceriam se os pais falassem menos e agissem mais. As crianças ignoram seus pais porque eles falam demais.

Essa parentalidade por palavras ("Faça isso", "Não faça aquilo") é uma maneira pela qual os pais, equivocadamente, entregam o poder para as crianças que os ignoram e não fazem nada do que dizem.

Esses pais rotulam seus filhos como desobedientes, em vez de reconhecer que eles próprios não estão usando habilidades parentais eficazes. É perfeitamente aceitável pegar as crianças pela mão e começar a andar, ou levantá-las e levá-las para a cama, ou colocá-las na banheira quando elas estiverem resistindo a tomar banho. É desrespeitoso gritar, resmungar, dar sermão, implorar, ordenar e ameaçar. Desista de contar até três; apenas feche a boca e aja. Você ficará surpreso com os resultados.

Se você decidir agir mais e falar menos, seus filhos começarão a notar a diferença. Em vez de pedir que seus filhos fiquem quietos repetidamente, você pode tentar esperar em silêncio que eles lhe deem atenção. Se as crianças estiverem brigando por causa de um brinquedo, retire-o em silêncio e coloque-o onde elas não possam alcançá-lo. Você não precisa dizer uma palavra para elas entenderem que podem ter o brinquedo de volta quando pararem de brigar por ele. Se seu filho estiver batendo com o garfo na mesa ou pegando um objeto que você não quer que ele pegue, peça que pare uma vez. Se seu filho persistir, remova o objeto em vez de se repetir incessantemente.

Aqui está o maior erro da "parentalidade por palavras": perguntar a seus filhos se eles gostariam de fazer algo que você sabe que eles precisam fazer. Você fez isso e ouviu isso de outros pais. "Você quer colocar o cinto de segurança?", "Você quer vir jantar?", "Você gostaria de arrumar a sua cama?". A resposta é geralmente "Não, não, não!".

Para evitar esse problema, diga: "É hora de colocar o cinto de segurança", "Está na hora do jantar", "Nós arrumamos nossas camas antes de sair de casa", "Quinta-feira é o dia em que lavamos os lençóis", "Olha o que precisamos fazer. Pegamos os pratos e os levamos para a máquina de lavar louça quando terminamos de comer". Se você praticar conversar com seus filhos dessa maneira quando eles são pequenos, há muitas coisas que eles aceitarão da maneira como são feitas na família. Eles não vão desafiar as decisões, porque é assim, e nem tudo tem que ser um debate ou uma discussão.

Outra dica para não falar demais é certificar-se de estar no mesmo cômodo antes de fazer pedidos às crianças. Se você puder ver o branco de seus olhos e estabelecer contato visual com eles, terá mais chances de conseguir. Você tem que conseguir a atenção delas antes que as crianças possam ouvir o que você tem a dizer. A ação é uma ótima ferramenta para isso. Observe como obtém resultados muito mais rápidos se você se levantar ou se mover em direção a seus filhos enquanto estiver falando, em vez de ficar sentado em uma poltrona gritando instruções do outro lado da sala.

Use o acompanhamento eficaz

O acompanhamento eficaz pode reduzir enormemente a frustração e o conflito com as crianças, ensinando-lhes muitas habilidades valiosas para a vida. O acompanhamento é uma forma de ação e uma maneira poderosa de fazer seus filhos ouvirem e cooperarem. Quando usa o acompanhamento eficaz, você está sendo extremamente proativo como pai ou mãe.

Veja como funciona o acompanhamento. Em vez de se atirar no meio de um problema, você observa os padrões e escolhe suas batalhas. Quando você decidir que está pronto para melhorar uma situação, siga estas etapas:

1. Dê ao assunto toda a sua atenção.
2. Reconheça os sentimentos de seu filho e, hipoteticamente, conceda à criança o desejo dela ("Eu gostaria que pudéssemos dar o que você quer").
3. Diga ao seu filho o que fazer em vez do que não fazer.
4. Busque uma solução com a ajuda do seu filho.

5. Diga como se sente e defina seu limite.
6. Faça o acompanhamento com ação.

Veja um exemplo de acompanhamento eficaz. Shelly perturbava a mãe toda vez que ela tentava falar ao telefone. Mesmo que a mãe lhe desse uma chance de falar com o interlocutor, Shelly insistia e implorava para falar mais e mais, e, se não pudesse, ela beliscava, mordia e batia em sua mãe. A mãe decidiu dar toda a atenção ao assunto, já que o problema estava se repetindo. Ela pensou em escolhas que poderia seguir. Escolheu um horário em que não havia telefonemas e disse a Shelly: "Eu sei que você gostaria de ter minha atenção ou conversar com as pessoas que ligam para cá. Eu entendo, e gostaria que você pudesse falar o quanto quisesse, mas isso nem sempre é possível."

Então ela perguntou a Shelly se tinha alguma sugestão de como ser mais prestativa quando a mãe precisava falar sem interrupções.

Shelly disse: "Quero conversar e não quero que você fale em vez de brincar comigo." Mais uma vez a mãe disse: "Entendo como você se sente, mas ouça o que precisamos fazer. Quando eu atender o telefone, informarei se é alguém com quem você pode conversar. Se não for, por favor, fique colorindo seu livro ou brincando com seus bloquinhos de montar até que eu termine a ligação. Eu sei que pode ser difícil esperar, mas acredito que você pode fazer isso e me ajudar para que eu possa terminar minhas ligações. Eu me sinto triste quando estou tentando falar com alguém e não consigo me concentrar porque você quer minha atenção."

Então a mãe disse a Shelly exatamente o que iria acontecer e definiu seu limite. "Shelly, se for muito difícil para você esperar, eu entendo, mas preciso me sentir segura enquanto estou ao telefone. Se eu não me sentir segura porque você está me mordendo ou batendo, vou para outro quarto terminar minha ligação."

A próxima vez que o telefone tocou, a mãe fez exatamente como disse que faria. Ela pediu ao interlocutor para esperar por um minuto e disse a Shelly que essa não era uma ligação para ela. Ela levou Shelly para seus brinquedos e depois prosseguiu com sua ligação. Quando Shelly se aproximou, gritando "Eu quero falar", a mãe saiu para outro quarto com o telefone e conversou enquanto mantinha a porta fechada.

O que a criança aprende? Ela aprende que você cumpre o que diz e que você respeita a si mesma e a ela. Ela aprende que pode ser cooperativa e responsável. Ela aprende que não há problema em se sentir frustrada, mas que ela nem sempre vai conseguir o que quer. Ela aprende a dar e a receber.

Muitos adultos perguntarão por que um tapa na bunda não seria mais fácil e eficaz. Embora a punição possa resolver o problema no momento, ela não ensina nenhuma das habilidades que o acompanhamento eficaz ensina e é abusiva e desrespeitosa. Quando as crianças são punidas, elas se sentem com raiva ou culpadas. Quando se sentem culpadas, podem desenvolver a crença "sou uma criança má". Quando ficam com raiva, podem desenvolver a crença "você vai ver". Não é isso que os pais querem que seus filhos aprendam só porque a punição é mais rápida.

Substitua punição por informação e oportunidades para aprender com os erros

Não há lugar para punição na Disciplina Positiva. Por quê? Centenas de pesquisas demonstraram que a punição *não* é a maneira mais eficaz de ensinar resultados positivos. Em vez disso, magoa, faz com que os outros se sintam mal e usa o medo como motivador.

Então, por que tantos pais usam métodos punitivos ou abusivos? Simples. Eles acreditam que funciona e que estão "fazendo alguma coisa" em vez de permitir que seus filhos "escapem" do mau comportamento. O castigo fornece uma liberação para sua raiva e frustração. Outros usam a punição porque são condicionados por experiências passadas e carecem de conhecimentos e habilidades para usar métodos diferentes. Eles acreditam que uma palmada, ou castigo, ou tirar privilégios, é a melhor maneira de as crianças aprenderem. Eles estão convencidos de que as crianças devem sofrer para aprender.

Muitos pais usam a punição porque lhes dá a sensação de estar no controle – sobretudo quando a punição interrompe temporariamente o problema. Eles não querem ser permissivos e pensam que a única alternativa é a punição. Quando esses pais dão um passo atrás e olham para a questão com objetividade, eles percebem que estão punindo pelo mesmo comportamento repetidas vezes. Essa é uma boa pista de que a punição não funciona em longo prazo. Se você se identifica com essa descrição, ficará feliz em saber que neste livro pode aprender muitos métodos de disciplina respeitosos que não são nem punitivos nem permissivos.

Outros pais usam a punição porque é da natureza humana escolher o caminho da menor resistência. É quase impossível quebrar um velho hábito até que você tenha algo novo para substituí-lo. Já tentou parar de fumar ou perder peso? A mente humana abomina o vácuo. É mais fácil começar algo novo do que parar algo a que você está acostumado e substituí-lo por nada.

Muito pouca aprendizagem construtiva pode ocorrer por meio da raiva e da energia negativa. Quando seus filhos pensam que você está com raiva deles, geralmente se comportam *pior*. A disciplina, para ser eficaz, precisa ser racional e amorosa (gentil e firme ao mesmo tempo). Embora seja bom dizer ao seu filho que você está irritado com um comportamento em particular, é contraproducente gritar uma punição com raiva. Há uma grande diferença entre os dois.

Ao longo deste livro, compartilharemos muitas opções de maneiras para substituir a punição por oportunidades de aprendizado respeitosas. Os métodos da Disciplina Positiva concentram-se em ensinar às crianças que o seu comportamento afeta os outros e que, se elas estão magoando os outros, um adulto as ajudará a parar. Elas também aprendem que sentir-se de certa forma sobre uma situação não é desculpa para evitar lidar com as necessidades da situação. Aqui estão alguns exemplos a serem considerados.

- Seu filho derrama o suco. Pais punitivos gritam, batem ou tiram o suco com raiva, mas você pega um pano para você e outro para o seu filho e diz: "Vamos limpar essa sujeira juntos."
- Seu filho brinca de maneira cruel com o cachorro. Pais punitivos censuram, argumentam, resmungam, ameaçam e gritam. Você separa os dois e diz a ambos: "Vocês dois podem tentar mais tarde, quando estiverem prontos para brincar com mais gentileza."
- Seu filho esquece de fazer uma tarefa. Pais punitivos tiram dele um privilégio, e a tarefa permanece sem fazer. Mas você se aproxima do seu filho, faz contato visual e diz: "Hora de fazer essa tarefa." Se seu filho disser: "Mais tarde", você diz: "Eu gostaria que você mantivesse nosso acordo. É hora de fazer a tarefa, agora."
- Seu bebê bate em você. Pais punitivos rebatem, gritam ou ameaçam. Você pega a mão do seu filho e gentilmente se acaricia com ela dizendo: "Com carinho, com carinho... assim. Seja gentil, filho."
- Seu filho está brincando de forma agressiva com um determinado brinquedo. Pais punitivos usam chantagens emocionais, dizendo coisas como: "Você parece um bebê! Você é egoísta. Você é tão desajeitado!", esperando que os insultos encorajem os filhos a agir melhor. Mas você pega o brinquedo, coloca-o em um local seguro e diz: "Avise-me quando você estiver pronto para tentar novamente e brincar com mais suavidade." Se seu filho disser "Estou pronto" e continuar brincando com agressividade, coloque o brinquedo fora do alcance da criança e diga: "Eu vou deixar você saber quando eu estiver pronto para tentar novamente."

Você perceberá que os pais que usam a Disciplina Positiva não ignoram os problemas. Eles estão ativamente envolvidos em ajudar seus filhos a aprenderem a lidar com situações de maneira mais apropriada, enquanto permanecem calmos, amigáveis e respeitosos com a criança e com eles mesmos.

Melhore as suas habilidades de comunicação

Parte do seu trabalho como mãe/pai é dar informações, mas uma parte maior do seu trabalho é ajudar seus filhos a aprenderem a pensar por si mesmos. Isso pode ser feito aprendendo a ouvir com novos ouvidos. Ouvir é a habilidade de comunicação mais difícil que um pai/mãe pode aprender. Eis algumas dicas para ajudar você a se tornar um melhor ouvinte enquanto ajuda seu filho a pensar com mais clareza.

Faça perguntas "curiosas"

Muitos pais dizem às crianças o que aconteceu, o que causou isso, como elas devem se sentir sobre o que aconteceu e o que devem fazer a respeito. Dizer desencoraja as crianças quanto a desenvolverem suas habilidades de sabedoria e julgamento, habilidades consequenciais, habilidades de responsabilidade pelos resultados e a maravilhosa arte de ver os erros como oportunidades de aprendizado. Dizer a eles o que, como e por que lhes ensina *o que* pensar, não *como* pensar. Ensinar às crianças o que pensar em vez de como pensar é muito perigoso em uma sociedade repleta de pressão social, cultos e grupos, pois seu filho simplesmente olha para o próximo "especialista" em busca de orientação em vez de usar habilidades de pensamento crítico.

É importante lembrar que as perguntas *por que*, *o que*, e *como* são apropriadas apenas quando você tem um interesse genuíno em querer saber o que a criança pensa e sente. Não pergunte até que você esteja pronto e disposto a ouvir.

Você ajuda as crianças a desenvolverem habilidades de raciocínio e habilidades de julgamento perguntando-lhes: "O que aconteceu? Por que você acha que isso aconteceu? Como você se sente sobre isso? Como você poderia usar essas informações da próxima vez?"

O exemplo a seguir mostra como os pais fizeram perguntas em vez de dar um sermão quando a bicicleta da filha de 8 anos foi roubada.

Juanita entrou em casa chorando: "Não consigo encontrar minha bicicleta. Alguém deve ter roubado."

Mãe: "Puxa, filha! Eu sinto muito. Eu posso ver como você ficou aborrecida. O que aconteceu?"

Juanita: "Deixei minha bicicleta no gramado da frente da casa da Sally e agora ela sumiu. Eu odeio pessoas que roubam bicicletas. Isso é tão malvado!"

Mãe: "Sim, é. É uma pena não podermos controlar todas as pessoas no mundo e torná-las legais."

Juanita: "Sim!"

Mãe: "Como não podemos controlar os outros, você pode pensar em algo que possa fazer no futuro para proteger suas coisas?"

Juanita: "Bem, é melhor eu não deixar as minhas coisas fora de casa."

Mãe: "Parece que você aprendeu muito com essa experiência dolorosa. Talvez mais tarde você queira falar sobre o que precisará fazer para conseguir outra bicicleta, e como você vai cuidar dela para que isso não aconteça novamente."

Juanita: "Não podemos falar sobre isso agora?"

Mãe: "Acho que estamos muito chateadas agora. Quanto tempo você acha que vai demorar para nos sentirmos bem o suficiente para falar sobre isso racionalmente?"

Juanita: "Que tal amanhã?"

Mãe: "Parece bom para mim."

Quando as crianças lhe disserem alguma coisa, você pode ficar tentado a se defender, a se explicar, a dar um sermão sobre como a criança deve se sentir ou resolver o problema. Em vez de se envolver e assumir o controle, esta é uma ótima oportunidade para ajudar seu filho a pensar no que aconteceu e entrar em contato com seus sentimentos. Você pode ajudar seu filho a explorar mais profundamente ao perguntar: "Você pode me falar mais sobre isso? Você poderia me dar um exemplo? Há mais alguma coisa que você queira dizer sobre isso? Qualquer coisa?". É útil perguntar: "Mais alguma coisa?" várias vezes até que seu filho não consiga pensar em mais nada para dizer. Confie em seus instintos a partir desse ponto. Seu filho pode se sentir melhor por ter sido ouvido e levado a sério, e isso é tudo o que é necessário. Você também pode perguntar: "Você quer minha ajuda para pensar em possíveis soluções?". Mas evite a tentativa de ajudar seu filho se ele não pedir sua ajuda.

Pratique a escuta reflexiva

Outra maneira de ajudar seu filho a se sentir ouvido e a pensar com clareza é ouvir reflexivamente, como se estivesse segurando um espelho para ele. Seu trabalho é refletir de volta para o seu filho o que você ouve. É melhor usar palavras que sejam um pouco diferentes das do seu filho, para que você não pareça um papagaio, mas fique atento ao que seu filho está dizendo.

Aqui está um exemplo. Sua filha diz: "Eu odeio a Karen." Você diz: "Você odeia sua melhor amiga?" Sua filha diz: "Sim, porque ela falou de mim pelas minhas costas." Você diz: "Ela disse algo para os outros que não diria a você?" Sua filha diz: "Sim."

Nesse ponto, você poderia dizer: "Estou feliz que tenha me contado como se sente. Você gostaria de um abraço?" Isso seria mais eficaz do que tentar corrigir a situação ou fazer um sermão sobre como sua filha deve tentar ser amiga, perdoar e

esquecer. É tentador, mas, ao deixar que sua filha expresse seus sentimentos sem seu julgamento, você está permitindo que ela aprenda sozinha e, assim, está fazendo um trabalho parental melhor. Nesse exemplo, a criança recebeu um abraço da mãe e, no dia seguinte, ela e a outra garota voltaram a ser melhores amigas novamente.

Desenvolva um vocabulário de sentimentos

Se você quiser que seus filhos aprendam sobre sentimentos e desenvolvam a inteligência emocional, comece ouvindo os sentimentos deles sem tentar explicá-los ou corrigi-los. Eles aprendem que não há problema em ter sentimentos e expressá-los. Se seu filho está expressando um sentimento em vez de falar sobre ele, ou seja, tendo um ataque de birra em vez de falar sobre o que o está irritando, você pode ajudá-lo a identificar o sentimento ao nomeá-lo.

O truque é usar palavras de sentimento. Os sentimentos geralmente podem ser descritos por apenas uma palavra: feliz, magoado, confortável, assustado, faminto, sonolento, bravo, triste, desamparado, desesperançado, irritado, envergonhado, constrangido, alegre.

Veja como funciona. Seu filho está frustrado com um quebra-cabeça e não consegue encaixar as peças. Ele joga as peças pela sala e começa a chorar. Você diz: "Você está chateado porque o quebra-cabeça é difícil. Você não gosta quando as peças não se encaixam facilmente, não é?"

Seu filho pode demonstrar que está chateado, mas ele não sabe que há um nome para isso – chateação – e que está certo ter um sentimento. Ao nomear o sentimento, você está ensinando a seu filho um vocabulário de sentimentos.

Você poderia dar outro passo e perguntar ao seu filho se ele gostaria de alguma ajuda com o quebra-cabeça ou se ele gostaria de tentar novamente e virar a peça até que ela se encaixe. Ou você pode deixar seu filho ficar frustrado com a peça e dizer: "Talvez você queira tentar mais tarde, quando se sentir melhor."

Você também pode compartilhar *seus* sentimentos usando a mesma abordagem. Quando seu filho bater no cachorro, você pode dizer: "Estou me sentindo preocupada que você machuque o cachorro ou que ele possa lhe morder e gostaria que você fosse gentil com ele." Se dizer como você se sente não melhorar a situação, você pode sempre voltar a usar a ação, separando a criança e o cão e deixando-os saber que você está desconfortável com a maneira como eles estão brincando e que podem tentar novamente mais tarde.

Ouça com a boca fechada

Há muito que pode ser dito sem pronunciar uma palavra sequer. Quando seu filho estiver conversando com você, você pode evitar dar um sermão ou "roubar a palavra" ao escolher ouvir com a boca fechada. Você pode se surpreender com o quanto seus filhos falarão mais quando você falar menos, apenas estimulando a conversa com expressões como "Humm" e "Hã hã".

Use frases "Eu notei"

Não faça perguntas capciosas. Uma pergunta capciosa é aquela para a qual você já sabe a resposta e mesmo assim a faz com o objetivo de criar uma armadilha para seu filho: "Você fez sua lição de casa?", "Você escovou os dentes?", "Você limpou seu quarto?". Em vez de fazer perguntas capciosas, use frases "Eu notei", "Eu notei que você não escovou os dentes. Vamos fazer isso agora", "Eu notei que você não fez sua lição de casa. Qual é o seu plano para fazê-la?", "Eu notei que você não limpou seu quarto. Vamos chamar o corpo de bombeiros com uma mangueira grande ou contratar uma empregada com a sua mesada?".

Se seu filho disser: "Sim, eu fiz", você pode dizer: "Então eu errei", ou "Ótimo, deixa eu ver". Se ele estiver enganando você, concentre-se na luta por poder ou no ciclo de vingança (leia sobre os quatro objetivos equivocados do comportamento mais adiante).

Crie expectativas razoáveis para si mesmo

Você já reparou que, depois que seus filhos chegaram, seu tempo deixou de ser seu? Hoje os pais tentam ser superpais, envolvidos em todos os aspectos da vida dos filhos. Eles querem que seus filhos se envolvam em atividades e sejam excelentes na escola, tenham uma autoestima saudável e sejam protegidos das provações e tribulações da vida. Além disso, muitos pais são pais solteiros, ou pais que trabalham, ou ambos. Eles podem estar criando filhos de famílias diferentes, como resultado de divórcio e de um novo casamento. Eles podem estar morando em casa com os pais ou ter pais adultos vivendo com eles. As demandas dos pais de hoje são extremas.

É por isso que é importante cuidar de si mesmo e reduzir suas expectativas para que você possa alcançá-las. Sua casa pode não parecer aquela da revista. Você pode não ter tempo para refeições elaboradas. O golfe e o tênis podem ter que esperar até que as crianças fiquem mais velhas. Quando você ajusta seu estilo de vida para dar tempo às necessidades básicas de amor, tempo e treinamento de seus filhos, pode não conseguir fazer as coisas da maneira mais rápida ou sem esforço como costumava. Permita-se alguma folga. Pode levar uma semana para fazer o que você poderia fazer em uma hora, e isso é ótimo. Terceirize o que puder e delegue o máximo possível. Contrate uma babá para que você possa executar tarefas sem as crianças. Aprenda a envolver seus familiares para ajudar na logística da vida. Reserve um tempo para treiná-los a fim de que todos possam participar juntos. (Para obter informações mais detalhadas sobre como envolver outras pessoas no cuidado de si mesmo e dos outros, consulte Lynn Lott e Riki Intner, *Chores Without Wars*, Taylor Trade Publishing, 2005.)

Prepare sua casa para as crianças, assim você não precisa se preocupar com segurança. Não há problema em limitar certas atividades a certas partes da casa, ou seja, comer à mesa, lápis de cera na mesa, jogos de bola ao ar livre, brincadeiras mais agitadas no quarto de brinquedos ou no quintal etc.

Seja realista quanto ao seu orçamento. Conheça a diferença entre os desejos de seus filhos e as necessidades deles. Você não precisa comprar roupas de grife ou passar férias em um *resort* caro para atender seus filhos. Eles podem aprender a economizar e ajudar a comprar os extras que desejam. Ter celular, carro, iPad, computadores, entre outros, não é um direito de nascença. Na verdade, muitas coisas podem transformar seus filhos em materialistas viciados que não sabem como ser felizes sem "coisas".

Realize reuniões de família

Uma das melhores maneiras de envolver a família na logística da vida se dá por meio da reunião de família. Enquanto os membros da família estão aprendendo a resolver problemas, eles também aprendem habilidades de comunicação, cooperação, respeito, criatividade, expressão de sentimentos e a se divertir em família. A reunião de família é um horário reservado uma vez por semana no mesmo dia. (Algumas famílias chamam esse tempo especial de reunião de família; outras chamam de tempo de conversa ou de tempo especial, porque alguns membros da família podem não achar a palavra *família* aceitável, como em uma família recém-misturada.) Independentemente de como você chama, é um lugar onde os membros da família se sentam juntos e falam sobre o que quer que esteja em suas mentes. A maioria das reuniões de família tem uma pauta, geralmente composta de apreciações, assuntos antigos, resolução de problemas, agendamento de atividades e uma atividade divertida em conjunto. Durante esse tempo, os membros da família podem expressar sentimentos, fazer reconhecimentos uns aos outros e ter conversas.

Certifique-se de que não haja outras distrações, como TV ou telefonemas. Sentem-se em volta de uma mesa ou na sala de estar. Se um membro da família optar por não se envolver, realize a reunião sem ele e deixe-o saber que pode participar a qualquer momento. Defina um limite de tempo para a sua reunião, de quinze minutos a meia hora. Itens não concluídos podem ser tratados na próxima reunião de família.

Durante a semana, prepare a pauta em uma folha de papel. Um bom lugar é na geladeira, onde todos podem ver e escrever na folha. Use a pauta como uma lista de lembretes para assuntos importantes a serem discutidos, que podem ser esquecidos no dia em que você realiza sua reunião. Além de servir como um lembrete, a pauta escrita permite adiar o tratamento de problemas até que todos estejam presentes para ajudar a resolvê-los e descobrir o que fazer.

Comece cada reunião de família com elogios e apreciações para que todos tenham a oportunidade de dizer e ouvir algo positivo. Dependendo da idade e do nível de habilidade dos membros da família, você pode se revezar na liderança da reunião e anotação dos acordos feitos. Após os reconhecimentos, o dirigente lê os itens da pauta e ajuda os membros da família a se

revezarem na prática de uma comunicação respeitosa. A maneira mais fácil de fazer isso é dar a volta na mesa duas vezes, dando a cada pessoa duas chances para expor sua opinião ou sentimentos sobre o assunto sem ser interrompida. Se a pessoa não tem nada a falar, tudo bem dizer: "Eu passo." Esse é um bom momento para eles praticarem suas habilidades de resolução de problemas, compartilhando suas opiniões, ouvindo sentimentos e oferecendo soluções.

É importante que todos na família concordem antes de uma mudança ser realizada. Até chegar a um consenso, você pode ter que conviver com as coisas como elas são. Em algumas famílias, o que isso significa é que os pais decidem até que todos na família possam propor uma alternativa com que todos concordem. Alguns assuntos precisam ser discutidos por várias semanas antes que a família possa chegar a um consenso.

Levantar alternativas para os problemas da pauta (gerando uma lista de sugestões sem avaliação) cria mais opções que todos podem considerar. Em vez de buscar uma solução perfeita, sugira que os membros da família escolham uma ideia da lista de sugestões para testar por um curto período. Defina um tempo para se reunirem novamente a fim de avaliar a solução e discutir o que todos aprenderam experimentando.

As reuniões de família funcionam melhor quando todos se concentram em soluções, em vez de culpa. Ninguém deve se meter em encrenca em uma reunião de família, e todos devem ser ouvidos e levados a sério. Manter uma conversa sem ter que consertar nada é uma ótima ferramenta para gerar cooperação e harmonia na família.

Ofereça escolhas limitadas

Sempre que for apropriado, dê às crianças uma escolha entre pelo menos duas opções aceitáveis. As palavras-chave aqui são *apropriado* e *aceitáveis*. Há muitas ocasiões em que uma escolha não é apropriada, especialmente para crianças menores. Não é apropriado dar-lhes uma escolha sobre se querem ou não escovar os dentes, ir à escola, magoar alguém ou estar em uma situação perigosa, como subir no telhado. Aceitável significa que você está disposto a aceitar qualquer opção que a criança escolher, como "Economize seu dinheiro ou você ficará rápido sem." "Pratique piano ou desista das aulas." "Vá para a cama às 8h15 ou 8h30." "Coloque suas roupas sujas no cesto ou use roupas sujas." Alguns pais não estão dispostos a deixar seus filhos sem dinheiro ou usando roupas sujas, então eles não devem oferecer essas opções.

As crianças mais novas respondem bem às escolhas limitadas. Se você disser: "Você gostaria de segurar minha mão direita ou minha mão esquerda ao atravessarmos a rua? Você decide", seu filho sente uma sensação de poder enquanto você ainda está ensinando e protegendo. É especialmente importante acrescentar: "Você decide."

À medida que seus filhos ficam maiores, as escolhas precisam ser muito mais amplas ou você suscita disputas por poder. Por exemplo, com um adolescente, você pode perguntar: "Você prefere que eu defina um horário para você voltar para casa ou gostaria de se envolver nessa decisão?" A maioria dos pais diz aos adolescentes qual o horário de voltar para casa, sem envolver o filho na conversa nem considerar o ponto de vista do filho. Isso não só é desrespeitoso como cria revolta. Se você e seu filho estão a quilômetros de distância sobre o horário de retorno, você sempre pode concordar em negociar pequenos passos que vocês experimentam por uma semana ou duas de cada vez.

Estabeleça limites

Os pais devem estabelecer limites para seus filhos mais novos e envolver os mais velhos para ajudar a estabelecer limites. Seu trabalho é definir os parâmetros, como os lados de uma ponte. Quando seus filhos são mais novos, os limites são mais estreitos. À medida que as crianças crescem, os limites se expandem e as crianças podem se envolver na definição desses limites. Parte da arte de ser mãe ou pai é saber quando afrouxar os limites. Normalmente, seus filhos lhe ajudarão nessa decisão, seja por meio de conversas ou ações. Se você praticar as habilidades de comunicação que oferecemos e realizar reuniões de família regulares, seus filhos mostrarão quando estiverem prontos para ter mais liberdade e estarão envolvidos na definição de novos limites que sejam mutuamente respeitosos.

Se você observar seus filhos, verá que eles empurram os limites que você estabeleceu, repetidamente, apesar de quaisquer consequências. Muitas vezes seus filhos estão prontos para assumir mais responsabilidades antes de você estar pronto para que eles as tenham. Um exemplo disso é a mãe que ensinou seu filho a cruzar o beco com cuidado, sempre olhando para os carros dos dois lados enquanto segurava a mão dela. Um dia ele disse a ela que poderia atravessar o beco sem a ajuda dela. Ela não estava pronta para soltar a corda, mas ele insistiu que iria brincar com seus amigos do outro lado do beco e que poderia olhar os carros sozinho. Por causa de seus medos, ela disse a ele que iria deixá-lo tentar, e então ela se escondeu nos arbustos, para que pudesse pular na frente de um veículo em movimento, se necessário. É claro que, sendo bem treinado, ele cruzou sozinho com facilidade e segurança.

Pais que usam a Disciplina Positiva estabelecem limites usando consequências naturais, consequências lógicas e rotinas. As consequências naturais são simples e muito eficazes no processo de aprendizagem. Elas acontecem naturalmente. Quando está na chuva, você fica molhado. Quando você está molhado, pensa: "Eu vou correr para dentro de casa e pegar meu guarda-chuva ou capa de chuva." Ninguém precisa dizer para você fazer isso com antecedência. Sermões frequentes sobre consequências naturais em geral produzem crianças que só funcionam adequadamente quando são mandadas, lembradas ou provocadas. Você interferiu na ordem natural e roubou do seu filho a oportunidade de aprender com as consequências de suas escolhas.

Você pode praticar o uso das consequências naturais aprendendo a esperar e observar antes de agir para ver o que seu filho fará se você não intervir. Você sempre pode intervir após o fato, pois não há perigo inerente quando você permite uma consequência natural. Sua filha não vai morrer de pneumonia se alguns chuviscos caírem sobre ela. Se ela não parece se importar em ficar molhada, você sempre pode dizer: "Querida, eu gostaria que você corresse para dentro e pegasse sua capa de chuva, porque nós precisamos usar nossas capas quando está chovendo." Pode ser ainda mais eficaz dizer: "Querida, o que você precisa fazer para não ficar molhada?" Isso convida a criança a pensar por si mesma e a sentir-se "responsável por si mesma" ao apresentar a resposta óbvia. As crianças aprendem naturalmente se os pais conseguem resistir à vontade de controlá-las, salvá-las ou puni-las por suas escolhas.

Há momentos em que uma consequência natural seria muito perigosa ou inadequada para ajudar seu filho a aprender uma habilidade ou lição de vida. Nesses casos, consequências lógicas podem funcionar. A dificuldade é que muitos pais entendem mal as consequências lógicas e tentam disfarçar a punição chamando-a de consequência. Punição é o que acontece quando uma criança comete um erro e você sente a necessidade de fazer algo para que ela aprenda sofrendo. O ponto das consequências lógicas é ajudar as crianças a aprender para o futuro, em vez de pagar pelo presente ou pelo passado. Permitir que as crianças experimentem as consequências de suas escolhas pode ajudá-las a aprender lições de vida valiosas. Elas podem aprender que é certo cometer erros e tentar novamente.

Quando você realmente entende como definir e seguir com uma consequência, frequentemente se sente mal ou culpado. Você pode estar sofrendo mais do que seu filho. Na verdade, esse é um sinal claro de que você está usando uma consequência. Se seu filho sempre deixa de levar o almoço para a escola e espera que você o leve depois, você diz: "Eu lamento que você tenha esquecido seu almoço. Talvez seus amigos dividam o deles com você. Não posso levar seu almoço para a escola hoje." É muito provável que você se preocupe que seu filho morra de fome, mas a realidade é que seu filho ou filha provavelmente está comendo melhor, pois os amigos estão dando a eles todos os alimentos saudáveis de seus almoços que eles não gostam de comer.

As consequências permitem que seu filho aprenda com suas escolhas e comportamentos. Se você e seu filho concordarem que ele pode usar seu carro, desde que ele coloque combustível, ele aprenderá algo se não fizer isso e se você cumprir o acordo. A maioria dos pais preferiria dar um sermão, ou dar apenas mais uma chance, ou resgatar, ou repreender, em vez de dizer: "Quando conseguir o dinheiro para pagar pelo combustível que usou, você poderá usar o meu carro novamente." Muitos pais acham que isso é duro e injusto e que seus filhos estão sofrendo porque não estão sendo resgatados, especialmente se seu filho tiver um compromisso importante para o qual ele precisa usar seu carro. Seria melhor você ter o trabalho de levar seu filho, ou deixá-lo pegar uma carona com um amigo, ou pegar sua bicicleta, do que resgatá-lo. Permitir que ele aprenda com um pequeno

inconveniente lhe poupa anos de problemas por nunca ter enfrentado as consequências de seu próprio comportamento.

As consequências que funcionam melhor são aquelas que você define com o envolvimento do seu filho. Perguntar ao seu filho o que seria uma boa solução (que geralmente é uma palavra melhor do que consequência) e trabalhar em conjunto para chegar a um acordo é muito mais eficaz do que criar arbitrariamente uma consequência. O exemplo a seguir mostra como um pai envolveu seus filhos na criação de uma consequência (ou "solução") fazendo perguntas sobre jogar bola dentro de casa.

O pai perguntou: "Que problemas vocês acham que poderemos ter se continuarem a jogar bola na sala de estar?"

As crianças pensaram por um minuto e chegaram a várias respostas: "Podemos quebrar as coisas. Você pode ficar com raiva de nós. Podemos deixar o cachorro agitado demais. Nós podemos fazer muito barulho. Podemos nos divertir."

Então o pai perguntou: "Quais sugestões vocês têm para resolver esses problemas?"

As crianças sugeriram que seria melhor jogar bola fora de casa, a menos que estivessem brincando com uma bola macia. Mesmo assim, acharam que seria uma boa ideia ficar fora da sala de estar.

O pai perguntou: "O que vocês acham que seria uma consequência coerente, respeitosa e razoável se não mantiverem o combinado de serem respeitosos enquanto brincam com a bola?"

As crianças concordaram que não haveria problema em mandá-las para fora para continuar a jogar ou guardar a bola, e elas poderiam tentar novamente em outro dia.

Como as crianças fizeram parte da solução, elas foram muito mais cooperativas quando seus pais mais tarde mantiveram o acordo. As crianças não precisam sofrer para aprender. Mas não há problema em ter empatia ao fazer o acompanhamento eficaz, como fez o pai na situação a seguir.

Brent, de 8 anos, estava com raiva e fazendo bico porque teve que se sentar na grama por dez minutos em vez de continuar brincando na piscina. Embora tivesse concordado com antecedência que isso aconteceria com qualquer um que estivesse correndo e empurrando os outros para a água na piscina, ele não estava feliz. Seu pai sentou-se ao lado dele e disse: "Eu sei que é difícil esperar, mas você poderá tentar novamente daqui a pouco. Posso lhe trazer um copo de limonada enquanto você espera?" Brent disse: "Não, obrigado", com uma expressão tristonha, mas então ele perguntou: "Ei, pai, que tal me trazer uma laranja?"

O segredo é focar em um problema de cada vez. Pergunte aos outros familiares que ideias eles têm. Use escolhas limitadas quando as ideias não forem apropriadas. Por exemplo, se seu filho disser: "Não quero fazer isso por nada", dê uma escolha limitada, como: "Você pode fazer isso antes do café da manhã ou antes do jantar. Deixar de fazer não é uma opção."

Estabeleça rotinas

Uma das formas mais poderosas de definir limites que os pais podem usar com seus filhos é criar rotinas. O problema é que, às vezes, as rotinas que você cria não são as que você deseja. Você normalmente gasta duas horas para colocar seu filho na cama à noite? Você passa as manhãs resmungando, convencendo, lembrando e gritando com seus filhos para que estejam prontos para ir à escola? Você faz todo o trabalho em casa e se sente ressentido? Adivinhe. Essas são rotinas, e supomos que você gostaria de criar novas rotinas em que haja mais reciprocidade, espontaneidade e criatividade para toda a família. As rotinas de Disciplina Positiva ajudam a eliminar as disputas por poder e dão a todos os membros maneiras de pertencer e contribuir para a família.

Estabelecer boas rotinas ajuda os pais a desenvolver benefícios de longo prazo em suas famílias. Os benefícios de longo prazo são: segurança, um ambiente mais calmo, confiança e habilidades de vida para as crianças. As crianças têm a oportunidade de aprender a se concentrar nas necessidades da situação: fazer o que precisa ser feito porque precisa ser feito. As crianças aprendem a ser responsáveis por seu próprio comportamento, a se sentir capazes e a cooperar em família.

As crianças gostam de rotinas e respondem favoravelmente a elas. Quanto mais jovem a criança, mais reconfortante a rotina. Imagine a criança em idade pré-escolar, que está acostumada com biscoitos e leite antes da hora da história, tentando se ajustar quando um professor substituto muda essa ordem. Uma vez que as rotinas estão em vigor, a rotina é o chefe e a mãe/o pai não precisa exigir ajuda continuamente.

No começo você cria as rotinas. Por exemplo, primeiro colocamos nossos pijamas, depois temos uma história, depois damos abraços, e então é hora de dormir. Isso é muito diferente de permitir que seus filhos pequenos decidam que não podem dormir sem que você esteja deitado ao lado deles até que eles adormeçam. Quando você é gentil e firme, as rotinas que você definir funcionarão até que as crianças fiquem um pouco mais velhas e estejam prontas para ampliar o limite. Nesse momento, até mesmo crianças pequenas podem se envolver na criação de rotinas que eliminem as dificuldades da hora de dormir, problemas matinais, aborrecimentos durante a refeição, dificuldades com a lição de casa, férias e assim por diante. Por exemplo, você pode perguntar a uma criança de 2 anos de idade: "Que coisas precisam ser feitas antes de ir para a cama?" Se ela tiver dificuldade para pensar em todos os detalhes, você pode dizer algo como: "Escovar os dentes?" Ter uma lista completa, que pode incluir lanches, hora do banho, pijamas, escovar os dentes, escolher roupas para a manhã seguinte (que ajuda a eliminar as disputas por poder matinais), a hora da história, abraços, ajudará seu filho a decidir a ordem em que precisam acontecer. Crie uma tabela de rotina para a hora de dormir e, em seguida, tire uma foto da criança fazendo cada tarefa e ajude-a a colar a foto ao lado de cada tarefa. As crianças adoram ver fotos de si mesmas fazendo cada tarefa no quadro de rotinas da hora de dormir.

Agora o quadro de rotinas se torna o chefe. Na maioria dos casos, o seu filho vai seguir a rotina por vontade própria. Se ele esquecer, você pode dizer: "O que vem de-pois no quadro?" Ele será mais cooperativo quando puder lhe dizer, em vez de ouvir isso de você.

Finalmente, implemente a rotina de maneira firme e gentil. Consulte seu quadro ou lista, ou pergunte: "Qual foi o nosso acordo?" Evite resgatar e fazer sermões.

Outra dica para implementar rotinas é ter um prazo. Ao planejar a rotina, trabalhe de forma retroativa a partir do prazo final para descobrir quanto tempo é necessário para realizar a tarefa. Por exemplo, se você quer que a limpeza da casa seja feita até as 14 horas no domingo para que a família possa sair para um passeio, pense em quais são as tarefas, quanto tempo elas durarão e a que horas todos precisam começar para terminar na hora. Observe que a maioria das rotinas envolve toda a família. Descobrimos que as rotinas funcionam melhor quando todos trabalham juntos, em vez de os pais deixarem listas de tarefas para as crianças concluírem enquanto estão fora.

Aqui estão alguns exemplos de rotinas:

Limpeza da casa
Escolha um horário uma vez por semana para limpar a casa juntos. Cada membro da família pode escolher um ou dois cômodos para limpar ou uma ou duas atividades, como tirar o pó, passar o aspirador ou limpar as pias. Uma vez que todos são treinados para trabalhar juntos, a família pode limpar uma casa de seis cômodos em menos de uma hora.

Planejamento e preparação de refeições
Uma pessoa cozinha, outra ajuda, outra arruma a mesa, outra lava a louça. Duran-

te uma reunião familiar, cada pessoa da família escolhe pelo menos uma noite para cada um dos trabalhos. Faça um quadro de refeições em que cada pessoa lista o que deseja preparar para cada refeição. O quadro pode incluir o prato principal, os legumes, a salada e a sobremesa. Use esse quadro ao fazer a lista de compras para garantir que os ingredientes necessários sejam comprados.

Compras de supermercado

Use a lista de itens necessários. Deixe que cada membro da família escolha na lista-modelo os itens que deseja encontrar no supermercado. Façam as compras juntos, e deixe que cada pessoa colete os itens da sua lista. Encontrem-se no caixa, paguem, voltem para casa, carreguem as compras e guardem-nas juntos.

Rotinas matinais e rotinas para dormir

Essas são abordadas nos verbetes *Conflitos matinais* e *Conflitos na hora de dormir*.

Escovar os dentes

Quando as crianças são pequenas, elas precisam da sua ajuda para escovar os dentes. Faça isso com elas e ajude-as a usar o fio dental. À medida que crescerem, é útil adicionar a escovação dos dentes à sua lista de atividades antes da aula (ver o verbete *Conflitos matinais*) e antes de dormir. Algumas famílias continuam a rotina de todos escovando juntos antes de dormir. Se os seus filhos resistirem a escovar os dentes, em vez de reclamar, peça regularmente ao dentista que faça um tratamento com flúor para

ajudar a prevenir cáries. Quadros de estrelas e recompensas são desrespeitosos porque partem do pressuposto que seus filhos não farão nada sem um prêmio. Eles também são desnecessários quando as crianças gostam de fazer o que se espera delas.

Muitos dentistas e cuidadores podem conversar com seus filhos sobre higiene dental para ajudá-los.

Estes são apenas alguns exemplos de como algumas famílias criam rotinas. É útil ser realista e entender que as rotinas podem não funcionar perfeitamente no início. As crianças que estão acostumadas a se comportar de certa maneira precisam de tempo antes de acreditarem que seus pais querem dizer o que dizem. Lembre-se de que é da natureza humana resistir a mudanças, mesmo quando as queremos ou sabemos que são boas para nós. Quando você entende isso, fica mais fácil continuar seguindo a rotina planejada até que cesse a resistência.

Conheça seus filhos

Gostaríamos de ver um adesivo que diz: VOCÊ CONHECE O SEU FILHO? em vez de VOCÊ SABE ONDE SEU FILHO ESTÁ? A Disciplina Positiva convida você a saber o que seu filho pensa. Você não precisa concordar, mas pode aprender muito sobre o que impulsiona seu filho ao conhecer seus pensamentos.

Como seu filho se sente? Esperamos que você faça essa pergunta com frequência para verificar o que realmente está acontecendo com ele. Se a sua filha lhe disser que sente ciúme do novo bebê, leve-a a sério, em vez de tentar desconversar sobre os sentimentos dela.

O que seu filho quer na vida? Quais são os valores, esperanças e sonhos do seu filho?

Não os seus, mas os do seu filho. Entre no mundo do seu filho e tente entender e respeitar o ponto de vista dele. Seja curioso sobre quem é o seu filho, em vez de tentar moldar o seu filho para se adequar aos seus valores, esperanças e sonhos.

Outra pergunta precisa ser feita: Você tem fé no seu filho? Você acredita que seu filho é um ser humano magnífico, que tem o potencial de aprender e crescer com os desafios da vida? Quando você tem fé em seus filhos, é mais fácil parar de tentar controlá-los e puni-los e começar a apoiá-los com métodos respeitosos que ensinam as habilidades de vida necessárias quando os adultos não estão por perto, como lidar com a pressão dos colegas.

Acolha os erros

O que você aprendeu sobre erros durante a infância? São estas as mensagens que você recebeu? Erros são ruins. Você não deve cometer erros. Você é estúpido, ruim, inadequado ou um fracasso se cometer erros. Se você cometer um erro, não deixe que as pessoas descubram. Se descobrirem, invente uma desculpa, mesmo que não seja verdade.

Nós as chamamos de "noções malucas sobre erros" porque elas não apenas prejudicam a autoestima: elas motivam a depressão e o desencorajamento. É difícil

aprender e crescer quando você se sente desencorajado.

Todos nós conhecemos pessoas que cometeram um erro e, em seguida, colocaram-se em uma situação embaraçosa ao tentar encobri-lo. Elas não entendem que as pessoas muitas vezes perdoam quando outros admitem honestamente seus erros, pedem desculpas e tentam resolver os problemas que criaram. (Não seria maravilhoso se os políticos entendessem esse conceito?)

Esconder erros mantém você isolado porque não pode consertar erros que estão escondidos, nem aprender com eles. Tentar evitar erros mantém você rígido e temeroso. Há um ditado que ouvimos: "O bom julgamento vem da experiência, e a experiência vem do mau julgamento."*

Você tem a oportunidade de ajudar seus filhos a mudar essas noções malucas sobre erros. Diga aos seus filhos que todas as pessoas no mundo continuarão a cometer erros enquanto viverem. Como isso é verdade, é mais saudável considerar os erros como oportunidades para aprender, e não como declarações de inadequação.

Ensine seus filhos a ver o erro como uma oportunidade de obter ajuda valiosa de outras pessoas. Eles estarão dispostos a assumir a responsabilidade pelo que fizeram, mesmo que tenha sido um erro, porque sabem que isso não significa que eles são ruins ou vão se meter em encrenca. Isso significa que eles estão dispostos a prestar contas, o que é um passo necessário para

---

* Vimos essa frase rabiscada em uma parede do banheiro no Squeeze Inn Restaurant em Truckee, Califórnia, EUA.

usar os erros como uma oportunidade para aprender.

Às vezes, os erros exigem que você faça uma reparação quando possível e que, pelo menos, peça desculpas quando as reparações não forem possíveis. Informe seus filhos que cometer erros não é tão importante como o que eles fazem sobre os erros. Qualquer um pode cometer erros, mas é preciso ter segurança para dizer: "Eu estou errado e sinto muito." Se uma criança quiser reparar um erro, os três R da reparação de erros podem ajudá-la.

1. RECONHECER o erro com um sentimento de responsabilidade em vez de culpa.
2. RECONCILIAR, pedindo desculpas às pessoas que você ofendeu ou magoou.
3. RESOLVER o problema, quando possível, trabalhando em conjunto em uma solução.

Se você cometer um erro, os três R da reparação podem ajudá-lo a fazer as pazes com seu filho. E lembre-se de não hesitar em reconhecer quando cometer erros. Seus filhos serão muito indulgentes e poderão aprender se você modelar esse comportamento.

Faça uma pausa positiva

Um dos métodos disciplinares mais populares usados pelos pais hoje é algum tipo de isolamento ou "intervalo". Eles usam uma atitude punitiva e dizem: "Vá para o seu quarto e pense no que você fez." Esses pais acreditam que a culpa, a vergonha e o sofrimento motivarão seus filhos a fazer melhor no futuro. A verdade é que as crianças agem melhor quando se sentem melhor. Você não motiva as crianças a melhorar fazendo-as se sentir piores com uma pausa punitiva. É mais provável que a pausa punitiva convide as crianças a se sentirem mal com relação a si mesmas, "Não sou uma pessoa boa", ou a se sentirem mal em relação a você: "Vou lhe mostrar. Vou me vingar e na próxima você não me pega."

Por outro lado, a pausa positiva pode ser uma experiência encorajadora e empoderadora para as crianças, em vez de punitiva e humilhante, e pode ensinar uma valiosa habilidade de vida. Nós todos sabemos que há momentos em que é melhor se acalmar antes de fazer ou falar algo de que nos arrependeremos. Todos nós ouvimos o conselho antigo para contar até dez ou respirar fundo. A pausa positiva é encorajadora quando o objetivo é dar às crianças a oportunidade de fazer uma pausa por um curto período para tentar novamente assim que voltarem a se sentir melhor. A pausa positiva proporciona um período de reflexão para ajudar as crianças a "se sentir" melhor, pois é isso que as motiva a "agir" melhor.

É importante envolver as crianças na criação de um espaço que as ajude a se sentir melhor. Pode incluir almofadas macias, música, bichos de pelúcia, livros para ler. Então deixe-as dar nome ao espaço da pausa positiva (já que é difícil superar as conotações negativas sobre essa pausa). Algumas crianças o chamam de "lugar de relaxamento" ou "lugar de bem-estar".

Veja como usar esse espaço. Quando seu filho tiver um desafio comportamental, pergunte: "Ajudaria se você fosse para o seu espaço de bem-estar?" Se a criança estiver muito chateada e disser "Não", a próxima pergunta é: "Você gostaria que eu fosse com você?" (E por que não? Você provavelmente precisa de uma pausa tanto como seu filho. Na verdade, pode ser uma boa ideia que você vá primeiro.) Se o seu filho ainda disser "Não", você pode dizer: "Ok, acho que eu vou." E então você vai para o lugar da pausa positiva. Esse é um ótimo exemplo para as crianças.

Algumas crianças gostam de ter uma ovelha de pelúcia com um alarme na barriga que possa ser levada ao espaço de bem--estar. Quando elas estão chateadas, podem decidir de quanto tempo precisam para que se sintam melhor e ajustar o alarme (ou obter ajuda para isso). Esse tipo de brinquedo** também pode ser usado para marcar o "tempo para" – tempo para limpeza, tempo para sair do parque, tempo de dever de casa etc., como uma maneira divertida de as crianças desenvolverem algum senso de controle (ajustando o alarme) sobre quanto tempo gastarão em uma atividade. Além disso, você pode perguntar ao seu filho se você pode pegar emprestado o brinquedo da pausa positiva quando precisar de uma pausa para se sentir melhor.

Lembre-se de que a pausa positiva não é a única ou a melhor ferramenta. E, quando você usá-la, pode ser mais eficaz tê-la como apenas uma de duas opções: "O que lhe ajudaria mais agora – ir para o seu lugar

---

** A ovelha da pausa positiva está disponível em: www.positivediscipline.com.

de bem-estar ou colocar esse problema na pauta?" Mais uma dica. A pausa positiva raramente é apropriada para crianças com menos de 3 ou 4 anos. (Para obter mais informações sobre a pausa positiva, consulte o livro *Positive Time-Out: And Over 50 Ways to Avoid Power Struggles in the Home and the Classroom*, de Jane Nelsen, New York: Three Rivers Press, 2000.)

Coloque seus filhos no mesmo barco

Se você tem mais de um filho, uma das palavras mais seguras para evitar a rivalidade entre irmãos, combinações de criança boa/criança má e sentimentos feridos é a palavra *"crianças"*. Muitas vezes, os adultos adquirem o hábito de escolher um filho em vez de usar o termo *"crianças"* e colocar todos no mesmo barco. É difícil saber realmente quem começou "algo". Você pode ver seu filho mais velho batendo no irmão mais novo, mas você não viu o que o irmão mais novo fez para provocar o irmão mais velho. Em vez de tentar descobrir quem começou uma briga, tente: "Crianças, se quiserem continuar lutando, por favor, façam isso lá fora ou em outro lugar." Se as crianças estão brigando sobre quem senta no banco da frente no carro, que tal: "Crianças, ninguém pode sentar no banco da frente até que vocês tenham um plano para se revezar. Por favor, combinem os detalhes entre si." Se seus filhos responderem com "Isso não é justo. Eu não estava fazendo nada de errado", ou "Mamãe, foi o Tom, não eu", simplesmente diga: "Não estou interessada em encontrar culpas ou apontar dedos, mas sim em resolver o problema. Fico feliz em me sentar com todos vocês enquanto vocês resolvem, se isso ajudar."

Foque em soluções e deixe seus filhos resolverem

Os adultos muitas vezes têm preconceitos em relação às crianças e não percebem o quanto subestimam a capacidade delas de encontrar soluções para problemas e propostas com as quais possam conviver. Quando os adultos se envolvem na tentativa de resolver conflitos entre crianças, eles geralmente pioram a situação. As crianças têm maneiras de resolver as coisas que são eficientes e eficazes. Elas nem sempre usam os mesmos métodos que os adultos, mas muitos adultos têm menos habilidades na resolução de conflitos do que seus filhos. Pense nas vezes em que os vizinhos estavam em guerra (os pais) enquanto as crianças já tinham esquecido o que tinham discutido e estavam brincando juntas alegremente. Dê às crianças a chance de resolver seus problemas por conta própria.

Muitos pais acham que é seu trabalho resolver tudo e que eles são os únicos com boas ideias. Tente perguntar às crianças o que fazer e observe sua criatividade em ação.

Em uma família, as crianças estavam brigando para ver quem jogaria *videogame*. O pai disse: "Eu vou guardar o jogo até que vocês descubram um jeito de compartilhar sem brigar. Avisem-me quando tiverem resolvido e estiverem prontos para tentar novamente."

No início, as crianças resmungaram, mas depois disseram: "Nós resolvemos. John pode usar o jogo às segundas e quartas-feiras e eu jogo às terças e quintas-feiras. Sexta-feira é um dia livre. Nós dois estamos de acordo."

Se as crianças começarem a brigar de novo, o pai pode simplesmente dizer: "Voltem para o início. O plano parece que não está funcionando. Avisem quando vocês estiverem prontos para tentar novamente e poderão usar o jogo de novo."

Preste atenção nas ações mais do que nas palavras

Se você quer entender as pessoas, preste mais atenção ao que elas fazem do que ao que elas dizem. As pessoas têm duas línguas – a língua das palavras e a língua das ações. Elas podem dizer uma coisa enquanto suas ações evidenciam uma mensagem diferente. As pessoas podem transmitir boas intenções com suas palavras, mas suas ações nos dizem a verdade sobre o que estão fazendo. Isso funciona de duas maneiras. É importante que os pais sejam coerentes com seus filhos, certificando-se de que suas palavras e ações se correspondam. Se você disser que não vai lavar as roupas que não estejam no cesto de roupas sujas e depois sair caçando nos quartos de seus filhos roupas sujas para lavar porque está preocupado com o que eles vão usar para ir à escola, suas palavras e ações não combinam. Seus filhos aprendem muito rapidamente que você diz uma coisa e, na verdade, faz outra. Eles aprenderão com rapidez a ignorar suas palavras quando suas ações não corresponderem. Por outro lado, também é útil confiar que as crianças sejam quem são, observando o que fazem e prestando mais atenção a isso do que ao que dizem. Por exemplo, seu filho disse que limpará seu quarto antes de sair para brincar, mas, se você perceber que o quarto ainda está uma bagunça e ele está com os amigos, ele não cumpriu o que disse. Quando isso acontece, muitos pais dizem: "Eu simplesmente não posso confiar em meu filho." Em vez disso, se você acha que seu filho vai dizer o que você quer ouvir e fazer o que quiser, você pode checar se o quarto está arrumado antes que ele saia para brincar (ver *Use o acompanhamento eficaz*). Alfred Adler disse repetidamente: "Observe o movimento, não as palavras." As pessoas costumam dizer uma coisa e depois fazer outra. A prova está no comportamento. Ações falam mais alto que palavras.

Você se move em direção à comunicação saudável quando palavras e ações são coerentes. Quando as línguas das palavras e das ações combinam, você é respeitoso e encorajador consigo mesmo e com os outros. Quando elas vão em direções diferentes, sua comunicação fica cheia de mensagens duplas.

Não faça ou aceite promessas

Não faça promessas a menos que você pretenda cumpri-las e que, definitivamente, seja capaz disso. Em vez de dizer: "Amanhã vou levá-los às compras", espere até que você esteja pronto para ir às compras e diga às crianças: "Eu vou às compras. Vocês gostariam de ir comigo?"

Prometer às crianças que vai pensar sobre algo e depois esquecer de voltar ao assunto é muito desencorajador. Em vez disso, diga às crianças que você ainda não está pronto para se comprometer. Eles podem colocar o item na pauta da reunião de família ou podem lhe procurar em um horário combinado quando você estará pronto para discutir o assunto. Fazer promessas sem verificar os detalhes do que você prometeu ou checar com seu parceiro coloca você em uma situação difícil que leva ao ressentimento das crianças.

Se seus filhos fazem muitas promessas e não cumprem, diga a eles: "Eu não aceito promessas. Mostrem-me quando estiverem prontos e eu comemorarei com vocês."

Ajude as crianças a obter o senso de pertencimento/aceitação e importância

O principal desejo de todas as pessoas é ter um senso de pertencimento e importância. Todo mundo procura maneiras de ser aceito e de se sentir importante. Se seus filhos acham que não são amados ou não são aceitos, eles geralmente tentam algo para recuperar esse amor ou prejudicam os outros para se vingar. Às vezes as crianças sentem vontade de desistir porque acham que é impossível fazer as coisas direito e serem aceitas. As coisas que fazem quando se sentem desprovidas de amor e sem importância são, muitas vezes, maneiras equivocadas de obter aceitação e importância. Nós os chamamos de os quatro objetivos equivocados do comportamento, que incluem:

1. Atenção indevida.
2. Poder mal direcionado.
3. Vingança.
4. Inadequação assumida (desistir).

As crianças não estão conscientes de seus objetivos equivocados porque são baseados em crenças ocultas. Uma vez que você entende que as crianças fazem o que fazem porque estão desencorajadas, você pode pensar em maneiras de encorajá-las quando estiverem desanimadas. Você é muito mais eficaz quando lida com a crença por trás do comportamento em vez de apenas lidar com o comportamento.

Para encorajar as crianças desencorajadas, em vez de reagir ao mau comportamento, reaja à motivação (mensagem codificada) por trás do mau comportamento. Uma das melhores maneiras de descobrir a mensagem codificada do seu filho é verificar sua reação emocional ao comportamento dele. Se sua reação emocional ao comportamento do seu filho for irritação, culpa ou preocupação, seu filho pode estar pedindo atenção indevida. Seu comportamento é chato, mas sua mensagem codificada é "Observe-me. Envolva-me de maneira útil". Dê muitos abraços espontâneos ao longo do dia. Agende um momento especial regularmente. Busque ideias com seu filho sobre maneiras de obter atenção que sejam boas para todos.

Ignore estratégias para chamar a atenção que fazem você se sentir irritado. Em vez disso, deixe o seu filho saber que você está se sentindo irritado com as demandas dele, e diga-lhe que, se ele quer atenção, tudo o que precisa fazer é pedir. Ele pode pedir atenção durante o dia dizendo: "Eu preciso de atenção. Eu gostaria de um abraço, de jogar um jogo, de lhe contar uma coisa etc.", e que você ficará mais do que feliz em lhe dar essa atenção.

Se você reage ao comportamento do seu filho com raiva ou frustração, esses são sinais de que a crença equivocada do seu filho pode ser poder mal direcionado. Seu comportamento pode parecer desafiador, mas sua mensagem codificada é "Deixe-me ajudar. Dê-me escolhas". Assuma a responsabilidade de como você cria disputas por poder e compartilhe isso com seu filho dizendo: "Eu percebi que tenho sido muito controlador. Não admira que você se rebelou." Peça ajuda para encontrarem soluções em conjunto depois de vocês dois terem se acalmado. Isso ajudará você a criar uma situação de ganha-ganha, em vez de causar uma disputa por poder ou transformá-la em vingança.

Se você se sentir magoado, desapontado ou desconfortável, essas reações são sinais de que a motivação oculta de seu filho pode ser vingança. Entenda que a criança que está magoando você ou os outros se sente magoada. Sua mensagem codificada é "Estou sofrendo. Valide meus sentimentos". Lide com a mágoa verificando com a criança como ela se sente magoada. Seja responsável por qualquer coisa que você possa ter feito (mesmo que não intencionalmente) ou ouça com empatia se outra pessoa estiver envolvida na dor. Ajude seu filho a decidir o que ele pode fazer para se sentir melhor. Em vez de magoar ou rejeitar seu filho, você pode ajudá-lo a obter o senso de pertencimento e importância de uma forma positiva.

Quando você se sente sem esperança e desamparado, o desencorajamento de seu filho é chamado de inadequação assumida (desistir). A mensagem codificada que seu filho está enviando é "Não desista de mim. Mostre-me um pequeno passo". Não ceda ao seu próprio desencorajamento. Continue encorajando seu filho, tornando as tarefas fáceis o suficiente para garantir o sucesso. Reserve tempo para o treinamento. Continue dizendo ao seu filho que você tem fé em sua capacidade de aprender e aprimorar-se. Isso ajudará você a criar automaticamente uma ação positiva e encorajadora de sua parte que pode ajudar seu filho a progredir com confiança e esperança.

Encoraje em vez de elogiar e dar recompensas

Rudolph Dreikurs, um psicólogo adleriano e autor do livro *Children: The Challenge*, disse: "As crianças precisam de encorajamento como uma planta precisa de água." Encorajamento é um processo de mostrar um tipo de amor que transmite às crianças que elas são boas o suficiente exatamente como são. O encorajamento ensina às crianças que o que elas fazem é diferente de quem elas são. Ele permite que as crianças saibam que são valorizadas sem julgamento por sua singularidade. Por meio do encorajamento, você ensina às crianças que

os erros são simplesmente oportunidades de aprender e crescer em vez de algo de que deveriam se envergonhar. As crianças que se sentem encorajadas têm amor-próprio e um senso de pertencimento.

Há uma diferença entre elogio e encorajamento. É fácil elogiar ou recompensar as crianças que estão se comportando bem, mas o que você pode dizer às crianças que estão se comportando mal e que não se sentem bem consigo mesmas – quando elas mais precisam de encorajamento? Tente isto: "Você realmente tentou muito", "Eu tenho fé que você conseguirá lidar com isso", "Você é bom em solucionar problemas, tenho certeza que você pode descobrir uma maneira de resolver isso", "Eu te amo, não importa o que aconteça".

Elogios e recompensas ensinam as crianças a depender dos julgamentos externos, em vez de confiar em sua sabedoria interna e autoavaliação. Em vez deste exemplo de elogio: "Estou muito orgulhoso de você", tente encorajar: "Você deve estar muito orgulhoso de si mesmo". Elogio: "Você recebeu um 'A'. Eu vou lhe dar uma recompensa". Encorajamento: "Você realmente trabalhou duro. Você merece aquele 'A'".

Um regime constante de elogios e recompensas inspira as crianças a acreditarem "Só sou bom se outras pessoas disserem que sou bom". Isso também as ensina a evitar erros em vez de aprender com seus erros. Encorajar, por outro lado, ensina-as a acreditar em si mesmas e em suas habilidades para fazer o que é certo.

Você pode escrever bilhetinhos de encorajamento para seus filhos. Em algumas famílias, as pessoas se revezam para se encorajarem mutuamente. Também podem se preparar para fazer um reconhecimento aos outros membros da família uma ou duas vezes por semana. O encorajamento ajuda muito a criar um clima familiar positivo.

Diga não

Não há problema em dizer não. Se tudo que você *sempre* diz é não, isso é um problema, mas alguns pais não acham que têm o direito de dizer não sem longas explicações. Por exemplo, se o seu filho sabe que a hora do lanche é para comer coisas saudáveis e pede sorvete, não há problema em dizer: "Não."

Quando eles respondem: "Por que não? Isso não é justo. A mãe dos meus amigos deixa eles tomarem sorvete no lanche", diga: "Ouça o que estou dizendo, 'Não'."

"Ah, vamos lá, seja legal. Você é tão chata!"

"Qual parte do 'não' você não entendeu?"

"OK, tudo bem. Você não é legal."

A maioria dos filhos entende quando os pais *realmente* querem dizer "não". Eles descrevem aquele tom de voz ou expressão no rosto, ou referem-se a quando os pais começam a contar até três. Os filhos não seriam filhos se não tentassem fazer com que os pais mudassem de ideia, mas é perfeitamente apropriado lidar com as manipulações deles com um claro "não". Se você sente que elas sinceramente não entendem suas razões para dizer não, explique, mas permaneça firme – eles não precisam concordar com suas razões.

A sra. Ramirez achava que tinha que convencer seus filhos a aceitar suas razões para dizer não. Isso apenas os incentivava a pensar em maneiras para que ela cedesse. Um dia, ela se lembrou de ser gentil e firme ao mesmo tempo e disse: "Querida, eu amo você e a resposta é não." Sua filha disse: "Eu não acredito em você", e foi embora com um sorriso no rosto. Obviamente, ela finalmente acreditou que sua mãe queria dizer isso – e que ela era amada.

Use o seu senso de humor

Educar pode se tornar algo muito sério, especialmente quando os filhos crescem. Pense em como você se sente quando está observando bebês e crianças. Parece que tudo que eles fazem é fofo e adorável. Veja se você pode chegar ao ponto de dizer o mesmo sobre seus filhos: "Eles não são fofos!"

Desenvolver uma atitude "não são fofos" pode ajudá-lo a colocar o comportamento do seu filho em perspectiva. Quando você reconhece que o comportamento deles é compatível com a idade, isso ajuda a perceber um comportamento que, de outro modo, seria irritante em vez de fofo. Bebês são adoráveis mesmo com comida no rosto e restos embaixo do cadeirão, então, que tal olhar para o quarto de um adolescente como outro tipo de comportamento adequado para a idade e "fofo"?

Pense na maneira como seus filhos se vestem como uma expressão de sua personalidade, em vez de uma declaração sobre você e um reflexo de sua educação. Quando as crianças têm 3 anos, elas podem querer se vestir como um super-herói; aos 7, como um jogador de beisebol; e aos 15, o uniforme do dia pode ser roupas folgadas do Exército da Salvação.

Às vezes os pais esquecem de usar seu senso de humor ou de ver o humor em situações com os filhos. Não há problema em não ser sério o tempo todo. Tente dizer ao seu filho relutante em executar as tarefas, ao ler o jornal local, que há um artigo sobre ele na seção de notícias. Então finja ler que seu filho ou filha foi entrevistado e disse o quanto eles adoram lavar a louça e que, quando esquecem, ficam felizes ao serem lembrados por seus pais. Você pode fazer o mesmo com o horóscopo: fingir que você está lendo o deles e que diz: "Hoje eu vou me lembrar de abraçar meus pais cinco vezes."

Os apelidos podem ser uma maneira divertida de manter seu senso de humor, desde que não sejam usados como uma reprimenda ou manipulação. Em uma viagem para uma estação de esqui, uma das crianças desceu a colina antes de todos chegarem ao topo. Seu apelido se tornou "Devagar quase parando". Seu irmão, que se recusou a esquiar, adorava ser chamado de "Duro na queda".

Para as crianças que têm dificuldades em concluir o que começam, tente apresentá-las ao plano Início-Meio-Fim. Deixe-os saber que eles são ótimos no começo, razoáveis no meio, mas que você não vê um fim há anos. Mais tarde, você pode perguntar: "Como está chegando no final?" As crianças gostam de brincar com suas singularidades quando os pais aceitam as diferenças e usam o senso de humor.

Cuide da sua vida

Muitos pais tentam viver por meio de seus filhos. Eles querem que seus filhos realizem as coisas que eles não realizaram na vida - ou pensam que seus filhos devem realizar as mesmas coisas que eles. Eles não se importam em honrar os sentimentos e desejos de seus filhos como pessoas.

Kahlil Gibran diz isso muito bem em seu livro *O Profeta*:

> Vossos filhos não são vossos filhos.
> São os filhos e as filhas da ânsia da vida por si mesma.
> Vêm através de vós, mas não de vós.
> E, embora vivam convosco, não vos pertencem.
> Podeis outorgar-lhes vosso amor, mas não vossos pensamentos,
> Porque eles têm seus próprios pensamentos.
> Podeis abrigar seus corpos, mas não suas almas,
> Pois suas almas moram na mansão do amanhã,
> Que vós não podeis visitar nem mesmo em sonho.
> Podeis esforçar-vos por ser como eles, mas não procureis fazê-los como vós,
> Porque a vida não anda para trás e não se demora com os dias passados.

Cuidar da sua vida significa seguir ativamente os seus sonhos, apoiando os seus filhos a seguirem os deles. Isso não significa negligenciar seus filhos ou ser permissivo. Este livro inteiro é sobre ensinar e orientar seus filhos. Quando você tem uma vida plena de si mesmo, terá espaço para desfrutar da companhia dos seus filhos, porque você não dependerá deles.

Evite rótulos e remédios

Você já notou que há uma tendência a rotular quase todos os "maus comportamentos" como um problema mental ou comportamental? TDAH, TOD (transtorno opositivo desafiador), transtorno de ansiedade da separação, criança obstinada, depressão... e a lista continua. O mais assustador é que agora existe um remédio para cada um desses rótulos. Mas a maioria desses comportamentos é *normal*. Por exemplo, o que algumas pessoas gostariam de rotular como TOD é frequentemente uma resposta natural de uma criança que está sendo criada por um pai/mãe controlador. Mesmo quando o controle de seu filho é feito em nome do amor, ele não permite que os filhos desenvolvam um senso de pertencimento/aceitação, importância e as habilidades de resolução de problemas de que necessitarão. Em quase todos os casos, as crianças abandonarão esses "comportamentos" quando os pais usarem as muitas ferramentas da Disciplina Positiva descritas neste livro.

Tenha fé

Ter fé nos filhos não significa acreditar que eles sempre farão a coisa certa. Significa ter fé neles por serem quem são. Isso significa que eles agem de acordo com a idade na maior parte do tempo – o que signi-

fica que não vão lavar a louça ou cortar a grama como prometido. Em vez de ficar chateado com isso e agir desrespeitosamente, você pode esperar e usar métodos de motivação respeitosos. Tenha fé que você e seus filhos podem ajudar uns aos outros a aprender com os erros.

Ter fé em seus filhos não significa que eles estejam prontos para se virarem sozinhos.

Eles ainda precisam de amor, apoio e ajuda para aprender habilidades de vida. Mas, quando você tem fé, não precisa controlar e punir. Ter fé dá a você a paciência para ensinar métodos empoderadores, como resolução conjunta de problemas, acompanhamento eficaz, reuniões de família e perguntas "curiosas" para ajudar as crianças a aprenderem com seus erros. Ter fé inclui manter um olhar de longo alcance e saber que seus filhos não serão para sempre como são agora.

Certifique-se de que a mensagem de amor seja transmitida

Certificar-se de que a mensagem de amor seja transmitida é o maior presente que você pode dar aos seus filhos. Eles formam suas próprias opiniões por meio da percepção de como você se sente a respeito eles. Quando se sentem amados, aceitos e importantes, eles têm a base que possibilita desenvolver todo o seu potencial para serem felizes, contribuindo como membros da sociedade. Sua influência positiva é transmitida por meio da sua mensagem de amor.

A maneira mais simples de ajudar seu filho a se sentir amado é dizer "eu te amo" muitas vezes ao dia. Dê muitos abraços, faça cócegas e dê beijos. Planeje momentos especiais juntos. As crianças precisam de tempo sozinhas com a mãe e com o pai. Quando são pequenos, é importante passar um pouco de tempo individual todos os dias com os seus filhos. À medida que crescem, o momento especial pode ser uma rotina semanal. Planeje atividades que ambos apreciem. Se os outros filhos interromperem, peça que respeitem esse tempo.

Não se esqueça de brincar com seus filhos. Brincar no chão, ir ao parque, cozinhar juntos ou jogar um jogo são algumas ideias. O importante é reservar tempo para divertirem-se. Construa memórias de família agradáveis em vez de ficar sério demais. Diversão em família não precisa de muito tempo ou muito dinheiro. É preciso compromisso e vontade de brincar.

Dê pequenos passos

O caminho para o sucesso é mais fácil quando damos um passo de cada vez. Se você tiver expectativas muito altas, pode ser que nunca comece, ou pode sentir-se desanimado se as coisas não acontecerem da noite para o dia. Se você continuar dando pequenos passos, seu movimento será sempre para a frente, e você e seus filhos serão beneficiados.

PARTE

II

SOLUÇÕES DE DISCIPLINA POSITIVA DE A - Z

Abuso de álcool e drogas

"Nossa família tem um histórico de abuso de drogas. O que posso fazer para proteger meus filhos para que eles não se tornem viciados? E o que eu faço se meu filho começar a abusar de drogas?"

Compreender seu filho, a si mesmo e a situação

Se sua vida foi afetada pelo abuso de drogas, você sabe como é viver em um pesadelo. Viciados vão mentir, trapacear e furtar para proteger seu uso. Eles fazem promessas que nunca cumprem, enquanto membros codependentes da família esperam que dessa vez seja diferente. Existem muitos padrões e comportamentos desencorajadores que fazem parte de relacionamentos com dependentes químicos, então é natural que você queira proteger seus filhos. Para quebrar o ciclo do viciado e do codependente alimentando um ao outro, você descobrirá

que o encorajamento – o processo de construir coragem – pode ajudá-lo a quebrar ciclos abusivos para si e para os outros. Isso não significa que você pode usar o encorajamento para mudar outra pessoa. Você pode usá-lo para mudar a si mesmo ou proporcionar um ambiente em que os outros possam se inspirar para examinar seu comportamento porque sabem que não serão julgados. Ao contrário da opinião popular de que os viciados nascem, não são feitos, *não é o que nos acontece, mas o que decidimos sobre isso, que determina o curso de nossas vidas.* O que pode ser mais encorajador do que saber que você e outras pessoas da sua família podem tomar novas decisões?

Sugestões

1. Certifique-se de que seus filhos recebam informações sobre dependência química de uma fonte instruída. Use a internet para obter informações atualizadas sobre drogas e seus efeitos.

Você encontrará muitas opiniões diferentes, o que contribui para boas discussões com seus filhos. Dizer aos filhos que até mesmo se eles provarem drogas se tornarão viciados (ou outras ameaças semelhantes) é uma maneira de perder a credibilidade. Quando seus filhos recebem informações precisas, especialmente adolescentes, isso os ajuda a considerar as escolhas que estão fazendo e quais podem ser as possíveis consequências de suas escolhas.

2. Não minimize as coisas. Diga como elas são. Se você tem um viciado adulto em sua casa, use palavras como *alcoólatra, viciado em drogas, codependente, blackout* etc. Aceite a *realidade como ela* é, em vez de viver em negação, agindo como se as pessoas e as situações satisfizessem seus sonhos. Dar aos filhos informações sobre o que está acontecendo é um alívio para eles. Eles podem ver que a família tem um problema e que *eles* não são o problema e não são responsáveis por consertá-lo.

3. Entenda sentimentos, aceite sentimentos e pratique a honestidade emocional. Se você tem um sentimento ou uma crença, é importante compartilhar isso como sua opinião, mas não como a única maneira de ver as coisas.

4. Decida o que você fará em vez de tentar obrigar os outros a fazer o que você quer que eles façam. Um bom primeiro passo é ir ao Al-Anon* para ver o que você pode possibilitar a um viciado. Não se trata de culpa, mas de ajudá-lo a decidir o que vai fazer, em vez de tentar futilmente controlar o que outra pessoa faz.

5. Entenda que nem todas as pessoas que se envolvem com drogas tornam-se dependentes. O vício ocorre quando um produto químico se torna seu principal relacionamento e parece ser a única maneira de resolver todos os problemas. Quando seus filhos apresentam problemas de uso ou dependência química, você precisa da ajuda de conselheiros, programas de tratamento e/ou grupos de recuperação.

Planejar para evitar problemas futuros

1. Você não pode impedir seus filhos de experimentar drogas, ou mesmo de abusar delas, se eles decidirem que querem fazer isso. O que você pode fazer é praticar a honestidade, munir seus filhos com informações precisas sobre drogas, manter as portas da comunicação abertas ao deixar que seus filhos saibam que seu amor por eles é incondicional e não julgar, criando um relacionamento em que seus filhos se sintam seguros para falar com você e obter sua opinião sobre as escolhas deles sem medo de punição ou julgamento.

---

* N.T.: Al-Anon é uma associação existente em diversos países que reúne parentes e amigos de pessoas com problemas envolvendo bebidas alcoólicas. Elas se encontram para trocar experiências em reuniões regulares. Fonte: http://www.al-anon.org.br/index.html.

2. Quando você se abstém dos julgamentos, seus filhos sabem que, se entrarem em uma situação abusiva com sua própria experimentação, você estará lá com honestidade, amor e apoio, o que empodera em vez de incapacitar.

3. Questione as mensagens da mídia. Discuta os comerciais de TV e outras propagandas com seus filhos para conscientizá-los de como eles estão sendo bombardeados com mensagens de "use drogas", incluindo medicamentos prescritos para modificar ou "consertar" sentimentos.

4. Não tenha medo de falar sobre seu próprio uso/abuso de drogas com seus filhos. Isso não vai incentivá-los a usar drogas, mas os ajudará a saber que você também lutou.

5. Não tente racionalizar com um viciado e não ouça promessas. Quando uma pessoa está drogada, não consegue ser racional. Pense em si mesmo falando com uma droga, não com uma pessoa, e obtenha ajuda profissional. Você pode ter que enfrentar a dura verdade de que seu filho precisa estar em um programa de recuperação para melhorar e não pode fazê-lo nem em sua casa nem na comunidade.

Habilidades de vida que as crianças podem aprender

As crianças podem aprender que não precisam esconder seus sentimentos ou participar de "segredos de família". Elas podem aprender que seus pais não viciados serão solidários e não julgadores, bem como fornecerão informações para lidar com um pai alcoólatra. As crianças podem aprender que seus pais lhes darão ajuda profissional se tiverem problemas com o abuso de drogas.

Dicas para os pais

1. O abuso de drogas é um assunto de família. Ninguém escapa; cada pessoa simplesmente sofre de maneira diferente. Nas famílias em que alguém está abusando de drogas ou álcool, o foco está na droga ou na pessoa que usa a droga. A criação de filhos em tais famílias é inconsistente, imprevisível e, por vezes, abusiva. Membros individuais da família sentem-se isolados e solitários, e são incapazes de definir divisões e estabelecer limites respeitosos. Envolva-se em grupos de apoio para ajudar a quebrar esse padrão vicioso.

2. É incrível a quantidade de desinformação e falta de informação das pessoas sobre dependência e codependência. Grupos como o Al-Anon oferecem o tipo de informação e apoio que pode ajudá-lo a abandonar padrões disfuncionais e aprender padrões saudáveis de relacionamento que promovem a cura e o crescimento.

3. Quando o uso de drogas se torna um padrão regular ou diário, e as crianças estão tentando mudar seus sentimentos e resolver seus problemas com produtos químicos, o uso de drogas não é mais social ou experimental. Tornou-se um modo de vida. Esses jovens precisam de ajuda profissional para quebrar seu padrão de dependência,

REFLEXÕES[3]

Norma Jean costumava vivenciar cenas feias com seu ex-marido quando ele aparecia bêbado em seu dia com as crianças. Ela ouviu uma sugestão em uma reunião da Al--Anon que decidiu seguir. Ela disse ao ex-marido: "Ensinei às crianças sobre segurança pessoal e respeito próprio. A partir de agora podemos nos encontrar no McDonald's no seu dia com as crianças. Eu vou esperar no estacionamento. Se as crianças tiverem medo de andar em seu carro porque sentem cheiro de álcool ou porque acham que você está bêbado, elas podem voltar para o carro comigo. Se elas se recusarem a ir com você, você pode tentar novamente na semana seguinte."

Norma disse: "Eu acho que ele sabia que eu faria isso. Nós não tivemos uma discussão por três semanas."

seja um programa de tratamento por internação, um programa de doze passos ou um aconselhamento.

Abuso sexual

"Não consigo pegar um jornal ou revista sem ver uma história sobre abuso sexual de crianças. Como faço para proteger meus filhos de que algo assim aconteça com eles?"

Compreender seu filho, a si mesmo e a situação

Gostaríamos que o mundo fosse de tal forma que não tivéssemos que incluir um capítulo sobre abuso sexual.

Ler este verbete pode parecer assustador ou exagerado. Infelizmente, as estatísticas são desanimadoras – uma em cada quatro pessoas experimentou algum tipo de molestação ou violência sexual. Pode ser que os incidentes de abuso sexual infantil estejam crescendo, ou talvez o número re-

latado esteja crescendo. Quando as crianças são abusadas sexualmente, os efeitos em sua personalidade podem durar a vida toda e, na maioria das vezes, os efeitos são devastadores. Das crianças que sofreram abusos, a maioria decidiu que a culpa foi delas e que elas são ruins. Elas passam muito tempo se escondendo porque acham que são diferentes e vivem com medo de que os outros descubram isso. Em alguns casos, as lembranças de terem sido abusadas desaparecem, mas os sentimentos e decisões permanecem. Mais tarde na vida elas podem começar a ter lembranças de abuso e pensar que estão ficando loucas. Há muitas coisas que podemos fazer como pais para proteger nossos filhos e ajudá-los se forem abusados. Por favor, leve esta informação muito a sério se isso afetar você ou seus entes queridos.

Sugestões

1. As crianças são pessoas e não objetos sexuais. É extremamente prejudicial

Abuso sexual

usar uma criança como parceira sexual. Se você estiver fazendo isso, pare e peça ajuda. Você não é uma pessoa má, mas seu comportamento está errado e você precisa descobrir como pode melhorar. Existem órgãos e pessoas que são treinadas para ajudar você e seu filho.

2. Se você suspeitar de que seu filho está sendo abusado sexualmente, procure ajuda, mesmo se suspeitar que é seu próprio cônjuge. Resista ao desejo de manter seus medos em segredo e tentar lidar com isso sozinho/a ou esperar que passe. Isso é chamado de "silêncio e negação" e só piora as coisas com o tempo. Se se sentir ameaçado/a de que o abusador lhe machucará se você contar, procure ajuda profissional. Eles lidam com essas questões diariamente e estão lá para deter o abuso, bem como para proteger você e seus filhos e ajudar o agressor.

3. Se seus filhos estão insinuando que foram abusados ou queixando-se de problemas físicos em sua área genital, leve suas queixas a sério e peça ajuda. Se você notar hematomas, cortes ou infecções, seu filho pode ser objeto de abuso sexual. Garanta a seus filhos que eles não ficarão encrencados se falarem com você, que você está lá para ajudar, que acredita neles se disserem que alguém está abusando deles e que você não acha que eles são maus.

4. Minimizar ou ignorar os pedidos de ajuda das crianças é um erro grave. Em sua maioria, as crianças que estão sendo abusadas foram informadas de que, se disserem alguma coisa, acabarão com a família, ou todos pensarão que elas são más, ou alguém se machucará. É preciso muita coragem para as crianças quebrarem o silêncio e compartilharem o segredo, então leve-as a sério.

Planejar para evitar problemas futuros

1. Converse com seus filhos abertamente sobre a possibilidade de abuso sexual. Diga-lhes que há uma diferença entre o toque que dá e o toque que tira, e que ninguém deveria estar tocando em suas partes íntimas. Se eles não se sentirem à vontade com o modo como alguém os toca, verifique se eles sabem que não há problema em dizer não, mesmo que essa pessoa seja um adulto. Mostre ao seu filho como dizer firme e ruidosamente: "PARE!" Mantenha a comunicação aberta para que ele se sinta à vontade para lhe contar se algo estiver errado.

2. Diga aos seus filhos que eles são pessoas e que seus corpos são preciosos e pertencem a eles, e que ninguém tem o direito de machucá-los, colocar coisas em seus corpos ou fazê-los praticar atos sexuais.

3. Se seus filhos estão agindo de forma estranha, fale com eles sobre segredos e deixe-os saber que podem confiar em você e que podem contar se alguém lhes disser para manter um segredo. Fale sobre os segredos abertamente. Se você suspeitar de que algo está

acontecendo, fale abertamente com o seu filho, por exemplo: "Estou pensando se, quando seu tio beija você, ele está colocando a língua na sua boca", ou "Papai já pediu para você beijar ou chupar seu pênis?", ou "A babá colocou algo dentro da sua vagina? Ela está vermelha e parece machucada".*

4. Observe os ciclos de vingança entre irmãos. Às vezes um irmão mais velho abusará sexualmente de um irmão mais novo como uma forma de machucar se pensar que o filho mais novo é mais amado, mimado ou especial. Os irmãos adolescentes podem achar que seus irmãos mais novos são um lugar seguro para praticar sexo. Deixe-os saber que isso não é um comportamento aceitável. Fale sobre isso na frente de todos os filhos quando estiverem juntos. Obtenha ajuda profissional imediatamente se um de seus filhos lhe disser que um irmão está molestando-o.

Habilidades de vida que as crianças podem aprender

As crianças aprendem que são pessoas, que têm o direito de decidir o que acontece com seu corpo e que existem pessoas que irão levá-las a sério, amá-las e ajudá-las se alguém estiver abusando delas sexualmente.

Dicas para os pais

1. Se você foi molestado quando criança ou molestou alguém, precisa obter ajuda para os seus problemas, pois é muito difícil estar presente para seus filhos quando você tem questões não resolvidas sobre seu próprio abuso sexual.

2. Quando você cria os filhos para serem assertivos, levados a sério, e são oferecidas oportunidades de contribuir com a família e discutir suas ideias, você está indiretamente evitando o abuso sexual. As crianças que sabem que são pessoas dignas, que acreditam

REFLEXÕES

Uma criança pequena foi molestada por um adulto em sua vizinhança quando tinha cerca de 5 anos. O molestador disse a ela que, se ela contasse a alguém, essa pessoa morreria e seria culpa dela. Ele também disse a ela que, se ele descobrisse que ela contou, ele iria cortá-la em pedaços, colocá-la na panela de feijão e cozinhar seus pedaços para o jantar. Ele disse que ela nunca poderia contar isso a ninguém até que ela tivesse 50 anos.

---

* N.E.: É muito importante considerar a faixa etária das crianças ao abordar esses assuntos.

Quando ela completou 48 anos, começou a ter lembranças e ataques de ansiedade, mas não sabia por quê. Suas memórias do incidente foram esquecidas e bloqueadas, e agora ela estava apavorada ao lembrar-se do incidente. Após um ano de terapia, ela conseguiu entrar em contato com o incidente e, com muito medo, conversou sobre isso com seu terapeuta. Ela ligava para o terapeuta diariamente durante várias semanas para certificar-se de que ele ainda estava vivo porque ela havia contado antes de seu cinquentenário.

Este é um pequeno estudo de caso de algumas das dores e agonias pelas quais uma pessoa passa após ser molestada. Muito disso poderia ser evitado com uma comunicação aberta, informações e um ambiente em que as crianças sabem que não vão ter problemas quando conversarem com seus pais e que eles estão lá para ajudar, não para prejudicá-las.

---

ter direitos, que seus sentimentos são legítimos e que recebem informações sobre os possíveis perigos não serão boas candidatas a serem molestadas.

3. *Não* subestime a natureza manipuladora e a dissimulação de um perpetrador (o molestador). Essa pessoa gosta de fazer você acreditar que ela é inocente e que seu filho está inventando coisas.

Adoção

"Com que idade devo dizer ao meu filho que ele é adotado? Há alguma maneira de impedir o possível sofrimento que pode resultar de um desejo de, no futuro, ele procurar por seus pais biológicos?"

Compreender seu filho, a si mesmo e a situação

Os pais podem optar por adotar uma criança por motivos políticos, sociais, filosóficos ou até porque está na moda. Mas há um grupo muito grande de pessoas que adotam porque não podem ter seu próprio filho. A maioria dos membros desse grupo está experimentando algum tipo de perda – perda da capacidade de conceber ou levar a termo, perda de pais biológicos, perda de filhos. Essa perda é um problema vitalício na maioria das situações adotivas. Crianças adotadas lidam com sentimentos de rejeição, achando que foram indesejadas por seus pais biológicos, e sentimentos de vergonha, achando que havia algo errado com elas e é por isso que foram doadas.

Como mãe ou pai, quando você aceita que há problemas previsíveis e não patológicos relacionados à adoção, você se encontra prestes a estar em uma situação em que só há ganhadores. Sua abertura para permitir a ambivalência e os sentimentos confusos do seu filho têm uma influência positiva. Algumas crianças acham que são mais amadas porque seus pais adotivos as *escolheram*, enquanto outras crianças decidem que os pais estão dizendo isso apenas para que se sintam melhor, porque elas não são boas o suficiente. Crianças adotadas lutam com sua identidade – mas o mesmo acontece com todos. Nutrir o senso de cultura familiar compartilhada, juntamente com o seu amor e força, ajudará seu filho a superar qualquer problema.

Sugestões

1. Não esconda a adoção do seu filho. Diga-lhe que é adotado antes que ele possa compreender o significado disso. Você pode começar a praticar essa fala mesmo antes de seu filho chegar. "Somos tão sortudos porque pudemos adotá-lo. Nós queríamos muito você." Quando ele entender o que adoção significa, será um assunto comum. E tenha em mente que algumas crianças entendem mais cedo do que você imagina, então comece o quanto antes.
2. Não use a adoção como desculpa ou explicação se o seu filho começar a se comportar mal.
3. Não leve muito a sério quando seu filho disser: "Eu odeio você. Gostaria de poder encontrar minha mãe verdadeira." As crianças que não são adotadas passam por fases semelhantes, dizendo coisas como: "Eu odeio você. Eu gostaria de ter uma mãe diferente." Mesmo que você pense que isso nunca acontecerá na *sua* casa, isso acontecerá e, quando acontecer, provavelmente o magoará se você levar para o lado pessoal.
4. Reconheça e valide os sentimentos do seu filho: "Você está com raiva, e tudo

bem. Você gostaria de saber mais sobre a sua mãe biológica. Você se sente infeliz porque todas as outras crianças têm olhos azuis e você tem olhos castanhos. Não há problema em ter esses sentimentos, e nós o amamos como você é."

5. Quando seu filho disser que foi provocado por um vizinho ou colega de escola sobre ser adotado, ouça com empatia antes de usar perguntas curiosas para ajudá-lo a processar a experiência: "O que aconteceu? Como isso fez você se sentir? O que você acha disso? Por que você acha que seu amigo disse isso? Sobre o que as outras crianças são criticadas?" Trabalhe com seu filho formas de como responder usando dramatização de papéis, levantamento de ideias com palavras e frases verdadeiras.
6. Quando irmãos se queixam de um irmão ou irmã que recebe tratamento especial porque são (ou não são) adotados, reconheça as diferentes maneiras como cada criança se uniu à família e assegure às crianças que cada uma delas é única, especial e amada. Além disso, enfatize as semelhanças entre toda a sua família, como "Nós todos torcemos pelo mesmo time" ou "Nós todos somos loucos por computador".

Planejar para evitar problemas futuros

1. Durante um momento íntimo, discuta possíveis problemas antes que eles se tornem importantes. "Eu notei que

há muita publicidade sobre crianças adotadas que querem encontrar seus pais biológicos. O que você acha disso? Por que você acha que eles gostariam de fazer isso? Quais são seus planos sobre isso?" Apenas escute. Não tente convencer seu filho a seguir seus pensamentos, sentimentos ou planos.

2. Permita que seu filho saiba que você irá apoiá-lo se ele quiser encontrar seus pais biológicos – que você entenderá e não se sentirá desvalorizado ou com ciúme. Mantenha álbuns, documentos escolares, vídeos e outras recordações para que seu filho possa compartilhá--los com seus pais biológicos se a situação surgir.

3. Seu filho precisa saber que seus pais biológicos o entregaram para adoção por causa de sua situação pessoal, não porque há algo de errado com ele. Diga a ele que você tem muita compaixão por seus pais biológicos porque fizeram um plano para ele. Assegure-lhe de que você está feliz por ter a oportunidade de lhe dar todo o amor que ele merece. Repita isso muitas vezes conforme o seu filho passa de um estágio de desenvolvimento para outro.

4. Lembre-se de que as crianças agem de forma semelhante em diferentes idades e fases, independentemente de quem sejam os pais biológicos, e que todas as crianças disputam a atenção dos pais.

5. Permita-se ter o tempo de que você precisa para se apaixonar por seu filho adotivo e não se culpe se você se sentir diferente em relação a cada filho. Isso também é normal em famílias nas quais todas os filhos estão biologicamente relacionados.

6. Estabeleça um "Dia dos irmãos" para celebrar o dia em que os filhos se tornaram irmãos. Algumas pessoas celebram o "Dia da nossa família" como o dia em que a criança entrou na família ou o dia em que a adoção se tornou legal.

Habilidades de vida que as crianças podem aprender

As crianças adotadas podem experimentar o amor que lhes permite explorar seus sentimentos, pensamentos e conclusões sobre suas origens. Elas podem aprender que é seguro amar novamente sem medo de rejeição, que os eventos perturbadores passam com o tempo e a alegria da vida continua.

Dicas para os pais

1. Perguntar se são filhos dos pais biológicos também é comum entre filhos não adotivos que fantasiam ter pais diferentes (que são ricos, ou famosos, ou que não são tão maus). Essa fase pode passar quando não é levada muito a sério, ou quando é levada a sério o suficiente para abordar e explorar em qualquer extensão que as circunstâncias permitam falar abertamente para terem contato com membros da família de nascimento.

2. Se seu filho leva isso a sério, lembre-se de que é mais fácil para uma criança amar duas mães ou pais do que sentir que ela precisa escolher entre eles.

REFLEXÕES

"Eu odeio você, mamãe. Eu queria que você estivesse morta. Você não é minha mãe de verdade mesmo. Você é apenas minha mãe adotiva." Patty, de 6 anos, cerra os punhos, bate com o pé no chão e, entre lágrimas, grita essas palavras desafiadoras para a mãe, que a está levando para a cama.

Assim que Patty está na sua cama, mesmo contra sua vontade, sua mãe fala, com lágrimas nos olhos, para o pai de Patty: "Eu sabia", ela reclama. "Eu sabia que chegaria o dia em que ela iria nos jogar na cara que foi adotada."

Felizmente, o pai de Patty tinha uma boa memória sobre seu filho biológico: "Você não se lembra de Nat quando ele tinha essa idade? Ele costumava dizer que iria fazer com que a mãe de seu amigo fosse sua mãe. E eu até me lembro de uma praga que ele nos rogou quando achou que tinha sido adotado. Eu não acho que você deveria levar isso muito a sério, querida", concluiu ele. "Eu não acho que é só porque Patty é adotada que ela fala assim. Eu imagino que é exatamente assim que as crianças dessa idade falam quando ficam bravas."[1]

Deixe seu filho saber disso. Também deixe que ele saiba que você será um porto seguro se o que ele encontrar for decepcionante.

Agressividade ou raiva

"Minha filha parece muito irritada o tempo todo e se torna bastante agressiva quando está com raiva. Ela bate na irmã, discute comigo, chuta e joga seus brinquedos e com frequência fica de mau humor. Até a professora reclama da rapidez com que ela perde a paciência. O que podemos fazer com uma criança zangada?"

Compreender seu filho, a si mesmo e a situação

Há uma diferença entre experimentar um sentimento e exibir emoções, como uma birra. A raiva é um sentimento que segue a crença de que você não pode conseguir o que quer, ou que você é impotente em uma situação. Também pode encobrir sentimentos magoados. As crianças que parecem zangadas podem estar frustradas com seus pais, com outras crianças, consigo mesmas, com a vida ou com outras pessoas que estão zangadas com elas. As crianças podem pensar que ninguém está dando atenção a elas ou considerando suas necessidades. As crianças geralmente têm boas razões para sentir raiva, mesmo que não saibam quais são essas razões. Quando as crianças só recebem ordens, são controladas e não têm escolhas, elas provavelmente ficam com raiva. Crianças que são superprotegidas muitas vezes sentem raiva. Se os adultos abusarem das crianças física ou verbalmente, elas ficarão com raiva. E, se uma criança vê seu pai ou mãe reagindo à demonstração do sentimento de raiva com atitudes agressivas, ela terá o mesmo comportamento. Os pais frequentemente respondem à raiva e agressão com mais tentativas de controle e intimidação, piorando a situação. Se você ou seu filho ficarem com raiva, pode haver uma disputa por poder, e é importante não entrar nesse processo e trabalhar pela cooperação.

Sugestões

1. Valide os sentimentos do seu filho: "Você está realmente zangado. Não há problema em sentir raiva, mas você pode me dizer, com palavras em vez de ações, com quem ou por que você está com raiva?" Espere pela resposta da criança e ouça com interesse em vez de dizer: "Você não deveria estar com raiva."

2. Às vezes as crianças não conseguem identificar seus sentimentos quando estão chateadas. Deixe seu filho saber que não há problema em esperar um pouco e que ele pode conversar com você assim que estiver pronto.

3. Você pode ajudar seu filho a desarmar sua raiva descobrindo (talvez adivinhando) o que ele quer e ajudando-o a conseguir isso, por exemplo: "Você está com raiva porque sua irmã pode ficar acordada até mais tarde e você também gostaria de poder fazer isso. Quando tiver a idade dela, você também poderá ficar acordado até mais tarde."

4. Não escolha lados quando seus filhos brigarem, porque esse é um dos principais gatilhos para a raiva das crianças. Em vez disso, coloque-os no mesmo barco e diga: "Crianças, vejo que vocês estão tendo dificuldade para resolver isso. Vocês talvez estejam precisando de um tempo para se acalmar e depois tentar resolver isso novamente mais tarde, ou vocês podem terminar essa briga em algum outro lugar, ou vocês ainda podem resolver isso aqui, mas eu não vou tomar partido."

5. Se você tem filhos que discutem, tente deixá-los dar a última palavra ou abrace-os em vez de discutir. Peça a opinião dos seus filhos, em vez de lhes dizer o que fazer. Quando você reconhecer uma disputa por poder, pare e diga: "Não quero controlar você, mas eu agradeceria sua ajuda. Vamos ver o que podemos resolver depois de nos acalmarmos."

6. Se seu filho está magoando os outros com seu comportamento agressivo, deixe-o saber que você sabe que ele está se sentindo magoado e aborrecido com alguma coisa, mas que você não pode deixar que ele magoe os outros. Se o seu filho for pequeno o suficiente, retire-o da situação e sente-se com ele, ajudando-o a falar sobre o que o está incomodando. Se ele for mais velho, diga: "Eu te amo. Venha me chamar quando estiver pronto para conversar", e depois saia. Se as crianças precisarem se sentar juntas para resolver um problema, sente-se com elas enquanto elas conversam.

7. Evite reagir à agressão com agressão, o que cria uma disputa por poder e

modela o oposto do que você espera conseguir. Evite também reforçar a agressão ao ceder a ela.

Planejar para evitar problemas futuros

1. Procure por situações em que você pode estar provocando raiva. Você está metendo o nariz nos assuntos de seus filhos, como sermões sobre trabalhos escolares, amigos, roupas etc.? Você reclama com seus filhos em vez de organizar uma rotina e fazer o acompanhamento eficaz? Você usa a punição em vez de se concentrar em soluções? Você faz exigências em vez de pedidos? As crianças respondem melhor a "É hora de jantar" do que "Venha para a mesa agora".

2. Organize reuniões de família para que seus filhos saibam que há um lugar e horário a cada semana em que eles podem falar sobre as coisas que os incomodam, que são ouvidos e encontram soluções para problemas que sejam respeitosas para todos.

3. Use escolhas limitadas com crianças mais novas em vez de dizer a elas o que fazer.

4. Envolva as crianças na criação de quadros de rotina, para que o quadro seja o chefe e não você. (Ver a Parte I sobre como envolver as crianças na criação de rotinas.) As crianças sentem-se ainda mais empoderadas quando você lhes pergunta: "O que vem a seguir no quadro na rotina da hora do jantar/de dormir/de acordar?"

5. Quando o seu filho estiver de bom humor, mencione que você percebeu que ele está frequentemente com raiva e peça sua ajuda para pensar em uma maneira de demonstrar raiva sem magoar ninguém. Sugira um travesseiro para ele socar ou ouvir sua música favorita ou um lugar especial para esfriar a cabeça. Com filhos mais velhos, sugira que escrevam o motivo da raiva ou desenhem sua raiva.

6. Se você for mãe ou pai solteiro/divorciado, evite qualquer comentário depreciativo sobre o outro pai/mãe de seus filhos. Isso muitas vezes resulta em muita raiva dentro da criança contra um dos pais. Também pode resultar em comportamento agressivo como forma de revidar ao pai/mãe que ofendeu. Não fale com seus filhos como se fossem outros adultos.

7. Não tenha medo da sua própria raiva. Aprenda a dizer "estou zangado". Você fornece um bom modelo para seus filhos quando expressa esses sentimentos em palavras, em vez de exibir comportamentos agressivos.

8. Modele maneiras respeitosas de lidar com sua própria raiva. Use honestidade emocional: "Eu me sinto _____ sobre/quando _____ e eu gostaria _____." Modele o uso da pausa positiva até que você possa se acalmar e lidar com sua raiva de maneira respeitosa.

9. Limite a quantidade de tempo gasto assistindo à televisão, porque ela está cheia de cenas de violência. Monitore os filmes que seus filhos veem. Tenha

discussões com eles sobre violência em *videogames* e músicas. Esclareça seu ponto de vista, mas ouça o deles também.

Habilidades de vida que as crianças podem aprender

As crianças podem aprender que o que elas sentem é diferente do que elas fazem – que não há problema em se sentir zangado, mas não está certo magoar os outros ou agir desrespeitosamente. As crianças podem aprender que é possível ter poder e controle sobre si mesmas e sobre suas vidas. Ninguém gosta de se sentir impotente, e as crianças preferem saber como podem contribuir e ter sucesso sem ter que lutar por suas necessidades.

Dicas para os pais

1. Existe uma diferença entre agressividade e assertividade, e é importante ajudar as crianças a aprender essa diferença. Ensine as crianças a pedir o que elas querem; escute suas opiniões. Mostre às crianças como satisfazer suas necessidades sem colocar outra pessoa para baixo.

2. Cuidado para não estabelecer padrões diferentes para meninas e meninos. Às vezes os meninos são desculpados por comportamentos rudes e prejudiciais, ou as meninas são desencorajadas de falar e expressar suas necessidades. É igualmente importante que meninos e meninas saibam que seus sentimentos são saudáveis e que comportamento é diferente de sentimentos.

3. Nem toda a raiva é exibida. Você pode ter uma criança muito zangada que mantém toda a raiva dela por dentro. Procure por sinais, que podem incluir afastamento da família, comportamentos passivo-agressivos e abuso de drogas.

REFLEXÕES

Eu estava fazendo uma pesquisa no Kmart um dia quando cheguei ao caixa e havia uma palestra sobre "Como NÃO lidar com crianças e sentimentos" começando. Um garoto de 13 anos que obviamente começara a puberdade (porque seus pés eram como os do Michael Jordan, mas o resto dele todo estava em vários estágios de luta para recuperar o atraso) estava tendo algum tipo de experiência emocional negativa. Quando cheguei, seu pai interveio para ajudá-lo com "Por que você está com raiva? Não há motivos para você ficar chateado! Por que você quer continuar assim?"

Naquele momento, eu queria poder falar pelo garoto e dar ao pai uma resposta honesta às suas perguntas.

"Estou zangado PORQUE um sistema frontal que passa por mim perturbou o gradiente de pressão de tal maneira que produziu mudanças sutis aqui no meu sistema límbico, e eu comi uma superabundância de amidos, açúcares, gorduras e carboidratos altamente processados, que me deram na hora do almoço, porque eram baratos, e estou lidando com a esmagadora frustração de tentar conter essas calorias sem me mexer enquanto fico acordado durante todas as aulas com apenas quatro minutos para ir ao banheiro, meu armário e para a próxima aula, e, finalmente, saí da escola com toda aquela energia que rugia através de mim e imediatamente me colocaram em um ônibus e me disseram: 'Sente-se, cale a boca, abra as janelas ou eu vou contar aos seus pais'. Depois que eu saí do ônibus com tudo isso ainda rugindo através de mim, eu consumi cafeína e açúcar em uma Pepsi® e teobromina em um brownie que subiu rapidamente por causa da instabilidade do meu hipotálamo herdada por três gerações de alcoólatras – assunto que nós nem discutimos ainda. Isso desceu e atingiu uma enorme dose de testosterona que está rugindo através de mim e me preparando para a puberdade e foi interrompida por um lamento constante de frustração e hostilidade por tentar antecipar as expectativas dos adultos durante todo o dia. Foi mais do que eu pude lidar, então estou com raiva!"

Como isso era demais para um rapaz de 13 anos de idade articular (ou mesmo estar ciente), o que esse alguém disse foi: "Porque sim!"

O pai gritou: "O que você quer dizer com 'Porque sim!'?"

O menino finalmente disse: "Eu não sei", e ficou quieto.

O que isso ensinou ao garoto foi que seu pai não queria explorar cuidadosamente o assunto e os modos de lidar com isso de maneira eficaz. O que ele realmente queria era fazer o garoto se sentir estúpido, burro e inadequado por ter o problema.

Apenas se lembre de que os sentimentos geralmente são muito complexos e não são claramente compreendidos. Todos os itens citados podem afetar nossos sentimentos, mesmo quando não estamos cientes disso.

Um jovem de 15 anos chegou a um encontro de aconselhamento com a mãe. Ela estava preocupada com seu problema de raiva. Ele logo estaria dirigindo, e sua mãe estava com medo de que, se ele não conseguisse ajuda, pudesse descontar nos outros motoristas assim que estivesse atrás do volante.

O conselheiro perguntou-lhe com o que ele estava zangado. Ele disse que, quando ele concorda em fazer um trabalho para sua mãe, ela retira o pedido e faz o trabalho ela mesma sozinha. Sua mãe explicou que ela faz isso porque não parece que ele vai fazer o trabalho.

Seu filho explodiu, batendo os punhos na mesa e gritando: "Você nunca confia em mim. Eu lhe disse que faria o trabalho. Por que você não pode acreditar em mim?"

A mãe ficou impressionada com a intensidade da raiva de seu filho sobre o que para ela era um problema insignificante. Quando ela percebeu o quanto ele estava chateado, perguntou: "Como podemos resolver isso para que possamos nos sentir bem? Eu não estou disposta a deixar o trabalho não ser feito, e você não quer que eu reclame."

A·B·C

O conselheiro sugeriu que eles combinassem um sinal não verbal entre eles se a mãe estivesse imaginando que o filho não iria se lembrar de sua tarefa. O filho disse que concordava que a mãe lhe perguntasse se ele ainda estava planejando fazer o que ele combinou - e não fizesse a tarefa por ele.

Muitas vezes não sabemos como estamos perturbando nossos filhos e tratando-os com desrespeito. Eles ficam com raiva quando isso acontece. Normalmente, se perguntamos aos nossos filhos por que eles estão com raiva e estamos dispostos a ouvi-los, eles nos dizem.

Alimentação e conflitos na hora das refeições

"As maneiras à mesa dos meus filhos são terríveis. Eles se sentam e se levantam durante a refeição, pegam comida do outro lado da mesa e reclamam da minha comida. Um dos meus filhos está sempre de dieta e o outro só come cachorro-quente. Acho que as refeições deveriam ser um evento familiar agradável."

Compreender seu filho, a si mesmo e a situação

Você está certo. A hora das refeições deveria nutrir o corpo e a alma. Muitas famílias esquecem disso e transformam o horário das refeições em um pesadelo de correções, incômodos, ameaças, brigas e gritos individuais – se têm uma refeição. Muitas famílias levam as crianças para comer *fast-food*, ou todo mundo come em uma hora diferente do dia. Em algumas famílias, a cozinha fica aberta o dia todo, com os membros da família pegando lanches sempre que sentem fome. Enquanto algumas crianças parecem sobreviver com uma dieta pouco saudável, há uma epidemia de crianças e adultos com excesso de peso. Muitas vezes, em vez de oferecer escolhas saudáveis e confiar em seus filhos para comer quando estão com fome e parar quando não estão, você inadvertidamente interfere nesse processo natural. Sem saber, você pode estar plantando as sementes para transtornos alimentares. Temos várias sugestões para fazer das refeições uma ocasião em que sua família pode ter uma experiência positiva juntos, comer alimentos saudáveis e desfrutar da companhia um do outro. Tudo começa com você.

Sugestões

1. Pelo menos uma vez por dia, sentem-se como uma família e façam uma refeição juntos. Não comam na frente da televisão. Os adultos devem sentar-se e comer com as crianças – em uma mesa. Ocasionalmente, arrume a mesa com flores, velas ou jogos americanos, ou coma na sala de jantar para criar uma experiência especial para a família.

2. Se as crianças souberem que não há problema em escolher o que comerão

ou não, elas estarão menos aptas a reclamar. Não tente forçar seu filho a comer nada. Não insista para que as crianças comam tudo em seus pratos ou provem todos os alimentos. Não dê muita atenção indevida ao seu filho se ele se recusar a comer alguma coisa.

3. É normal que crianças pequenas brinquem com a comida, derramem o leite e deixem cair comida no chão. O comportamento apropriado para suas idades não é mau comportamento. Limpe o que derrubaram, deixe as crianças pintarem com os dedos na comida e deixe o cachorro comer as sobras que caem ou coloque uma toalha de plástico embaixo do seu filho. Ensine seus filhos a ajudá-lo a limpar a bagunça.

4. Deixe seus filhos se servirem e não discuta o que comem ou não comem. Basta limpar seus pratos no final da refeição (quinze a vinte minutos é tempo de sobra).

5. Se as crianças se queixarem da sua comida, diga-lhes que não há problema em não comer o que não gostam, mas magoa o *chef* quando as pessoas se queixam. Com uma criança pequena, quando ela diz: "Eu não gosto disso", retire o prato e diga: "Tudo bem, você não precisa comer." Isso geralmente acaba com as reclamações de forma muito rápida.

6. Algumas famílias permitem que as crianças façam um sanduíche ou uma tortilha com queijo se não gostarem da refeição. Isso é melhor do que cozinhar pratos especiais para cada criança.

7. Se você acha que o comportamento de seus filhos se tornou muito desagradável, tente decidir o que vai fazer em vez de tentar controlar seus filhos. Pegue seu prato e vá para outro cômodo para comer.

8. Não entre em pânico quando sua filha disser que está fazendo dieta. Espere e observe para ver o que realmente acontece. Ela pode dizer uma coisa e fazer outra.

9. Não perpetue segredos. Deixe sua filha saber que você a viu provocar o vômito (ou qualquer outro comportamento doentio que você tenha visto). Pergunte quais são os passos que ela dará sobre seu problema alimentar e que tipo de ajuda ela precisa de você.

10. Se padrões alimentares disfuncionais, como anorexia nervosa (autoinanição) ou bulimia (ingestão descontrolada e vômitos), persistirem, obtenha informações de uma clínica de transtorno alimentar, um nutricionista ou terapeuta sobre as possibilidades de ajuda. Isso é particularmente importante se houver qualquer histórico de dependência dentro da família, pois pode haver uma correlação entre histórico familiar e transtornos alimentares.

11. Se o seu filho decidir se tornar vegetariano ou experimentar qualquer outra nova maneira de comer saudável, pergunte a ele como você pode ser solidário. Não zombe do seu filho ou insista que ele coma como você, nem trate o novo hábito como um distúrbio alimentar. Muitos vegetarianos tomaram a decisão de mudar sua alimen-

tação quando eram crianças bem jovens. Se você é vegetariano e seu filho insiste em comer carne, o mesmo conselho se aplica. Não imponha sua maneira de comer a seus filhos.

Planejar para evitar problemas futuros

1. Estabeleça horários para suas refeições. (Mas permita lancharem coisas saudáveis – não faça as crianças esperarem até que estejam com muita fome para comer.) Saliente que a hora da refeição é um momento para compartilhar histórias sobre o dia, visitar um ao outro e compartilhar os bons sentimentos de estarem juntos como uma família.
2. Quando as crianças reclamam da comida, pode ser hora de envolvê-las na escolha do que comem, pelo menos uma noite na semana. Permita que cada filho cozinhe uma noite na semana. Até as crianças pequenas podem rasgar folhas de alface, abrir uma lata de milho e fazer uma salada simples.
3. Planeje com seus filhos o que eles podem fazer para contribuir. Fale sobre as diferentes tarefas que precisam ser feitas, como arrumar a mesa, cozinhar o jantar, lavar a louça e alimentar os animais de estimação.
4. Não traga *junk food* para dentro de casa. É claro que as crianças não comerão refeições regulares quando estão cheias de lanches ou *junk food*. Evite especialmente produtos que contenham açúcar. O açúcar pode

realmente atrapalhar o desejo natural do corpo por bons alimentos.

5. Providencie lanches saudáveis. Não há problema se seus filhos não comem porque já se encheram de queijo, cenoura ou outros lanches saudáveis. Quem disse que boa comida deveria ser comida apenas na hora das refeições?
6. Pratique boas maneiras à mesa em outro horário que não o horário das refeições, ou escolha uma noite por semana para praticar. Torne isso divertido. Exagere.
7. Durante uma reunião de família, envolva toda a família no planejamento de maneiras de tornar as refeições agradáveis para todos.
8. Observe suas próprias atitudes em relação a peso, comida e padrões alimentares e o que elas podem sugerir aos seus filhos. Você está dizendo coisas como "Termine tudo no seu prato" e depois fica chateado porque seu filho está acima do peso? Você diz a seus filhos que eles não podem comer entre as refeições, o que pode incentivá-los a comer demais nas refeições? Existem outras maneiras de você inconscientemente tentar controlar a ingestão de alimentos do seu filho?

Habilidades de vida que as crianças podem aprender

As crianças podem aprender que não terão problemas à mesa, por isso não precisam distrair os pais com maus modos. A mesa é um lugar divertido para estar, e há muitas maneiras positivas de obter atenção, unindo-se e fazendo parte da família. As crianças podem aprender que é possível desenvolver o gosto por alimentos no seu próprio ritmo. Elas podem aprender que não serão pressionadas a comer o que não querem, nem receberão um serviço especial. As crianças podem aprender que o respeito é uma via de mão dupla.

Dicas para os pais

1. Você pode ajudar o seu filho a aprender a ouvir seus sentimentos e sua sabedoria corporal em vez de treinar o filho para ser um comedor a fim de agradar você, ou um comedor exigente para desafiá-lo. Pense em quantos adultos com excesso de peso eram membros do Clube do Prato Limpo quando crianças e perderam completamente o contato com o significado da palavra *fome*.

2. Se você vê a hora das refeições como um momento para fazer as crianças comerem e dar sermões sobre boas maneiras, as crianças provavelmente pagarão de volta com maus modos. Se a sua atitude é a de que as refeições são um dos momentos especiais que as famílias podem compartilhar juntas, as crianças provavelmente refletem esse pensamento.

3. Em diferentes estágios de desenvolvimento, o corpo de seus filhos pode não se encaixar no ideal nacional; portanto, seja paciente com eles e com você mesmo. Quando tudo falha, confie em seu senso do que é normal para seus filhos.

4. Encoraje a atividade física regular. Desligue a televisão e expulse as crianças para fora do sofá, se necessário.

5. Conversamos com pessoas que foram criadas durante a Depressão*. Elas dizem que "chatos para comer" nunca foram um problema. Os pais não faziam escândalo quando uma criança não queria comer porque muitas vezes não havia o suficiente para todos. Quando as crianças não obtinham nenhuma vantagem por serem "chatas para comer", elas comiam o que estava disponível ou passavam fome.

REFLEXÕES

Um de nossos filhos pequenos participou de um programa de pré-escola em uma universidade, em que colocavam todos os tipos de comida na mesa do almoço e permitiam que as crianças comessem o que quisessem. Às vezes ele comia bolo

---

* N.T.: A Grande Depressão, conhecida como Crise de 1929, foi uma grande depressão econômica que teve início em 1929 e persistiu na década de 1930, terminando com a Segunda Guerra Mundial.

Amigos (escolha)

A · B · C

> primeiro e às vezes comia brócolis primeiro. A principal tese desse programa era que as crianças escolheriam naturalmente alimentos que se equilibrariam com uma boa nutrição (ao longo do tempo) quando lhes fosse permitido escolher entre uma variedade de alimentos nutritivos – sem que ninguém fizesse barulho.
>
> •
>
> Uma mãe achou que era seu trabalho controlar o que sua filha comia. Se a menina não comesse a aveia no café da manhã, a mãe daria a ela no almoço. Se ela não comesse a aveia no almoço, a mãe daria isso a ela no jantar. Claro que a filha dela se recusava a comer. A filha adoeceu. Um pediatra descobriu que ela estava desenvolvendo raquitismo. Era mais importante para a filha vencer a disputa por poder do que comer.
> Quando o médico descobriu o que estava acontecendo, ele disse: "Por favor, coloque boa comida na mesa e deixe sua filha em paz." Quando a mãe fez isso, sua filha começou a comer melhor. Não perfeitamente, mas melhor.
>
> •
>
> A primeira vez que me sentei para fazer uma refeição com meus novos enteados e seus avós, fiquei consternado com o número de comentários que foram feitos sobre os hábitos alimentares do mais novo. Ele foi persuadido a experimentar isso, aquilo e outra coisa, foi rotulado como o "chato para comer" da família, me disseram que ele não come legumes ou frutas etc. É claro que ele era um "chato para comer", recebendo toneladas de atenção negativa e também participando de uma disputa por poder em cada refeição.

Amigos (escolha)

"Eu tenho uma filha que reclama que não tem amigos. Outro filho vive escolhendo amigos de quem eu não gosto. Como posso ajudar meus filhos a fazerem amizade com pessoas que eu aprovo?"

Compreender seu filho, a si mesmo e a situação

Muitas vezes esquecemos de honrar os diferentes estilos e personalidades de nossos filhos e tentamos fazê-los todos se encaixarem em um molde. Essa tendência pode ser mais gritante quando se trata do sonho secreto da maioria dos pais – ter filhos populares. Algumas crianças são quietas e passivas, algumas são ativas e assertivas, outras escolhem estilos de vida convencionais e algumas optam por estilos de vida únicos. As sugestões seguintes concentram-se em atender às verdadeiras necessidades da situação – ajudar seus filhos a honrarem a singularidade de cada indivíduo e sentirem-se confortáveis com quem eles são.

Sugestões

1. Permita que os seus filhos escolham os seus próprios amigos, mas ajude-os

a entrar em contato com outras pessoas da sua idade, inscrevendo-os em atividades extraescolares e levando-os para dormir e brincar na casa de amigos. Enquanto seus filhos são pequenos, organize encontros para eles na sua casa também.

2. Se seu filho escolher um amigo de quem você não gosta, convide essa pessoa para sua casa com frequência e espere que o amor e os valores que você pratica sejam benéficos para ele ou ela.

3. Se você tem medo de que um amigo que você não aprova tenha uma influência negativa sobre seu filho, concentre-se em ser uma influência positiva por meio de um bom relacionamento com seu filho. Não há problema em expressar suas preocupações, desde que você compartilhe ideias e não dê ordens.

4. Quando seu filho brigar com um amigo, escute com empatia, mas não interfira. Confie na habilidade do seu filho para lidar com a briga (ver *Brigas [amigos]*).

5. Não se preocupe se seu filho tem o número certo de amigos. Alguns preferem apenas um melhor amigo; alguns gostam de fazer parte de um grande grupo de amigos.

6. Se o seu filho reclamar que não tem amigos, pratique suas habilidades de escuta. Tente reformular a reclamação do seu filho usando palavras de sentimento, como: "Você está muito chateado agora porque acredita que não tem amigos. Aconteceu alguma coisa hoje entre você e seus amigos na es-

cola?" Muitas vezes as crianças exageram e falam como se fosse o fim do mundo, quando o que estão realmente tentando dizer é que estão tendo um problema com um de seus amigos. Seja um bom ouvinte para ajudar seu filho a pensar na situação em voz alta.

Planejar para evitar problemas futuros

1. Ajude as crianças que têm dificuldade em fazer amigos expondo-as a muitas oportunidades, como viagens ao parque, escoteiros ou outros grupos de jovens e grupos religiosos.

2. Não espere que seus filhos sejam amigos dos filhos de seus amigos ou insista que eles brinquem juntos se seus filhos não curtirem a companhia deles. Encontre tempo para passar com seus amigos sem sujeitar seus filhos a se sentirem obrigados a brincar com crianças de quem não gostam ou com quem eles não têm nada em comum.

3. Acompanhe os desejos do seu filho sobre estilos de roupa, para que ele/a não fique envergonhado/a por não se encaixar.

4. Faça da sua casa um lugar onde as crianças adoram vir porque elas experimentam amor incondicional, regras seguras e respeitosas e muita diversão, com atividades voltadas para crianças.

5. Se você tiver problemas em ter amigos suficientes, não se preocupe se seu filho tiver o mesmo problema nem projete sua experiência para o seu filho. Tenha cuidado para não transferir seus

Amigos (escolha)

julgamentos sobre amizades para seus filhos. Você pode pensar que os amigos são para sempre, enquanto seu filho pode gostar de entrar e sair de diferentes grupos de amigos. Seja um bom observador e veja como seu filho lida com as amizades.

6. As crianças não gostam de levar amigos para casa quando um ou mais pais são viciados, porque ficam envergonhadas e temem o que podem fazer com o amigo. Se alguém da sua família sofre de dependência química, peça ajuda, pois seus filhos perderão muito se tiverem medo de levar amigos para casa.

Habilidades de vida que as crianças podem aprender

As crianças podem aprender que seus pais são seus melhores amigos porque os amam incondicionalmente, valorizam sua singularidade e confiam neles para escolher amigos que sejam adequados para eles. Seus amigos podem se sentir seguros perto de seus pais porque eles oferecem orientação sem sermões e julgamentos.

Dicas para os pais

1. Se o seu filho está constantemente escolhendo amigos que você não aprova, olhe para o seu relacionamento com o seu filho. Você está controlando-o demais e estimulando-o a provar que você não consegue controlar tudo? Seu filho está se sentindo magoado com suas críticas e falta de confiança nele e tentando se vingar ao escolher amigos de quem você não gosta?

2. Confie em seus filhos e honre quem eles são. Tente fazer com que as pessoas que seus filhos escolhem como amigos sejam bem-vindas em sua casa, mesmo que não sejam os amigos que você escolheria.

3. Seus filhos podem estar tomando decisões sobre amigos com base em como você trata seus amigos. Você está agindo como gostaria que seus filhos agissem?

REFLEXÕES

Os colegas não tornam seus filhos o que são. As crianças escolhem o grupo de colegas como um reflexo de onde estão no momento. Coloque um skatista em uma escola de ensino médio e ele encontrará os outros skatistas até o meio-dia. O mesmo é verdade para líderes de torcida, atletas e líderes intelectuais. (E mesmo como adultos, quando vamos a uma festa, tendemos a procurar pessoas que têm interesses semelhantes e evitar aquelas que não têm.)

Às vezes os adolescentes pensam que suas vidas acabaram se eles não têm um amigo. Frequentemente, superestimamos a importância de ter amigos, de modo que as crianças que escolhem ficar sozinhas se sintam desconfortáveis com essa escolha porque elas "devem ter amigos", em vez de aprenderem a ser amigas para si mesmas.

Animais de estimação

"Como eu faço minha filha cumprir a promessa de que vai cuidar de seus animais de estimação?"

Compreender seu filho, a si mesmo e a situação

Todas as crianças querem animais de estimação, e todas as crianças logo esquecem as promessas que fizeram de cuidar deles. Seria difícil encontrar uma criança que se lembra de cuidar de seus animais de estimação o tempo todo, e seria difícil encontrar um pai que não esteja chateado com isso. Isso ajuda a enxergar o problema como normal e usá-lo como oportunidade para o processo contínuo de ensino de responsabilidade. (As palavras-chave são *processo contínuo*.)

Sugestões

1. Aceite o fato de que seus filhos nem sempre se lembrarão de cuidar de seus animais de estimação. Aceite a possibilidade de que você precisará lembrar o seu filho (esse não é o momento para permitir que as crianças aprendam com as consequências naturais, permitindo que os animais de estimação passem fome), e faça isso com gentileza e firmeza. Você pode até perguntar a seus filhos que tipo de lembrete funcionará melhor para eles. Eles podem escolher um lembrete por meio de charadas, um dedo apontando para o que precisa ser feito ou perguntar o que precisa ser feito. Aceitação é a chave para evitar aborrecimento e raiva.

2. Você também pode tornar-se responsável pelo animal de estimação e permitir que seus filhos compartilhem dessa responsabilidade.

3. Mantenha suas expectativas realistas. Crie uma agenda fácil de verificar, como: "Alimente o cão antes de nos sentarmos para comer." Se o prato do cão estiver vazio e o cão parecer com fome, use o acompanhamento e pergunte à pessoa cuja tarefa é alimentar o cão antes do jantar.

4. Aprecie as maneiras pelas quais as crianças contribuem para ter um animal de estimação. Não desconsidere fazer carinho, brincar, conversar e passear com o animal de estimação.

5. Se seu filho simplesmente não conseguir cuidar de seu animal de estimação, você pode querer dar uma escolha: "Podemos cuidar do animal de estimação ou encontrar uma nova casa onde as pessoas vão cuidar dele." Prossiga, mesmo que seja difícil com todas as lágrimas. Não seja vingativo. Simplesmente diga: "Eu sei que isso é difícil. Vou sentir falta do nosso animal de estimação também. Talvez estejamos prontos para tentar novamente daqui a alguns anos."

Planejar para evitar problemas futuros

1. Envolva as crianças na discussão sobre as alegrias e responsabilidades decorrentes de ter um animal de estimação

Animais de estimação

A · B · C

antes de obtê-lo. Faça listas de responsabilidades.

2. Se o animal custar dinheiro, deixe as crianças ganharem dinheiro e contribuírem para a compra do animal de estimação antes de ele ser comprado. Deixe as crianças contribuírem (mesmo que sejam apenas com centavos) para um fundo destinado a alimentos, suprimentos e contas do veterinário. Isso aumentará sua apreciação pelo animal de estimação.

3. Discuta problemas nas reuniões de família semanais. Envolva seus filhos em soluções e acordos. Na reunião seguinte, discuta soluções que não funcionaram e crie novas.

4. Evite a culpa e a vergonha e trabalhe em soluções de forma contínua. Aceitar que as crianças sempre precisam ser lembradas não significa deixar de usar esse problema como uma oportunidade para continuar trabalhando nas soluções.

Habilidades de vida que as crianças podem aprender

As crianças podem aprender que, mesmo que não sejam consistentemente responsáveis, elas serão responsáveis de forma consistente, digna e respeitosa. Oportunidade e responsabilidade andam de mãos dadas.

Dicas para os pais

1. Você pode poupar-se de muita tristeza ao aceitar o fato de que as crianças são normais – não incompetentes ou ruins – quando se esquivam da responsabilidade. Elas têm outras prioridades na vida, mas também precisam aprender a ter responsabilidade.

2. Se você quer um animal de estimação, não use seus filhos como desculpa. Obtenha um e cuide dele.

REFLEXÕES[13]

Muitas vezes, o que parece ter sido um terrível fracasso é realmente uma grande experiência de aprendizado para compartilhar e guardar. O primeiro animal de estimação do meu filho Noah, Rose, ajudou a ensinar-lhe que erros são ótimas maneiras de aprender. Ele também aprendeu que nós, seus pais, somos claros em nosso discurso - as consequências serão levadas em conta.

Noah tinha apenas 5 anos quando pediu um animal de estimação. Nós estávamos bem cientes da necessidade de ter tempo para treinamento, então pesquisamos, conferimos e concordamos em ter uma tartaruga. Na loja de animais nos informaram que as tartarugas transmitiam doenças e eram uma má escolha - não seria melhor um rato? Eles adoram ser segurados e nunca mordem. Tudo o que eles precisam é de comida, água, uma gaiola limpa e muito amor. Seria perfeito. Noah concordou em alimentá-la diariamente, limpar sua gaiola e brincar com ela todos os dias. Ele pagou dois dólares por Rose. Pagamos trinta dólares pelas necessidades de Rose e o treinamento começou. Nós trabalhamos diligentemente para ensinar Noah a alimentar Rose e amá-la. No princípio nós fizemos isso juntos, então Noah trabalhava sob nossa supervisão. Logo ele sabia todos os passos e estava confiante cuidando de seu animal de estimação.

Até que a novidade passou. O único assunto na pauta da nossa reunião de família parecia ser Rose. Criamos sinais e penduramos fotos para lembrar Noah de alimentá-la. Nós dividimos tudo em pequenos passos novamente. Nós lembramos, persuadimos e discutimos. Como essa foi a nossa primeira tentativa, deixamos passar muito tempo antes de afirmarmos que as consequências viriam. Se Rose fosse ficar, Noah teria que assumir a responsabilidade por ela no final de um mês. Se ele não o fizesse, significava que Rose iria para uma nova casa.

Lágrimas rolaram. Eu senti a dor por aplicar a consequência que parecia estar partindo o coração do meu filho. Finalmente, um amigo de 12 anos concordou em adotar Rose, e Noah concordou com a adoção.

No dia da partida de Rose, Noah gritou: "Eu sou apenas um garotinho e minha vida é muito ocupada. Eu não tenho tempo para cuidar dela!" Nós concordamos e dissemos que estava tudo bem, que ele estava muito ocupado e que Rose precisava estar em algum lugar onde pudessem cuidar bem dela. Então ele soube que não era o momento certo para ele ter um animal de estimação.

Noah se recuperou rapidamente. Ele gosta de visitar Rose - a cada seis meses mais ou menos. Ele não disse que sente falta dela em nenhum momento. Nós todos concordamos que não estamos prontos para um cachorro ou um pássaro, ou mesmo um peixe agora, mas em algum outro momento poderíamos tentar novamente.

Ansiedade de separação

"Meu filho se agarra a mim sempre que há um estranho por perto. Ele não sai de perto quando eu deixá-lo na creche. Ele até chora quando meu marido tenta consolá-lo. Ele quer que eu o segure o tempo todo. Isso é um comportamento normal? Estou planejando voltar a trabalhar em tempo integral e não tenho ideia de como posso fazer isso se for muito difícil para meu filho."

Compreender seu filho, a si mesmo e a situação

Se você criou um mundo no qual seu filho está acostumado com outras pessoas desde o começo (como os parentes), pode ser que seu filho nunca tenha esse problema, ou você pode experimentar isso em doses extremamente pequenas. No entanto, se você tem sido o centro do mundo do seu filho e ele teve contato mínimo com os outros, ele

Ansiedade de separação

ficará relutante em sair do seu lado. Quando seu filho se apega a você, você pode sentir culpa, pensando que deveria estar com ele o tempo todo. Ele sentirá sua falta de confiança, absorverá essa energia e agirá de acordo. Por outro lado, se você se sentir confiante em relação à capacidade do seu filho de se adaptar aos outros, ele perceberá isso e se ajustará mais rapidamente. Se você ou o seu filho estiverem doentes ou se houver ocorrido uma transição na família, o apego pode ser a maneira do seu filho de se sentir seguro. Se você não está acostumado a apresentar seu filho a novas atividades e pessoas, você precisará de tempo, paciência e pequenos passos para fazer a transição. Siga as sugestões a seguir tanto para o seu bem como para o do seu filho.

Sugestões

1. Se seu filho se agarra a você, estabeleça ocasiões em que ele possa se acostumar com novas pessoas e situações enquanto você estiver presente, mas em segundo plano. (Por exemplo, visitar um amigo enquanto seu filho brinca com ou perto de outros.) Depois, deixe seu filho com outras pessoas por curtos períodos até que ele se acostume com a sua ausência.

2. Explique ao seu filho o que vai fazer ou para onde você vai, quem estará lá, quanto tempo ficará e qualquer outro detalhe que possa ajudá-lo a saber o que esperar. (Se seu filho é pré-verbal, ele vai "sentir" que você o está preparando.)

3. Diga ao seu filho que você entende que ele tem medo e que está tudo bem, mas não é bom perder a oportunidade de conhecer novas pessoas e lugares. Essa não é uma escolha.

4. Afaste-se rapidamente e confie que seu filho vai parar de chorar assim que você sair de cena e o cuidador responsável o redirecionar para outras atividades.

5. Não envergonhe ou humilhe seu filho. Não deixe seu filho evitar novas pessoas ou situações.

Planejar para evitar problemas futuros

1. Quando você tem bastante tempo de qualidade com seu filho, ele não sofrerá efeitos traumáticos ao passar tempo com outras pessoas (mesmo que ele precise chorar antes de aprender que pode lidar com isso). Por outro lado, se você está tão ocupado com sua vida e seu trabalho que não tem tempo para gastar com seu filho, ele pode ter um bom motivo para experimentar a ansiedade de separação.

2. Crie situações desde o nascimento em que outras pessoas cuidam do seu filho e passam tempo com ele quando você não está por perto, ou quando você está lá, mas envolvido em alguma outra atividade. Certifique-se de compartilhar a parentalidade com seu parceiro/a.

3. Deixe seu filho saber que você vai a algum lugar e que, se ele estiver desconfortável, tudo bem, mas você ain-

da fará a atividade. Repita isso com frequência até se tornar mais confortável.

4. Deixe seu filho observar de longe até que ele tenha uma ideia da nova situação.

5. Permita diferenças entre seus filhos e não espere que todos se ajustem às novas pessoas e situações no mesmo ritmo.

6. Quando você sair, por exemplo, para ir às compras, traga um amigo para interagir com seu filho para que ele se acostume com outras pessoas.

7. Se seu filho tiver tentado lidar com uma situação ou pessoa e ainda assim detestá-la, talvez você precise procurar uma atividade ou cuidador diferentes.

Habilidades de vida que as crianças podem aprender

As crianças podem aprender que o mundo é grande, cheio de pessoas, lugares e atividades interessantes que enriquecerão sua vida. Ela pode aprender que é natural sentir-se nervosa a princípio e ser reservada, mas com a prática e o tempo ela pode ficar mais confortável e à vontade. Ela aprende a não desistir de si mesma.

Dicas para os pais

1. Se você quer que seu filho se sinta confortável no mundo, precisa ajudá-lo apresentando-o a novas pessoas, lugares e atividades. Se você se sentir nervoso por estar fora de casa, talvez você e seu filho possam aprender juntos.

REFLEXÕES

Maria é uma mãe solteira que se sente mal por ter que trabalhar, ter que deixar a filha de 3 anos na escola e não acompanhar o crescimento dela. Quando Audrey começou a pré-escola e chorou quando Maria foi embora, esta decidiu que sua filha estava sofrendo de ansiedade de separação e que era sua culpa por estar tão longe.

Felizmente para Maria, seu namorado, Tom, a convenceu a não fazer nada extremo e se ofereceu para levar Audrey à escola todas as manhãs. Quando ele deixou Audrey, ela não derramou sequer uma lágrima. Ele também incentivou Maria a tirar duas noites por semana para se exercitar na academia e prometeu tornar as noites muito divertidas para Audrey. Ele e Audrey prepararam macarrão com molho de queijo juntos, deram banho no cachorro e leram seus livros favoritos. Quando a mãe chegou em casa, Audrey mal levantou os olhos das histórias até que a mãe se aproximou e lhe deu um grande abraço.

2. Cuidado ao pensar que você é a única pessoa no mundo com a qual seu filho pode se relacionar. Você estaria privando seu filho de uma vida de experiências maravilhosas.

Assédio moral/*bullying*

"Meu filho vem correndo do ponto de ônibus para casa todos os dias porque um dos garotos mais velhos o empurra e ameaça espancá-lo. Eu não quero acabar como um pai superprotetor ou tornar as coisas mais difíceis para ele aparecendo no ponto de ônibus, mas não sei como ajudar, e tenho que fazer alguma coisa."

Compreender seu filho, a si mesmo e a situação

Quem não lidou com um agressor uma vez ou outra? Todas as escolas têm um. Todo bairro tem um. Eles vitimizam outros por meio de ameaças e ações, às vezes tornando a vida quase impossível para as crianças. Se você é um pacifista, pode não querer que seu filho revide, mas que outras ferramentas você está dando ao seu filho para ele lidar com o problema? O problema não desaparece ou se resolve sozinho se você ignorá-lo.

Sugestões

1. Encoraje os seus filhos a contarem a um adulto que estão com problemas, mesmo que o agressor esteja ameaçando vingança se eles contarem.
2. Sugira um sistema de amigos para que seu filho não precise ficar sozinho. As crianças podem cuidar umas das outras, e há segurança quando se está em um grupo.
3. Inscreva seu filho em um curso de autodefesa que enfatize a autodisciplina, o autocontrole e a autoestima. Quando ele se sentir mais forte e mais capaz, ele não precisará ser agressivo. Sua confiança virá de dentro.
4. Observe e converse com seu filho para certificar-se de que ele não está provocando ou atraindo alguém que, em seguida, responde com *bullying*.
5. Quando seus filhos se queixarem de ser vítimas de *bullying*, escute atentamente e certifique-se de que eles saibam que você sente muito que eles tenham sido maltratados, que não está tudo bem e que você está lá para ajudar.
6. Sugira que seu filho experimente qualquer uma destas sugestões em www.familyeducaction.com: use o senso de humor, vá embora, recuse-se a brigar, faça amizade com o agressor, deixe os insultos "rolarem", grite ou convença o agressor.

Planejar para evitar problemas futuros

1. Peça ajuda à escola para aumentar a supervisão e estabelecer uma política de tolerância zero para os infratores.
2. Sugira que a escola estabeleça um programa de treinamento em segurança e de mediação entre pares, no qual os agressores e suas vítimas possam conversar, e que mostre maneiras de se

envolver na resolução não violenta de conflitos.

3. Faça a sua presença física ser conhecida onde os agressores operam. Pegue seu café da manhã e caminhe até o ponto de ônibus, a uma certa distância, bebendo seu café.

4. Para evitar criar um agressor, certifique-se de que seu filho tenha um forte sentimento de aceitação e saiba que ele não é impotente. Tenha reuniões de família regulares para que seu filho aprenda a se concentrar nas soluções.

5. Desligue os programas de TV e pare de assistir a filmes e permitir que seus filhos joguem *videogames* que sejam simuladores de assassinato.

6. Tenha cuidado para que você não encoraje identidades de mocinho/vilão em sua própria família. Se você está constantemente escolhendo um filho e protegendo outro, você pode estar configurando uma possível situação de vítima/agressor sem perceber. Se você é fisicamente abusivo, está ensinando seu filho a fazer o mesmo.

7. Faça reuniões de família regulares para aumentar as chances de seus filhos não

se tornarem agressores porque eles aprenderam a respeitar as diferenças e a se concentrar em soluções para os problemas.

Habilidades de vida que as crianças podem aprender

As crianças podem aprender maneiras de lidar com situações sem serem violentas ou vítimas. Elas também podem entender que os agressores são criados, não nascem, e que muito do seu comportamento é aprendido ou uma liberação para sentimentos de isolamento.

Dicas para os pais

1. Não crie agressores ao reprovar, abusar emocional ou fisicamente ou ainda resolver problemas com ameaças e empurrões nos outros.

2. Ensine a seus filhos habilidades não violentas de resolução de conflitos. Encoraje-os a evitar fisicamente os agressores, mantendo-os fora de alcance, e nunca hesitar em pedir a ajuda de adultos se a situação for muito difícil.

REFLEXÕES

Grant mudou-se para um novo condomínio de apartamentos e era constantemente provocado pelos garotos maiores do condomínio. Um dia, sua irmãzinha colocou as mãos nos quadris e disse aos valentões: "Se vocês não deixarem meu irmão em paz, eu vou beijá-los." Os meninos grandes se espalharam em todas as direções gritando: "Ajudem, ajudem. Não deixem ela perto de mim."

Ataques de birra

> O irmão mais velho de Doug, Gus, era um agressor. Sempre que seus pais não estavam olhando, ele chutava seu irmão mais novo, pisava em seus brinquedos, quebrava seus pertences e cuspia em seu quarto. Nada que os pais fizessem provocava alguma diferença. Os pais fizeram um sermão para Gus, ameaçaram-no, bateram, gritaram com ele e fizeram-no passar algum tempo de castigo em seu quarto. Eles tentaram proteger Doug e consertar a situação, mas nada funcionou.
>
> Um dia o pai de Doug o enviou para uma escola de caratê. Depois de um ano de caratê, ele disse a seu irmão mais velho que agora ele sabia como ser uma arma letal e que não hesitaria em usar suas novas habilidades se fosse necessário. Ele fez uma pequena demonstração do que havia aprendido até então, mostrando à sua família uma série de chutes, movimentos de mão e saltos. Daquele momento em diante, Gus o deixou em paz.

Ataques de birra

"O que posso fazer quando meu filho se joga no chão, chutando e gritando – especialmente quando isso acontece em um lugar público?"

Compreender seu filho, a si mesmo e a situação

Os ataques de birra podem ser irritantes e embaraçosos. Às vezes as crianças fazem birra porque estão cansadas, os pais estão arrastando-as para lugares e elas não têm recursos e habilidades para lidar com a situação. Seu filho pode ter tentado falar sobre seus desejos e necessidades de forma mais sutil e você não compreendeu. Ou você pode ter induzido um estado de ansiedade e piora em seu filho, dando muitas ordens e falando demais. Outras vezes, é útil lembrar que o comportamento do seu filho pode ter um objetivo (ver *Quatro objetivos equivocados do comportamento*, p. 25).

As birras são uma forma de comunicação. Se a primeira birra foi eficaz para envolvê-lo, obstruí-lo ou perturbá-lo, seu filho pode ter descoberto que essa é a maneira de se relacionar com você. Para corrigir esse erro e ser eficaz, você deve primeiro lidar com a birra de uma maneira que não incentive outras. Mais tarde, você pode procurar a mensagem codificada da birra e/ou, primeiramente, como você pode ter encorajado a birra.

Sugestões

1. Tenha confiança em seu filho para lidar, finalmente, com os sentimentos dele. Roubamos de nossos filhos as oportunidades de desenvolver a crença em suas próprias capacidades quando sempre tentamos resgatá-los ou resolver tudo por eles. Deixe seu filho ter seus sentimentos sem pensar que você precisa evitá-los ou alterá-los. Não ceda à birra – pare de tentar agradar

seu filho nesse momento. Se você escolher qualquer um dos métodos a seguir, faça isso com uma atitude de empatia, em vez de uma necessidade de controlar ou resgatar.

2. Com algumas crianças, é útil segurá-las e confortá-las quando elas fazem birra. Valide seus sentimentos dizendo algo como "tudo bem ficar chateado. Isso acontece com todos nós. Eu estou aqui e amo você". Outras crianças não querem ser seguradas. Você pode querer sentar-se perto e simplesmente dar apoio emocional sem dizer nada.

3. Não há problema em dizer não a seu filho, e tudo bem se ele ficar com raiva. (Você não se sente bravo ou chateado quando não consegue o que deseja?) Diga: "Sei que você está com raiva, e tudo bem. Você gostaria de poder ter o que quer. Provavelmente eu me sentiria do mesmo jeito." Aguarde ou redirecione.

4. Outra maneira de lidar com a birra é simplesmente ignorá-la. Fique quieto, com uma atitude de empatia, e espere até que acabe.

5. Às vezes é melhor fechar a boca e agir. Leve seu filho para fora e coloque-o no carro, deixe-o saber que está tudo bem ele sentir-se chateado e que você e ele podem tentar novamente quando ele se acalmar.

6. Com crianças pequenas, as distrações funcionam muito bem. Em vez de brigar ou discutir, faça barulhos engraçados, cante uma música ou diga: "Vamos ver o que tem lá."

7. Uma vez que a birra tenha acabado, pode ser apropriado não dizer nada sobre isso. Se seu filho estiver usando a birra como chantagem emocional, ele logo desistirá se você não aceitá-la. Ou, quando o seu filho se acalmar, você pode perguntar se ele gostaria da sua ajuda para pensar em maneiras de lidar com um problema semelhante no futuro. Você poderia, então, fazer perguntas curiosas (ver *Faça perguntas "curiosas"*, p. 8) para ajudá-lo a encontrar uma solução.

Planejar para evitar problemas futuros

1. Como mencionado na sugestão 1 da lista anterior, um dos maiores erros que os pais cometem é pensar que precisam proteger seus filhos para nunca se sentirem frustrados ou desapontados. Pode ser que a melhor maneira de evitar problemas futuros seja mudar de atitude e simplesmente permitir que seu filho vivencie seus sentimentos. Quando as crianças podem expressar seus sentimentos, elas raramente precisam de um ataque de birra para argumentar.

2. Pergunte ao seu filho, em um momento mais calmo, se ele gostaria de aprender algumas boas maneiras para lidar com a frustração. Se ele concordar, ensine-o a dizer com palavras como se sente em vez de fazer uma cena.

3. Preste atenção às maneiras pelas quais você pode estar preparando seu filho para fazer birra. Você pode estar dis-

cutindo, exigindo, controlando e brigando com ele até que ele faça uma birra exasperada.

4. Criem um plano juntos. Pergunte a seu filho o que ele gostaria que você fizesse quando estivesse fazendo birra. Faça isso em um momento em que vocês possam discutir isso com calma. Dê opções como: "Você gostaria de um abraço, gostaria que eu apenas esperasse até você passar, ou gostaria de ir para o seu lugar da pausa positiva (ver *Faça uma pausa positiva*, p. 21) até você se sentir melhor?" Ele pode ter outras ideias. As crianças são mais receptivas a um plano que ajudaram a escolher antecipadamente.

5. Decida o que você fará e informe seu filho com antecedência. Por exemplo, você pode decidir levá-lo até o carro e ler pacientemente um livro até que ele se acalme e diga que está pronto para tentar de novo. Ou você pode decidir que vai para casa imediatamente e tentar de novo outro dia. O que quer que você decida, certifique-se de fazê-lo com dignidade e respeito. Em outras palavras, mantenha a boca fechada e aja. A única coisa que você poderia dizer que seria eficaz é: "Podemos tentar novamente quando você estiver pronto" (se você acabou de ir para o carro) ou "Podemos tentar novamente amanhã ou na próxima semana" (se você decidiu ir para casa) – e talvez seja melhor esperar até que todos estejam calmos para fazer qualquer comentário.

6. Ensaie o plano antes de ir a um lugar público. (Crianças de 3 a 6 anos entenderão a expressão "*fazer de conta*" melhor do que dramatizar.) Descreva o comportamento esperado e deixe que seus filhos "façam de conta" que você está no lugar público e que eles estão fazendo o que é esperado. Então, deixe-os se divertir fazendo birra e você pode encenar o que você vai fazer de acordo com o plano que ambos inventaram. É divertido inverter papéis. Você faz o papel da criança que está fazendo birra e deixa seu filho fazer o papel do/a pai/mãe.

7. Coloque o problema das birras na pauta da reunião de família e deixe que as crianças pensem em soluções sobre o que fazer. Depois de ter uma lista de sugestões, deixe a criança que normalmente faz birra escolher a sugestão que ela sente que irá ajudá-la mais.

Habilidades de vida que as crianças podem aprender

As crianças podem aprender que a vida é cheia de altos e baixos e que são capazes de lidar com seus sentimentos . Elas aprendem que birras e chantagens emocionais não vão levar ao que querem e que existem maneiras mais apropriadas de expressar seus sentimentos.

Dicas para os pais

1. É um presente para as crianças saberem que não há problema em expres-

sar seus sentimentos, e que você os ama e aceita, mesmo quando eles estão tendo um ataque de birra.

2. Algumas crianças (e alguns adultos também) gostam de brigar antes de aceitar o inevitável. É o seu estilo e não faz mal a ninguém. Uma vez que o burburinho (ou birra) é feito, muitas vezes eles vão fazer alegremente o que precisa ser feito. Mantenha sua vela longe do vento enquanto ele sopra, para não balançar seu barco.

REFLEXÕES

A sra. Benito e sua filha de 4 anos, Emma, decidiram de antemão que, se Emma não seguisse sua rotina matinal e não estivesse vestida e pronta para a escola às 7h30, quando chegasse a hora de sair a sra. Benito colocaria as roupas dela em uma sacola de papel e Emma poderia se vestir no carro depois que chegassem à escola. (Ela não poderia se vestir enquanto o carro estivesse em movimento por causa da regra importante do uso do cinto de segurança.) Como isso foi discutido durante um momento calmo, Emma concordou com prazer.

Duas semanas depois, Emma não estava vestida na hora certa. Ela ainda estava de pijama. Sra. Benito colocou suas roupas em uma sacola de papel e disse: "É hora de sair. Você pode se vestir no carro depois de chegarmos à escola."

Emma fez uma birra moderada. "Não! Eu não quero!"

A sra. Benito disse: "Está na hora de sair. Você quer entrar no carro sozinha ou quer que eu lhe ajude?"

Emma sabia que sua mãe falava sério, então ela entrou no carro, ainda gritando: "Eu não quero me vestir no carro! Você é muito má. Eu odeio você!"

A sra. Benito disse: "Eu não culpo você por estar chateada. Eu também estaria." Então ela não disse mais nada. Ela permaneceu em silêncio e deixou Emma ter seus sentimentos.

Quando chegaram à escola, Emma estava fazendo bico (uma birra silenciosa). Ela se recusou a sair do carro. A sra. Benito disse: "Estou indo para a escola. Entre quando você estiver pronta." (Ela estacionou na garagem, onde ela poderia sentar-se no escritório do diretor da escola e observar para ter certeza de que Emma estava segura.)

Emma sentou-se no carro e fez bico por cerca de três minutos. Então ela se vestiu e entrou na escola. Tudo o que sua mãe disse foi: "Obrigada por manter nosso acordo. Eu aprecio isso."

Levou várias semanas até que Emma se atrasasse para se vestir novamente. Desta vez ela entrou no carro sem ter um ataque de birra. Ela e sua mãe tiveram uma boa conversa a caminho da escola. Quando chegaram, a sra. Benito disse: "Você quer

> que eu fique aqui enquanto você se veste, ou eu devo esperar por você no escritório?" Emma disse: "Eu quero que você espere por mim." A mãe tinha deixado Emma saber que, se ela demorasse, ela iria para o escritório para esperar, então Emma se vestiu rapidamente, entrou toda feliz na escola com a mãe dela, deu-lhe um beijo de despedida e correu para brincar com as amigas.

Autoestima

"Minha filha está convencida de que é feia. Ela tem uma opinião muito ruim sobre si mesma. Como posso ajudá-la a aumentar sua autoestima?"

Compreender seu filho, a si mesmo e a situação

A autoestima – o conjunto de imagens que as crianças carregam sobre quem são e como se encaixam – é formada no começo da vida. Mesmo que as crianças tomem essas decisões internamente, os pais têm uma tremenda influência nas decisões inconscientes que as crianças tomam. A forma como os pais se comunicam, tanto com palavras como com ações, ajuda as crianças a tomarem decisões, saudáveis ou não, sobre si mesmas. As crianças geralmente tomam decisões saudáveis sobre sua autoestima quando os pais demonstram acreditar que seus filhos são capazes, dando-lhes oportunidades de vivenciar sua capacidade. Elas prosperam quando os pais criam um ambiente em que podem contribuir e quando deixam as crianças influenciarem o que acontece com elas ao participarem da tomada de decisões. As crianças em geral tomam decisões insalubres sobre autoesti-

ma quando pensam que são amadas condicionalmente, ou quando os pais fazem muito por elas e elas não usam toda a sua capacidade. Como pai ou mãe, você pode pensar que seus filhos são ótimos do jeito que são, mas o que é mais importante é o que seus filhos decidem.

Sugestões

1. Quando seu filho expressar sentimentos de baixa autoestima, como "eu sou um idiota", apenas ouça e valide seus sentimentos. Confie que ele consegue passar por esse período sem ser resgatado – o que acabará aumentando seu senso de autoestima.

2. Não tente convencer seu filho de que ele deveria se sentir diferente. Um abraço reconfortante é suficiente.

Planejar para evitar problemas futuros

1. Nunca, mas nunca mesmo, xingue seus filhos. Não os chame de estúpidos, preguiçosos, irresponsáveis ou qualquer outro insulto desrespeitoso. Quando houver um problema, concentre-se em buscar soluções em vez de culpar. Saiba diferenciar a ação e o

agente da ação e lide com o comportamento, deixando claro que você ama seu filho, mas não gosta de desenhos feitos com lápis de cera na parede. Lembre-se de que erros são oportunidades para aprender e crescer e não defeitos de caráter em seu filhos.

2. Também evite o uso de elogios. O elogio pode parecer funcionar quando as coisas estão indo bem e a criança está tendo sucesso. No entanto, seus filhos podem estar aprendendo a ser "viciados em aprovação". Isso significa que eles acreditam que são bons apenas se alguém lhes disser que são. Se você abusar do elogio, o que fará quando seu filho falhar? É nesse momento que ele mais precisará de encorajamento – uma palavra ou gesto que o faça saber que "Está tudo bem!"

3. As crianças estão formando suas ideias e opiniões todos os dias. A maneira como elas pensam hoje pode ser diferente de como pensarão amanhã, mas ainda precisam da escuta e do apoio de seus pais. Elas precisam de validação para que suas opiniões sejam escutadas e levadas a sério.

4. Não compare as crianças umas com as outras. Cada criança é uma pessoa única e diferente e é valorizada e aceita exatamente como é.

5. Cuidado com expectativas excessivamente altas em relação aos seus filhos ou ao condicionar seu amor ao comportamento deles.

6. Faça reuniões de família regulares para que as crianças tenham um espaço para expor suas opiniões e sintam segurança de que elas são aceitas e importantes. Pense em soluções para os problemas, para que elas aprendam que os erros são oportunidades de aprendizado. Planeje oportunidades para que elas contribuam e experimentem suas capacidades.

7. Planeje um tempo especial com cada um de seus filhos, lembrando-os de sua singularidade e do quanto você aprecia suas qualidades especiais.

8. Não tenha favoritismos.

9. Seja sensível às situações em que seus filhos estão sendo diminuídos por irmãos, professores, colegas, amigos e outros membros da família. Converse com seus filhos sobre seus sentimentos e compartilhe os seus. Deixe-os saber que algumas das coisas más que as pessoas dizem e fazem se referem às suas próprias inseguranças e não têm nada a ver com elas.

10. Você pode escolher tirar seu filho de uma turma se um professor usar métodos prejudiciais ao desenvolvimento saudável da autoestima. No entanto, há uma linha tênue entre a superproteção e o estado de alerta em relação a um ambiente negativo.

11. Não se esqueça de se divertir com seus filhos.

Habilidades de vida que as crianças podem aprender

As crianças podem aprender que não precisam provar a si mesmas que são amadas e que são suficientemente boas do jeito que são. Também podem aprender que são capazes de resolver problemas, lidar com os altos e baixos da vida, bem como contribuir.

Dicas para os pais

1. Valorize a singularidade de cada criança. Evite comparações e trabalhe para descobrir quem são seus filhos, em vez de tentar levá-los a viver de acordo com a imagem de quem você acha que deveriam ser.

2. Trabalhe na sua própria autoestima. Quanto mais você gostar e aceitar a si mesmo com todos os seus erros e defeitos, melhor será o modelo de autoaceitação que você transmitirá a seus filhos.

REFLEXÕES

Há momentos em que permanecer positivo sobre os adolescentes pode ser um verdadeiro desafio. No caso de Jesse, de 16 anos, os familiares estavam tendo dificuldade por vários motivos. Sua mãe estava com raiva porque suas notas estavam em declínio. Sua avó estava preocupada com ele porque Jesse havia furado a orelha. Seu pai estava chateado por ele não ter cumprido seus compromissos, e sua madrasta estava pronta para estrangulá-lo por deixar sua roupa na lavadora, na secadora, no corredor e no carro.

Graças a Deus o vovô existe! Justamente quando era mais necessário, ele veio fazer uma visita. Ele observou todo mundo reclamar, fazer sermões e evitar Jesse, e, com seu jeitão de avô, não disse uma palavra. Mas, do nada, Jesse começou a encontrar bilhetes nos lugares mais estranhos, e todos diziam a mesma coisa: "Jesse, está tudo bem!"

Havia momentos em que a família ficava sentada ao redor da mesa e o avô olhava para Jesse e dizia: "Jesse, adivinhe?"

Jesse sorria de orelha a orelha e dizia: "Está tudo bem?"

"Certo, e não se esqueça disso."

Avós

"Meus pais e eu não concordamos quanto à criação de meus filhos. Eles acham que não há problema em mimar as crianças quando elas os visitam, mas querem que eu seja mais rigorosa e bata nas crianças quando elas se comportarem mal em nossa casa. Eu acho realmente desconfortável visitá-los quando as crianças estão por perto."

Compreender seu filho, a si mesmo e a situação

Para muitas pessoas, ser avô é o ponto alto da sua vida. Eles adoram seus netos e amam passar tempo com eles. Dito isso, eles também vêm com seus próprios pensamentos sobre como educar, e não seria incomum que esses pensamentos fossem diferentes dos seus. Tudo bem não concordar, mas não se pode tratar uns aos outros com desrespeito. A maioria das pessoas se sente realmente sortuda por ter crescido com os avós e se sentiu incondicionalmente amada por eles. Por isso que é importante descobrir como garantir que seus filhos aproveitem o melhor dos avós e não sofram no processo.

Sugestões

1. Com amor e firmeza, diga a seus pais que você valoriza as opiniões deles, mas você pode decidir fazer as coisas de maneira diferente em sua casa e gostaria de receber o apoio deles. Você está disposto a ouvir o que eles têm a dizer, mas espera que eles ouçam suas ideias também, sem brigar.

2. Pergunte a seus pais se eles estariam dispostos a seguir a sua rotina quando os netos estiverem com eles, especialmente quando forem bebês. Diga-lhes que você sabe que eles alimentaram seus filhos com cereais com um mês de idade, mas você prefere que seu filho não comece com sólidos até mais tarde etc.

3. Quando levar as crianças para visitá-los, leve comida, fraldas etc., para que seus pais possam usar o que você preferir, em vez de sair e comprar suprimentos.

4. Quando as crianças forem mais velhas, confie que elas podem ter um relacionamento especial com seus avós que seja diferente do que elas fazem em sua casa. Se as crianças disserem que vovó ou vovô deixam que elas fiquem acordadas até tarde ou comam porcarias, não interfira, mas deixe claro que não é assim que funciona em sua casa.

5. Não tenha medo de pedir a seus pais que ajudem com as crianças. Peça o que você quer e confie neles para dizer sim ou não com base em seus horários.

6. Para alguns avós, é difícil visitar mais de uma criança por vez. Honre isso e ajude a criar horários especiais para cada neto.

7. Se seus pais moram com você ou estão lhe ajudando a criar seus filhos, mantenha os papéis claros. Você é o pai ou a mãe e eles são os avós. Às vezes é preciso muita gente para ajudar as crianças a crescerem, então não faz mal ter uma casa cheia de adultos que as amam e as tratam com firmeza e gentileza.

Planejar para evitar problemas futuros

1. Seja claro com os avós sobre quais questões não são negociáveis. Se eles querem levar seu filho em um carro, devem ter assentos adequados ou pedir emprestado o seu. Se as crianças estão indo dormir ou passar a noite, ajudaria se tivessem berços portáteis disponíveis. Ajude-os a escolher brinquedos apropriados para a idade.

2. Você pode querer passar tempo com os avós na casa deles ou na sua até que se sintam confortáveis com seus filhos. Sim, eles cuidaram de crianças, mas já faz um tempo, e eles podem querer que você mostre como você faz as coisas.

3. Se seus pais estiverem dispostos, estabeleça um dia da semana ou mês para os avós, de modo que seus filhos saibam quando terão tempo com a vovó e o vovô.
4. À medida que seus pais se tornam mais frágeis, certifique-se de que seus filhos encontrem tempo em suas vidas para ajudar, visitar ou levar a vovó e o vovô para fazer compras, ir ao médico, ou apenas para um passeio.

Habilidades de vida que as crianças podem aprender

As crianças podem aprender que fazem parte de um grupo maior de pessoas que as amam e têm muito a ensinar-lhes. Cada avô tem dons diferentes para seus netos, e as crianças podem aprender que são importantes e especiais e merecem ser amadas incondicionalmente.

Dicas para os pais

1. Se você tiver uma atitude de gratidão com os avós, seus filhos terão muitos pontos positivos e você terá algumas pausas para si mesmo.
2. Pense em quem cada avô/avó é e o que ele ou ela tem a oferecer. Dessa forma, você pode descobrir como cada avô/avó pode ter um relacionamento especial com seus filhos.

REFLEXÕES

Vovó Bea leva seus netos para aulas de violoncelo, acampamento de diabéticos e aulas de piano. Vovó Jean tem um porão cheio de brinquedos, TV, fitas de vídeos, *videogames* e sacos de dormir. O vovô Ted tem uma oficina com ferramentas que os netos podem usar com sua orientação. Vovô Bart tem um *trailer* que ele usa ao levar cada neto para acampar uma ou duas vezes por ano. Vovó Lonnie leva as crianças a museus de arte, e vovô George leva os netos para passeios de trem. Vovó Mary gosta de fazer compras e encontra as roupas mais fofas para todos os seus netos. O vovô Ken leva toda a família para a Disneylândia. Vovó Dora brinca de pôquer com as crianças e as deixa ganhar, e vovó Connie ensina os netos a cozinhar. Vovô Lou compra rosquinhas cobertas de chocolate para os netos e os abraça quando se sentem tristes. Vovó Lee tira folga do trabalho todas as quintas-feiras para passar tempo com o neto e lhe dá toda a atenção durante o dia inteiro. Muitos avós abrem uma poupança para a faculdade ou estão disponíveis como babás a qualquer momento. Esses avós estão dando a seus netos a mensagem de que eles são especiais e amados incondicionalmente - um grande impulso para o senso de valor próprio que fará diferença em suas vidas. As lembranças nunca acabam.

Babás

"Meu filho tem 5 anos e nunca teve uma babá. Meus amigos estão me pressionando para contratar uma babá. Eles dizem que estou fazendo um desserviço a ele, por não lhe dar a oportunidade de se acostumar a estar com outras pessoas além de seus pais. Eu acho que meu filho vai se sentir mais seguro se ele passar seus primeiros anos de infância comigo."

Compreender seu filho, a si mesmo e a situação

É benéfico para você estar longe de seus filhos periodicamente, e é benéfico para seus filhos ficarem longe de você ocasionalmente. É natural que os pequenos sofram um pouco de ansiedade por estarem separados dos pais, mas isso desaparecerá se eles tiverem a chance de praticar a separação por curtos períodos (ver *Ansiedade de separação*). As crianças desenvolvem coragem e autoconfiança quando aprendem que podem lidar com a separação. Com pais superprotetores que nunca as deixam, elas podem ter dificuldade para desenvolver coragem e autoconfiança. Além disso, ser mãe ou pai de uma criança, especialmente uma criança pequena, pode ser extremamente desgastante, e uma maneira de "reenergizar-se" é tirar um tempo para você longe da criança e, como um casal, ter um tempo sem os filhos por perto.

Sugestões

1. Comece com pequenos passos desde o nascimento. O primeiro passo é a criança passar algum tempo em sua própria casa com seu parceiro/a ou um parente enquanto você tira algumas horas de folga fora do ambiente doméstico.

2. No momento em que seu filho tiver 1 mês de idade, combine com uma amiga ou parente para assumir os cuidados do bebê durante visitas de duas horas na casa deles. Seu filho vai ficar bem. Traga seu cobertor favorito e bichinho de pelúcia, saia e dê um tempo para si mesma/o.

3. Encontre vizinhos e/ou amigos que estejam dispostos a cuidar dos filhos uns dos outros quando necessário.

4. Alguns pais de crianças com não mais que 3 meses recorrem aos berçários. Você pode se sentir confortável se começar com duas tardes por semana durante algumas horas e aumentar o tempo de acordo com a idade do seu filho e seu nível de conforto. Escolha um lugar onde a proporção de crianças por adulto seja baixa. (Ver *Pré-escola e creche* para informações sobre como encontrar uma "boa" escola.) Procure também um lugar onde haja bebês e crianças pequenas. Os bebês adoram ver crianças maiores, e crianças adoram bebês.

5. A nossa experiência tem sido a de que adolescentes de 13 e 14 anos costumam ser as melhores babás*. Elas são ma-

---

* N.T.: No Brasil, o adolescente pode trabalhar como aprendiz a partir dos 14 anos de idade, ou como estagiário a partir dos 16 anos. Já o vínculo de trabalho como doméstico só pode existir se

duras o suficiente para serem responsáveis, mas ainda estão geralmente mais interessadas nas crianças do que em membros do sexo oposto. Claro que existem exceções. Seja assertivo sobre a criação de regras com babás adolescentes. Não permitir ligações para amigos até que as crianças estejam dormindo. Passar tempo brincando e lendo com as crianças. Limpar a bagunça. Também seja claro sobre onde você pode ser encontrado e a que horas você estará em casa.

6. Tenha uma sacola de jogos e brinquedos especiais que você só usará quando a babá chegar. Pergunte às babás se elas têm jogos, brinquedos ou livros que seriam distrações diferentes para seus filhos.

7. Ver *Pré-escola e creche* para dicas sobre o que fazer quando seus filhos se apegam e choram quando você sai.

Planejar para evitar problemas futuros

1. Pergunte a seus amigos, vizinhos, membros da igreja e funcionários da escola quem eles chamam quando precisam de babás. Experimente-os em sua casa enquanto você estiver lá. Eles podem brincar com o bebê enquanto você toma um banho, faz uma tarefa ou lê um livro.

2. Muitas famílias jovens se reúnem na vizinhança, na igreja ou na escola e formam grupos que se revezam para cuidar das crianças umas das outras.

3. Para crianças de 4 anos ou mais, envolva-as no planejamento sobre o que farão com a babá: que jogos querem jogar, que livros querem ler, talvez uma festa da pipoca ou assar biscoitos congelados. Combine uma hora de dormir com a qual você concorde e deixe que eles compartilhem ou representem como lidarão com a hora de dormir.

4. Continue a tirar uma noite de folga pelo menos a cada duas semanas enquanto seus filhos crescem. É bom para todos vocês.

Habilidades de vida que as crianças podem aprender

As crianças podem aprender que seus pais gostam de passar algum tempo longe delas e isso não significa que eles não as amam. Elas também aprendem que são capazes de se divertir mesmo quando separadas de seus pais de vez em quando. Elas aprendem que a manipulação não funciona para impedir que os pais tenham uma vida separada de seus filhos.

Dicas para os pais

1. Se seus filhos estão reclamando da babá ou agindo com medo de ir à escola, é importante investigar ou trocar as babás para ver qual será a reação deles. Existem algumas pessoas e lugares que não combinam bem com seus filhos e não há problema em mudar.

---

o trabalhador tiver 18 (dezoito) anos ou mais de idade.

2. Se você trabalha e precisa de cuidado prolongado para seu filho, certifique-se de encontrar um lugar onde as crianças sejam alimentadas, tenham atividades para fazer e onde haja uma rotina regular para sonecas e higiene – e que elas não sejam colocadas na frente de uma TV. Use o tempo no carro para consultar seus filhos, perguntar sobre o dia deles e aproveitar esse tempo com eles. Quando chegar em casa, faça uma pausa e fique com as crianças em vez de começar as tarefas domésticas imediatamente.

3. A regra básica para escolher uma babá é sua opinião sobre a pessoa e os sentimentos de seus filhos sobre ela e não se é alguém do sexo masculino ou feminino. Pessoas de ambos os gêneros podem ser boas prestadoras de cuidados infantis se forem respeitosas consigo mesmas e com as crianças. Use agências locais para ajudar a encontrar o cuidador da criança, se você não tiver certeza de quem contratar.

4. O principal trabalho da babá é estar com as crianças, não limpar a sua casa ou lavar a louça. Se seus filhos estão felizes, não faça escândalo por um pouco de bagunça.

REFLEXÕES

Uma jovem mãe trabalhadora colocou sua filha de 3 meses em um berçário. O berçário reclamou que a menina era muito exigente e não se sentava calmamente na sua cadeirinha nas três horas em que ficava lá. A mãe percebeu que aquele era o lugar errado para sua filha e rapidamente encontrou um lugar onde a berçarista passava um tempo segurando-a e deixando-a rolar em uma colcha no chão com muitos brinquedos.

Cal e Connie não podiam esperar até que a mãe partisse para o trabalho. Eles imploravam para que a mãe chamasse a babá, porque ela era muito divertida. Ela tinha uma bolsa com fantasias, fazia *shows* com as crianças e jogava jogos. Nada substitui uma babá divertida e criativa.

Brigas (amigos)

"Tenho a impressão de que minha filha briga muito com as amigas. Como posso ajudá-la?"

Compreender seu filho, a si mesmo e a situação

Como pais, é doloroso ver nossos filhos sofrerem mágoas, rejeição e isolamento quando brigam com seus amigos. No entanto, isso parece fazer parte da experiência de crescimento. Embora eles pareçam sofrer terrivelmente quando brigam, em geral superam a dor muito mais rápido do que os adultos. É um erro você pensar que deve proteger seus filhos de terem problemas na vida. Em vez de bancar o "socorrista", ajude mais seus filhos sendo observador, ouvinte, técnico e líder de torcida. Dessa maneira, eles aprendem que podem lidar com as experiências de vida de maneiras produtivas – ou que podem simplesmente lidar com a dor, e que ela desaparece quando eles prosseguem com suas vidas.

Por favor, note que estamos falando sobre experiências normais de vida – não dor infligida por experiências anormais ou questões de segurança, como abuso sexual, gangues, agressões ou racismo. Há uma diferença entre amigos brigando e seus filhos se tornando vitimizados e sem poder. Se isso estiver ocorrendo, você precisa ter um papel muito ativo em obter ajuda externa e/ou ajudar seu filho a lidar com uma situação que pode estar além da capacidade dele de lidar com segurança.

Sugestões

1. Seja empático e ouça sem tentar resgatar seu filho ou resolver o problema.
2. Mostre confiança em seu filho: "Querido, eu sei que isso dói, mas sei que você pode lidar com isso de alguma forma."
3. Ofereça suporte: "Deixe-me saber se você precisa de escuta ou se você quer alguma sugestão. Minhas sugestões serão apenas ideias. Você decide se alguma funciona para você."
4. Não trate seu filho como uma vítima ou ele aprenderá a ver a si mesmo como uma vítima.
5. Quando seu filho não quiser ver ou brincar com um amigo, apoie-o nessa decisão e não o pressione para fazer as pazes. Se o seu filho decidir romper a amizade com um amigo, confie nele. Ele pode ter boas razões para não querer mais brincar com esse amigo (ver *Amigos [escolha]*).
6. Se você tiver mais de um filho, não espere que os amigos gostem de brincar com todos os seus filhos. É importante que cada criança tenha permissão para fazer e manter suas próprias amizades e brinque sem a interrupção dos irmãos, se essa for a sua preferência.

Planejar para evitar problemas futuros

1. Compartilhe informações sobre responsabilidade sem culpa. "Quando olhamos para o que poderíamos ter feito para criar uma situação, temos o poder de mudar nossa parte se quisermos. Ao saber que você e seu amigo são responsáveis pelo que aconteceu, você pode pensar no que poderia ter feito para criar o problema?"
2. Compartilhe suas próprias histórias de brigas na infância – o que aconteceu e como você se sentiu.
3. Enquanto aconchega seus filhos na cama à noite, pergunte sobre seus momentos mais tristes e felizes do dia.

Eles saberão que podem compartilhar suas experiências – felizes e tristes – com você.

Habilidades de vida que as crianças podem aprender

As crianças podem aprender que têm coragem e confiança para lidar com experiências dolorosas na vida. Elas podem se responsabilizar por sua parte na criação da dor e podem optar por fazer mudanças. É bom ter alguém que possa ouvir sem resgatá-las ou culpá-las. No caso de questões de segurança, as crianças aprenderão que você está lá para garantir que elas tenham a ajuda de que precisam.

Dicas para os pais

1. Aceite que as brigas entre amigos são normais e as veja como uma parte necessária das experiências do seu filho. Saiba que o conflito vai passar, geralmente em menos tempo do que você pensa. As crianças quase sempre terminam uma briga muito mais rápido se os adultos não se envolverem.
2. Lembre-se de que as crianças, como os adultos, muitas vezes precisam de um ombro amigo mais do que precisam de soluções impostas a elas.
3. Tenha em mente que há uma diferença entre as questões normais de briga e segurança e a violência contra uma pessoa, e ajuste seu papel de acordo com a situação.

REFLEXÕES

Melissa e Janey eram melhores amigas durante todo o ensino fundamental. Quando elas foram para o ensino médio, Corrine se juntou a elas, trazendo consigo um grupo de meninas que eram muito populares. Corrine achava divertido escolher uma garota de cada vez no grupo, isolando-a e certificando-se de que todos a "odiassem". Esse é um comportamento que não é incomum para essa idade, mas ainda assim é inaceitável. Janey contou a sua mãe o que estava acontecendo e disse que não gostava, mas que, se ela não concordasse, não teria nenhuma amiga. A mãe de Janey falou que não demoraria muito para Janey ser escolhida, porque em algum momento todas teriam tido a sua vez. Ela encorajou Janey a se envolver em atividades fora da escola, nas quais ela fez outro grupo de amigos.

Inevitavelmente, chegou o dia em que Janey se tornou o bode expiatório e foi excluída do grupo de amigas. Até mesmo Melissa se recusou a ter alguma coisa a ver com ela. Janey estava com o coração partido, mas também ficou aliviada por ter outro grupo de amigos para sair, graças ao incentivo de sua mãe.

Brigas (irmãos) (ver também Rivalidade entre irmãos)

"O que devo fazer quando meus filhos brigam uns com os outros?"

Compreender seu filho, a si mesmo e a situação

A maioria dos irmãos briga. A maioria dos pais interfere inadvertidamente de forma a aumentar a competição e a necessidade de brigar. Quando os pais interferem, eles podem parar a briga no momento e depois se sentem frustrados porque os filhos estão brigando novamente dois minutos depois. Para ser realmente eficaz em ajudar os irmãos a lidar com os problemas reais, é útil tratar a crença por trás do comportamento, além do comportamento em si (ver *Reflexões*). Os filhos estão simbolicamente brigando por seu lugar na família porque acham que precisam ganhar para serem significativos? Eles se sentem magoados e querem magoar de volta? Eles sentem que estão sendo tratados injustamente e que a luta é a única maneira de conseguir justiça? Brigar é a única maneira de resolver problemas em sua família? Seus filhos estão brigando para lhe mostrar que você não pode fazê-los parar? As brigas podem ser reduzidas significativamente quando você ajuda seus filhos a mudarem suas crenças equivocadas sobre pertencimento e importância e ensina alternativas para as brigas.

Sugestões

1. Não escolha um lado. Isso reforça a crença sobre a necessidade de competir. Trate os filhos exatamente da mesma maneira – como demonstrado em muitas das sugestões a seguir.

2. Diga: "Vocês podem ficar em quartos separados até estarem prontos para parar de brigar." Isso pode servir como um período para se acalmarem quando as brigas ficam fora de controle. Diga-lhes que eles podem sair e tentar novamente quando estiverem prontos.

3. Dê a ambos uma escolha: "Vocês podem parar de brigar ou sair para brigar. Se escolherem brigar, eu não quero ouvir a briga."

4. Quando um bebê estiver envolvido, pegue-o primeiro e lhe diga, na frente da criança mais velha: "Você precisará ir para o seu quarto até estar pronto para parar de brigar." Então pegue a criança mais velha pela mão e repita a mesma mensagem. Pode parecer ridículo colocar um bebê inocente em seu quarto por causa de uma briga. No entanto, é importante tratar as crianças da mesma forma. Assim você não treina uma para ser a vítima e a outra para ser o agressor (consultar *Dicas para os pais*).

5. Pode ser reconfortante para seus filhos deixá-los brigar enquanto você se senta tranquilamente por perto, confiando que eles podem resolver sem envolver você. (Isso é difícil, porque é difícil para os pais não se envolverem.) Alguns pais

são até capazes de colocar os braços ao redor de seus filhos e dizer: "Vocês sabem que se amam. Que tal dizerem 'eu te amo' e seguirem em frente?"

6. Se seus filhos estiverem brigando por causa de um brinquedo, remova o brinquedo e deixe-os saber que podem tê-lo de volta quando estiverem prontos para brincar, em vez de brigar por ele.

7. Às vezes as brigas infantis são uma maneira de brincar uns com os outros. Pense neles como pequenos e fofos filhotinhos de urso e deixe-os brincar, contanto que nenhum deles esteja em perigo.

8. Coloque todos os lutadores em um sofá e diga-lhes que devem ficar lá até que tenham permissão para sair do sofá e tentar novamente. Isso os leva a cooperar em vez de brigar.

9. Mande as crianças que estão em conflito para um quarto com a instrução de que elas podem sair assim que tiverem uma solução.

10. Saia do ambiente. Acredite ou não, uma das principais razões pelas quais as crianças brigam é conseguir envolvê-lo. As crianças querem que você tome o seu lado, culpando e punindo o outro. Assim elas podem se sentir importantes.

11. Interrompa a briga para perguntar se um dos participantes estaria disposto a colocar o problema na pauta da reunião de família para trabalhar em uma solução.

12. Se um perigo real é iminente (como uma criança prestes a jogar uma pedra em outra), mantenha a boca fechada e aja. Mova-se rapidamente para parar o arremesso de pedras. Em seguida, use qualquer uma das outras abordagens.

13. Use o senso de humor e jogue "pilha de porcos". Quando seus filhos estiverem brigando, derrube-os no chão e diga: "pilha de porcos". Este é um convite para todos subirem na pilha e ver quem pode ficar no topo. Essa pode se tornar uma carinhosa tradição familiar.

Planejar para evitar problemas futuros

1. Tenha uma conversa sobre brigas durante uma reunião de família. Peça a seus filhos que compartilhem suas ideias sobre o motivo pelo qual as crianças brigam e sobre alternativas para as brigas. As reuniões de família são um ótimo modelo para se concentrar em soluções.

2. Quando colocar as crianças na cama à noite, depois de terem tido a chance de compartilhar os momentos mais tristes e os mais felizes do dia, pergunte: "Esse seria um bom momento para conversar sobre o que está acontecendo quando você briga com seu irmão e trabalhar em algumas soluções?" Depois, escute o ponto de vista da criança antes de trabalhar em conjunto em algumas possíveis soluções.

3. Nunca compare seus filhos. Você pode pensar que está encorajando a melhoria ao dizer: "Sei que pode se sair tão bem quanto sua irmã", mas, em vez disso, está criando desencorajamento e competição.

Brigas (irmãos)

4. Fale sobre todas essas sugestões durante uma reunião de família e pergunte às crianças quais elas gostariam que você usasse quando elas estivessem brigando.
5. Use a história da vela para mostrar que o amor por uma criança não diminui o amor por outra (ver *Reflexões*).

Habilidades de vida que as crianças podem aprender

As crianças podem aprender que existem outras maneiras de resolver problemas além de brigar. Eles têm aceitação e importância na família sem ter que lutar por seu lugar.

Dicas para os pais

1. Tenha cuidado ao tratar os lutadores mais velhos e mais jovens da mesma forma. Caso contrário, é fácil para os mais jovens acreditarem: "A maneira de ser especial por aqui é colocar meu irmão em apuros." Logo eles estarão provocando brigas de maneiras que você não vê. Por sempre culpar os mais velhos, "Você deveria saber melhor! Você é mais velho!" É fácil para ele acreditar que "Eu não sou tão especial quanto minha irmã mais nova, mas posso me vingar". É assim que as vítimas e os agressores são criados.
2. Crie uma atmosfera de cooperação, valorizando as diferenças, encorajando a individualidade, envolvendo as crianças em soluções e tratando-as com dignidade e respeito. Brigas são muito reduzidas em uma atmosfera de cooperação.

REFLEXÕES

Quando os filhos estavam brigando, o pai deles colocava o polegar na frente deles e dizia: "Eu sou um repórter da CBN. Quem gostaria de ser o primeiro a falar no meu microfone e me dar sua versão do que está acontecendo aqui?" Às vezes seus filhos apenas riam e, às vezes, cada um deles dizia sua versão. Quando eles contavam suas versões da luta, o pai se voltava para um público imaginário e dizia: "Bem, pessoal. Vocês ouviram isso aqui primeiro. Sintonizem amanhã para ver como essas crianças brilhantes resolvem esse problema."

Becky, de 4 anos, estava se sentindo destronada pelo nascimento de um irmãozinho e estava passando por uma confusão sobre seus sentimentos em relação ao bebê. Às vezes ela o amava e outras vezes desejava que ele nunca tivesse nascido porque mamãe e papai passavam muito tempo com ele. Ela não sabia como chamar a atenção para si mesma a não ser agindo como um bebê.

Uma noite, quando o bebê estava dormindo, a mãe de Becky sentou-se à mesa da cozinha com a filha e disse: "Querida, eu gostaria de contar uma história sobre nossa família." Ela havia pego quatro velas de comprimentos variados. "Essas velas representam nossa família." Ela pegou uma vela longa e disse: "Esta é a vela da mamãe. Esta é para mim." Ela acendeu a vela enquanto dizia: "Essa chama representa o meu amor." Ela pegou outra vela longa e disse: "Esta vela é a vela do papai." Ela usou a chama da vela da mamãe para acender a vela do papai e disse: "Quando me casei com seu papai, dei-lhe todo o meu amor – e ainda tenho todo o meu amor." A mãe colocou a vela do pai em um castiçal. Ela então pegou uma vela menor e disse: "Esta vela é para você." Ela acendeu a vela menor com a chama da sua vela e disse: "Quando você nasceu, eu lhe dei todo o meu amor. E olhe: papai ainda tem todo o meu amor e eu ainda tenho todo o meu amor." A mãe colocou essa vela em um castiçal ao lado da vela do pai. Então ela pegou a menor vela de todas e, enquanto a acendia com a vela da mamãe, disse: "Esta é uma vela para o seu irmãozinho. Quando ele nasceu, eu dei a ele todo o meu amor. E olhe – você ainda tem todo o meu amor, papai tem todo o meu amor, e eu ainda tenho todo o meu amor, porque é assim que o amor é. Você pode dar a todos que ama e ainda ter todo o seu amor. Agora olhe para toda a luz que temos em nossa família com todo esse amor."

A mãe deu um abraço em Becky e disse: "Isso lhe ajuda a entender que eu amo você tanto como amo seu irmãozinho?"

Becky disse: "Sim, e eu posso amar muitas pessoas da mesma forma."

O que acontece conosco nunca é tão importante quanto as crenças que criamos sobre o que acontece conosco. Nosso comportamento é baseado nessas crenças, e o comportamento e as crenças estão diretamente relacionados ao objetivo primário de todas as pessoas – sentir que somos aceitos e que somos importantes. A mãe havia aprendido a lidar com a crença por trás do mau comportamento de Becky e, a partir de então, isso não era mais um problema.

Brinquedos e arrumação

"É uma batalha constante fazer com que meus filhos guardem seus brinquedos. E é muito irritante quando os amigos do meu filho vêm em casa, põem todos os brinquedos no chão e depois deixam tudo bagunçado. Eu reclamo e ameaço levar os brinquedos embora, mas nada está funcionando."

Compreender seu filho, a si mesmo e a situação

A maioria dos pais não gosta de ver sua casa transformada em um parquinho. A maioria das crianças não gosta de arrumação. A maioria dos amigos esquece de ajudar a arrumar quando termina de brincar. É um comportamento adequado à idade,

Brinquedos e arrumação

mas você tem o direito de esperar que seus filhos se envolvam na arrumação. Em vez de punir ou ter expectativas irreais, você terá que aprender a ensinar as crianças de uma forma que estimule a cooperação.

Sugestões

1. Não arrume a bagunça, e não castigue seu filho por deixar a bagunça.
2. Crianças de 2 a 5 anos geralmente precisam de ajuda. Não é realista esperar que elas atendam seus pedidos e façam a arrumação por conta própria. Em vez disso, diga: "Vou ajudá-lo a pegar seus brinquedos. Quais deles você quer que eu pegue e quais você pegará?", ou "Vamos ajustar o cronômetro e ver quantos desses brinquedos podemos pegar antes de o cronômetro tocar."
3. Crianças pequenas frequentemente respondem à "Música da arrumação". Tudo que você tem a fazer é pedir que elas cantem com você: "Arrume, Arrume. É hora de arrumar", enquanto elas arrumam seus brinquedos. Elas também adoram o carneirinho de pelúcia com um cronômetro na barriga que pode ser usado como um lembrete da "hora de arrumar" ou para definir o tempo que elas acham que vai demorar.
4. Para as crianças de 6 a 12 anos, diga: "Você precisa arrumar seu quarto. Você gostaria de limpá-lo sozinho ou quer convidar seu amigo para ajudá-lo?"
5. Pergunte se seu filho quer arrumar seus próprios brinquedos, ou se ele

quer que você faça isso. (Isso só funciona se vocês já combinaram com antecedência que, quando você "arruma", você coloca todos os brinquedos do chão em uma sacola que eles só poderão ter de volta depois de uma semana – ver *Planejar para evitar problemas futuros*, item 2).
6. Se alguns pertences do seu filho desaparecerem depois que um amigo veio brincar em sua casa, ajude seu filho a ligar para a casa do amigo e perguntar se ele pegou acidentalmente um dos brinquedos. Deixe a família saber que você ficará feliz em passar para pegar o brinquedo "perdido".

Planejar para evitar problemas futuros

1. Durante uma reunião de família, peça a seus filhos que listem ideias para resolver o problema com antecedência. Lembre-se de que as crianças ficam mais motivadas a seguir as soluções que elas criam.
2. Decida o que você fará. Com antecedência, deixe que seus filhos saibam que você vai arrumar, se eles não o fizerem... pegando todos os brinquedos que estão no chão e colocando-os em uma sacola na garagem ou em uma prateleira alta por uma semana. Se tiver que seguir essa consequência, você pode se surpreender com a quantidade de brinquedos de que as crianças não vão sentir falta porque você comprou muitos com os quais elas já não se importam depois de dois mi-

nutos – o que é, na verdade, um problema seu.

3. Para crianças de 2 a 6 anos, coloque cada brinquedo ou conjunto de brinquedos (especialmente aqueles com peças pequenas) em sacos de plástico com cordão separados e pendure-os em lugares altos. Ensine seus filhos que eles e seus amigos podem pegar um ou dois sacos de cada vez. O brinquedo com o qual eles estão brincando deve ser pego e colocado de volta no saco antes que eles possam pegar outro.

4. Quando seu filho receber amigos, informe-os antecipadamente sobre o que é esperado e ajude-os a elaborar um plano para realizá-lo: "De quanto tempo você acha que precisará para guardar os brinquedos? Você quer ajustar o cronômetro ou gostaria que eu lhe dissesse quando é hora de limpar?" Antes de o amigo de seu filho sair, peça a ele que verifique o quarto com você e seu filho para ter certeza de que eles mantiveram o combinado.

5. Crie uma área de brincadeira para as crianças, quer em seus quartos ou em uma parte separada da casa. Deixe as crianças saberem que os brinquedos pertencem a essa área e não à sala de estar. Se as crianças mais velhas têm brinquedos com peças pequenas que são perigosas para as crianças menores, mantenha sua área de lazer em uma parte separada da casa.

Habilidades de vida que as crianças podem aprender

As crianças podem aprender que privilégios são acompanhados de responsabilidade. Elas podem aprender a planejar com antecedência com a ajuda de seus pais para garantir que seus amigos cooperem.

Dicas para os pais

1. Desista de reclamar, ameaçar e punir. Procure soluções em vez de culpa.

2. Seus filhos podem ser bastante responsáveis pela arrumação, mas seus amigos podem não ter que arrumar na casa deles. Ajude seus filhos a envolver seus amigos no processo, em vez de assumir que seus filhos trabalhem sozinhos.

REFLEXÕES

Uma mãe conta sobre sua experiência: "Em nossa família, as crianças aprenderam cedo que eu falo sério, então elas não precisam pensar em me testar. Quando seus amigos vieram brincar e se recusaram a ajudar na limpeza, eu podia ouvir as crianças dizendo no quarto ao lado: "Pode começar a arrumar. Ela fala sério quando diz que

> é hora de arrumar. Ela vai entrar aqui e esperar até terminarmos antes que ela nos deixe sair do quarto."
>
> "Ocasionalmente um dos amigos deles insistia em testar os limites. Então meus filhos vieram e me perguntaram se eu os ajudaria a fazer com que o amigo deles se mexesse. Eu me sentei no centro do quarto e peguei um brinquedo de cada vez, entregando-o ao amigo resistente. Eu dizia: 'Quem quer guardar esse daqui? Muito obrigada por guardá-lo. Que tal este brinquedo? Quem quer guardar este?' Eu não saí até que o último brinquedo fosse guardado."

Celulares

"Minha filha de 10 anos insiste que todos os amigos dela têm um celular e que ela também deve ter um. Eu acho que ela é muito jovem. Meu filho de 15 anos tem um celular porque quero saber onde ele está e poder ficar em contato com ele, mas ele está gastando uma fortuna todo mês com suas chamadas e mensagens de texto. Eu não quero tirar o telefone, mas não posso pagar por esse hábito. O que devo fazer?"

Compreender seu filho, a si mesmo e a situação

Seus filhos querem um celular para se comunicar com os amigos, tirar fotos, enviar mensagens, ser "descolados", jogar e navegar na internet. Você quer que eles tenham um telefone celular porque está preocupado com a segurança deles e precisa entrar em contato com eles. Ou talvez você esteja com o fato de medo de que eles fiquem chateados com o fato de você recusar-se a dar um celular para eles. Ou, pior ainda, você está preocupado com a privação do seu filho. A situação está fora de controle. Homens, mulheres e crianças andam por aí com telefones colados às orelhas. Ter um telefone celular tornou-se tão importante quanto ter uma escova de dentes. Você vive em um mundo cibernético, cheio de tecnologia, com o qual seus filhos muitas vezes parecem lidar com mais facilidade do que você, mas você ainda quer fornecer alguma orientação.

Sugestões

1. Se você não quer que seu filho tenha um celular, diga não! Inclua informações sobre como e quando seu filho poderá usar um telefone celular. Se o seu filho precisa de um meio para entrar em contato com você, adquira um celular pré-pago para ele.

2. Se você decidir dar um celular para seu filho, espere que ele pague parte do custo. Se ele não tem dinheiro para pagar por suas ligações acima do valor combinado, informe que você vai ficar com o telefone até que ele tenha reembolsado você pelos custos extras.

3. Se o seu filho tiver uma tendência a aumentar os gastos, adquira um plano com um serviço pré-pago que bloqueia cha-

madas, exceto chamadas de emergência 190, quando os créditos acabarem.

Planejar para evitar problemas futuros

1. Durante uma reunião de família (ou durante uma sessão conjunta de resolução de problemas), discuta todas as regras para ter um telefone celular com as quais você possa concordar com antecedência. Certifique-se de que seus filhos saibam quantos minutos por mês eles têm, como verificar quanto usaram e o que acontecerá se eles violarem qualquer acordo (consultar a Sugestão 2 da lista anterior). Combine uma maneira de seus filhos pagarem por minutos usados acima do limite. Converse com eles sobre como é fácil usar acidentalmente minutos extras e incorrer em despesas adicionais.
2. Se você decidir que o seu filho pode ter um celular, certifique-se de que ele use um fone de ouvido até que pesquisas adicionais comprovem que os telefones celulares *não* causam tumores cerebrais pela radiação emitida. Explique os perigos potenciais de um celular para o seu filho.
3. Peça a seus filhos que pesquisem e informem a você sobre a política da escola sobre telefones celulares e discuta essa política com seus filhos.
4. Não deixe seus filhos dirigirem e falarem no celular. Eles podem ser mul-

tados por isso, mas, mesmo que não fossem, seus filhos precisam se concentrar na direção.
5. Discuta maneiras educadas de usar o celular e a importância de desligar os telefones em cinemas ou outros locais públicos. Discuta por que é falta de educação falar ao celular enquanto interage com os outros.
6. Converse com seu filho sobre como lidar com trotes e operadores de *telemarketing* que podem abusar do celular.

Habilidades de vida que as crianças podem aprender

As crianças podem aprender a definir prioridades e orçamento para algo que é importante para elas. Elas também podem aprender sobre o uso responsável e a etiqueta social para ter um telefone celular.

Dicas para os pais

1. Não é direito de nascença do seu filho ter um celular. Não é obrigação sua fornecer ao seu filho um telefone celular.
2. Não subestime a criatividade e a ingenuidade de seus filhos se estiver considerando adicionar o sistema de posicionamento global (GPS) a seus telefones celulares. Você pode estar gastando muito dinheiro extra para saber onde seu filho está... enquanto o celular pode estar posicionado em outro lugar.

REFLEXÕES

O pai de dois gêmeos do ensino fundamental disse aos filhos que eles não poderiam ter um celular até estarem no ensino médio. Quando os filhos entraram no sexto ano, pediram novamente um telefone celular. Seu pai disse: "Vocês precisam me dar dez boas razões pelas quais vocês precisam de um telefone." Ele teve que rir quando a primeira razão foi ligar para casa. "Certo", disse ele. "Tenho certeza de que vocês vão ligar para nós o tempo todo." A segunda razão não foi muito melhor. As crianças disseram que precisavam de um telefone celular para que seus pais pudessem ligar para elas, ao que o pai respondeu: "Nós realmente não precisamos ligar para vocês com tanta frequência." Enquanto os filhos procuravam por mais motivos, ficou evidente que eles queriam um telefone porque todo mundo tinha um.

Os pais eram sábios. Eles disseram aos filhos que o custo mensal mínimo para um telefone celular era de cerca de 5 dólares por semana. Quando os filhos se ofereceram para pagar de sua mesada de 10 dólares por semana, os pais sugeriram outro plano. Eles disseram que iriam dividir o custo com os filhos desde que eles pagassem por qualquer cobrança extra por excessos. Eles também sugeriram que não haveria crédito extra, por isso, se os filhos devessem dinheiro, os telefones ficariam com os pais até que todas as cobranças em excesso fossem pagas. Os pais também disseram que pagariam pelo telefone básico, e se os filhos quisessem atualizações, teriam que pagar por elas. Os filhos perguntaram se tinham uma escolha, e os pais disseram: "Não." Mesmo quando os gêmeos tinham que ficar sem cinema e almoço para cobrir seus erros de excesso, os pais se mantinham firmes às regras. Em pouco tempo os filhos se tornaram responsáveis proprietários de telefones.

Choramingar

"Meu filho choraminga e isso está me enlouquecendo. Punição e suborno não funcionaram. Parece que eu estou choramingando? Eu vou fazer algo pior do que choramingar se não conseguir ajuda!"

Compreender seu filho, a si mesmo e a situação

As crianças fazem o que funciona. Se seu filho está choramingando, ele ou ela está recebendo uma resposta sua. Por incrível que pareça, as crianças parecem preferir punição e raiva a nenhuma resposta. O choro geralmente se baseia no objetivo de buscar atenção indevida. Essa criança acredita que "eu sou aceita apenas se você prestar atenção constante em mim de uma forma ou de outra". Para algumas crianças, é o único método que elas conhecem para atender às suas necessidades. Outras crianças passam por um momento choroso que, em seguida, desaparece, tão rapidamente quanto começou. Algumas das sugestões aqui podem parecer contraditórias dependendo de onde se coloca o foco, na crença ou no comportamento. Escolha a abordagem que parece mais adequada para você.

Sugestões

1. Toda vez que seu filho choramingar, pegue-o(a) no colo e diga: "Aposto que você precisa de um grande abraço." Não diga nada sobre choramingar ou sobre o motivo de a criança estar se queixando – apenas abrace até que ambos se sintam melhor.
2. Deixe seu filho saber que você o ama, mas que choramingar faz doer suas orelhas e que você ficará feliz em esperar até que ele se sinta melhor para discutir o assunto, para que ele consiga usar sua voz normal. Se ele continuar a choramingar, diga-lhe que o ama e que sairá do quarto se ele continuar a choramingar. Se ele continuar, saia.
3. Direcione o problema pelo qual seu filho está se queixando, ao dizer: "Vamos colocar isso na pauta da reunião de família e trabalhar em uma solução em nossa próxima reunião, quando todos nos sentirmos melhor."
4. Use seu senso de humor. Agache-se com os braços estendidos e os dedos balançando e diga: "Lá vem o monstro das cócegas." É provável que ele logo esteja rindo porque você redirecionou a energia dele.
5. Pare de permitir que isso lhe incomode tanto. Essa sugestão pode funcionar sozinha e também pode ser um importante componente de todas as outras sugestões. As crianças podem distinguir quando o comportamento

delas desperta uma reação em você, e elas continuarão a fazer isso se você responder a esse comportamento.

Planejar para evitar problemas futuros

1. Procure a mensagem escondida por trás do choramingo. Talvez seu filho esteja tentando lhe dizer (em código) que ele não se sente amado. Talvez você tenha estado muito ocupado e não tenha percebido o quanto ele se sente negligenciado. Nesse caso, planeje e agende um horário especial regular com seu filho para ajudá-lo a se sentir especial, importante e aceito. Por outro lado, talvez ele esteja deixando você saber que tem uma ideia equivocada de como satisfazer suas necessidades e precise de algum "treinamento" para melhorar suas habilidades de comunicação.
2. Durante um momento feliz em que não haja choramingo, combinem um sinal sobre o que você fará quando ouvi-lo choramingar. Uma possibilidade é puxar sua própria orelha como um lembrete de que você ouve apenas o tom de voz normal. Talvez você coloque os dedos nos ouvidos e sorria. Outra possibilidade é passar a mão sobre o seu coração como um lembrete de que "eu amo você". Deixe seu filho decidir qual sinal funciona melhor para ele. É muito mais eficaz quando ele escolhe o sinal.
3. Diga a seu filho, antecipadamente, o que você vai fazer: "Quando você

choramingar, eu sairei do quarto. Por favor, deixe-me saber quando você estiver disposto a falar em um tom de voz respeitoso, porque eu gosto de ouvir você quando você não está choramingando." Ainda outra possibilidade é compartilhar: "Não é que eu não ouço você. Eu só não quero conversar com você até que use seu tom de voz normal. Eu não respondo a tons de voz chorosos. Estou ansioso para ouvir seu tom de voz respeitoso."

4. Choramingar pode ser um sinal de desencorajamento que irá parar quando a criança se sentir aceita e importante. Ignore o choramingo e encontre muitas maneiras de encorajar seu filho.

Habilidades de vida que as crianças podem aprender

As crianças podem aprender que seus pais as amam, mas não serão seduzidos por suas táticas manipuladoras. As crianças sentem-se melhor sobre si mesmas quando aprendem habilidades eficazes para lidar com suas necessidades e desejos.

Dicas para os pais

1. Alguns estudos fascinantes foram realizados com filhos de pais surdos. Os pesquisadores descobriram que as crianças faziam expressões faciais como se estivessem chorando, mas não emitiam nenhum som. As crianças aprenderam com a experiência que os pais surdos não respondiam aos sons, mas respondiam às suas expressões faciais. As crianças aprendem muito rapidamente o que funciona e o que não funciona.

2. Uma criança malcomportada é uma criança desencorajada. Uma criança cooperativa é uma criança encorajada que aprendeu habilidades sociais respeitosas.

REFLEXÕES

A sra. Jones tinha uma filha pequena, Stacy, que choramingava incessantemente e exigia atenção quase constante. A sra. Jones repreendeu Stacy e afastou-se dela, dizendo que ela poderia se divertir sozinha.

Um dia, uma amiga da sra. Jones falou-lhe para tirar a sorte em uma feira municipal. A cartomante disse que a sra. Jones não viveria para ver as flores desabrochando na próxima primavera. Mesmo que a sra. Jones não acreditasse em adivinhos, ela ficou atormentada com a possibilidade de que não vivesse para ver sua filha crescer. De repente ela não conseguia sentir-se próxima o suficiente de Stacy. Ela queria passar tempo com ela, abraçá-la, ler para ela, brincar com ela. Stacy adorou toda a atenção – por um tempo. Então, ela começou a se sentir sufocada. Em vez de

> exigir atenção constante, ela começou a afastar a mãe e exigir mais independência. Stacy parou de reclamar quando recebeu atenção suficiente para que pudesse parar de exigir atenção indevida.

Choro

"Meu filho é tão sensível que chora por qualquer motivo. Eu acho isso muito chato. Como posso fazer para que ele mude?"

Compreender seu filho, a si mesmo e a situação

Os sentimentos dão informações valiosas sobre quem você é e o que é importante. As crianças precisam aprender que não há problema em sentir o que sentem. Algumas crianças choram facilmente porque têm uma natureza sensível e essa é a maneira de se expressarem. Outras crianças choram para conseguir atenção, poder, vingança, ou como uma demonstração de inadequação. Algumas crianças choram por desapontamento momentâneo, raiva ou frustração. E, claro, os bebês choram porque é o único meio de comunicação deles. A chave é conhecer o seu filho bem o suficiente para saber a diferença e ter habilidades parentais para lidar eficazmente com cada situação.

Sugestões

1. Pegue seu filho ao colo (sente-se ao lado de crianças com mais de 7 anos) e pergunte: "Você gostaria de me contar o que está errado?" Então fique quieto e ouça.

2. Quando seu filho tiver parado de falar, sufoque a tentação de dar um sermão, explicar ou tentar consertar as coisas para a criança. Pergunte: "Há mais alguma coisa?" Essa pergunta muitas vezes incentiva a criança a se aprofundar em sentimentos.

3. Depois de um silêncio longo o suficiente para ter certeza de que seu filho acabou de falar e se sente mais calmo, pergunte: "Você gostaria de levantar algumas soluções comigo?" Muitas vezes não há necessidade de buscar soluções. Seu filho simplesmente precisava de conforto, de ser ouvido e levado a sério.

4. Quando seu filho se sentir muito aborrecido ou hostil para se sentar no seu colo ou para conversar, diga: "Não esconda seus sentimentos. Você tem direito a eles. Deixe-se sentir triste. Avise-me se você quiser falar sobre isso." Então, saia do ambiente se a criança estiver sendo verbalmente abusiva com você, ou diga: "Você quer ir para o seu quarto ou outro lugar que o ajude a se sentir melhor até que você tenha vontade de ficar perto de pessoas? Se não, eu vou para o meu quar

to e você pode ir me chamar quando estiver pronto."

5. Você pode usar a escuta reflexiva, que pode ser feita com a boca fechada: Humm. Hum. Depois permita que ele resolva o problema sozinho, a menos que peça sua ajuda.

6. Você poderia usar a escuta ativa, o que significa ouvir entre as palavras e verbalizar seus sentimentos mais profundos: Você se sente realmente zangado, magoado, chateado – ou o que você achar que ele possa estar sentindo. Novamente às vezes isso é suficiente. Pode ser muito válido para uma criança sentir-se compreendida.

Planejar para evitar problemas futuros

1. Comece cedo a ensinar seu filho que tudo bem ter sentimentos não invalidando os sentimentos deles. Quando seu filho diz: "Estou com fome." Não diga: "Não, você não está. Você acabou de comer há vinte minutos." Diga: "Sinto muito que você esteja com fome. Acabei de arrumar tudo do almoço e não estou disposta a preparar mais comida agora. Você pode esperar até o jantar ou escolher algo da prateleira de lanche saudável." Isso respeita os sentimentos e as necessidades da criança e os seus próprios.

2. Ensine as crianças a usar a honestidade emocional para expressar seus sentimentos: "Eu sinto _____ porque _____ e eu gostaria _____." (Eu me sinto chateado quando meu irmão derruba meus bloquinhos de construção porque eu trabalhei duro naquela montagem, e eu gostaria que você dissesse a ele para deixar meus brinquedos em paz.) Usar a honestidade emocional não significa que os outros sentirão o mesmo ou lhe darão o que você quer.

3. Encoraje as crianças a colocarem as coisas sobre as quais estão incomodadas na pauta da reunião de família, para que toda a família possa ajudar com as soluções.

4. Seu filho precisa de aceitação incondicional por quem ele é. Se ele é sensível, aceite esse traço de personalidade mesmo que ele seja diferente de você ou do seu ideal. Também ajudará se você se concentrar no lado positivo. Muitas mulheres desejam se casar com homens mais sensíveis e vice-versa. Diversidade em personalidades é uma das coisas que torna o mundo interessante.

5. Sempre que um comportamento se torna um padrão, o planejamento antecipado é apropriado. Diga ao seu filho que você respeita o direito dele de sentir o que sente. Se quiser sua ajuda para resolver problemas, ele pode avisar quando estiver pronto. Deixe-o saber que não é eficaz tentar resolver problemas no momento em que ele está chateado, mas que você estará disponível se ele quiser sua ajuda para resolver o problema mais tarde. (Ajudar as crianças a resolver um problema quando elas pedem ajuda é muito diferente de tentar ajudar porque você

sente a necessidade de resgatar ou superproteger.)

6. Nunca compare um irmão com outro ou com qualquer outra pessoa. Isso é desrespeitoso e desencorajador.

Habilidades de vida que as crianças podem aprender

As crianças podem aprender que seus sentimentos são importantes e que outras pessoas irão ouvi-las e ajudá-las a compartilhar seus sentimentos com respeito. As crianças aprendem que os sentimentos não estão certos ou errados. São apenas sentimentos. Sentimentos dão informações valiosas. Os sentimentos independem das ações. As crianças podem aprender que, expressando seus sentimentos, elas se sentem melhor. Elas aprendem que não há problema em sentir o que sentem e que podem lidar com seus sentimentos, assim como seus pais.

Dicas para os pais

1. Chorar e rir são processos naturais e saudáveis para aliviar o estresse – tanto para meninos como para meninas. Normalmente, as pessoas que são ensinadas a não chorar têm que rir duas vezes mais para compensar, porque riem para encobrir a dor.
2. As crianças devem poder chorar a fim de preservar sua saúde mental. No entanto, se você acha que elas estão usando o poder das lágrimas para manipulá-lo, reconheça a preocupação delas sem entrar em sua manipulação.
3. Não é seu trabalho consertar os sentimentos de seus filhos. É seu trabalho aceitar que seus filhos tenham sentimentos, ajudá-los a nomear os sentimentos e expressá-los de maneira respeitosa.

REFLEXÕES

Julius passou um lindo dia na praia com a avó. Quando chegou a hora de ir embora, ele ligou seu "poder das lágrimas" e começou a chorar. Você poderia pensar que seu pequeno coração estava partido enquanto ele soluçava por ter que ir embora. A avó conseguiu chamar sua atenção por tempo suficiente para perguntar: "Você gostaria de dizer adeus ao mar?" Imediatamente, Julius esqueceu de chorar para que pudesse cumprir sua tarefa de ajudar o mar a se sentir melhor. "Tchau, tchau, vou sentir sua falta. Vejo você amanhã." As lágrimas pararam e Julius se sentiu confortado. E o mesmo aconteceu com o mar.

Compartilhamento/egoísmo

"Meu filho se recusa a compartilhar seus brinquedos com outras crianças. Quando seus amigos vêm brincar, ele arranca os brinquedos das mãos deles e grita: 'Largue isso, não toque, é meu!' Outro dia, ele bateu na irmã quando ela pegou um de seus livros. Ela correu gritando para seu quarto enquanto ele gritava com ela: 'Não mexa nas minhas coisas!'"

Compreender seu filho, a si mesmo e a situação

Compartilhar não é uma característica inata; é algo aprendido. Às vezes os pais esperam que seus filhos consigam compartilhar antes que estejam na fase de desenvolvimento em que isso é apropriado. (Muitos adultos ainda não gostam de compartilhar.) Se houver mais de uma criança na casa, provavelmente haverá brigas sobre compartilhamento. Isso é natural, mas não significa que os pais devem ignorar esse fato. Muitas vezes, a solução dos pais para esse problema é dizer à criança: "Você deve compartilhar seus brinquedos ou ninguém vai gostar de você" ou "Como você pode ser tão egoísta?" É importante separar a criança do comportamento e certificar-se de que a mensagem de amor seja compreendida. Você também deve ensinar às crianças quando é apropriado compartilhar e quando não compartilhar – e como encontrar soluções ganha-ganha.

Sugestões

1. Não espere que as crianças compartilhem antes dos 3 anos de idade sem muita ajuda. Às vezes elas parecem muito generosas, e outras vezes não querem compartilhar nada. Você pode precisar ter mais de um brinquedo favorito por perto em caso de conflitos, ou usar de distração para fazer com que as crianças pequenas se interessem por outra coisa. Mesmo depois dos 3 anos, compartilhar nem sempre é fácil. (Você não tem algumas coisas que não quer compartilhar?)

2. Quando as crianças têm menos de 3 anos, geralmente funciona oferecer outra coisa para elas brincarem ou fazerem a fim de distraí-las. Com crianças mais velhas, não há problema em pedir-lhes para colocar um brinquedo pelo qual estão brigando em uma prateleira até que possam elaborar um plano que funcione para ambos e possam compartilhá-lo sem brigar.

3. Se seus filhos estão sendo incomodados por bebês ou crianças que pegam seus brinquedos, ajude-os a encontrar um lugar para brincar que esteja fora do alcance das mãos dos pequenos.

Planejar para evitar problemas futuros

1. Tenha brinquedos que são feitos para compartilhar, como jogos de tabuleiro, equipamento de *croquet**, materiais de arte etc.

---

* N. T.: *Croquet* é um jogo para dois ou quatro jogadores. O objetivo é marcar pontos ao acertar as bolas com um taco através de uma sequência de aros e contra uma pequena estaca central.

2. Compartilhe algo seu com a criança dizendo: "Eu quero compartilhar isto com você." Também deixe claras suas expectativas sobre como você deseja que o item seja usado e devolvido. Você pode ficar agradavelmente surpreso ao notar que, de tempos em tempos, seu filho pode compartilhar algo com você sem que tenha sido solicitado. Quando isso acontecer, diga: "Muito obrigado por compartilhar. Você está realmente ficando bom nisso."

3. É mais fácil para as crianças compartilharem algumas coisas se não tiverem que compartilhar tudo. Ajude seu filho a encontrar uma prateleira ou caixa especial para as coisas que ele não deseja compartilhar. Certifique-se de que uma das regras da família seja: "Não entramos no quarto de alguém ou usamos as coisas dessa pessoa sem sua permissão."

4. Uma criança não deve ser obrigada a compartilhar um brinquedo que pertence apenas a ela caso não queira. Se seus filhos estão com amigos em casa, discuta antecipadamente quais brinquedos eles estão dispostos a compartilhar. Sugira que eles guardem as coisas que não querem compartilhar. Discuta com seu filho a diferença entre compartilhar seus próprios brinquedos e os brinquedos que eles encontram nas casas de outras pessoas ou na escola ou creche. Compartilhar nessas situações pode criar ou terminar uma amizade.

5. Dê exemplos de respeito pelos objetos alheios e de que as pessoas nem sempre compartilham tudo ao dizer para as crianças que desejam usar algo que lhe pertence: "Isso é meu e não estou pronta para compartilhá-lo agora. Eu tenho outras coisas que quero compartilhar, mas não isso." Se você decidir compartilhar algo muito especial para você, deixe claras as suas expectativas sobre como você quer que o objeto seja usado e devolvido. Se outros objetos não tiverem sido devolvidos no passado, peça uma garantia, como um brinquedo ou *videogame* favorito. Devolva a garantia quando receber o item de volta.

6. Use a reunião de família para as crianças discutirem seus sentimentos sobre compartilhamento. Uma vez por mês inclua um momento na reunião de família para que cada um conte sobre quando compartilhou algo e como se sentiu. Muitas vezes a família pode elaborar um cronograma de rodízio dos brinquedos mais disputados, como *videogames*. Se as crianças ainda não conseguirem compartilhar sem brigar, não há problema em guardar os brinquedos até que elas ou a família achem uma solução ganha-ganha.

7. Ensine que compartilhar inclui mais do que bens materiais. Pode incluir compartilhar tempo, sentimentos ou ideias. Enquanto coloca os seus filhos na cama à noite, convide-os a compartilhar seu momento mais triste e o momento mais feliz daquele dia. Compartilhe seus momentos mais tristes e felizes do dia também.

Habilidades de vida que as crianças podem aprender

As crianças podem aprender que há momentos para compartilhar e momentos em que se deve respeitar o não compartilhamento. Elas podem aprender que compartilhar envolve muito mais do que compartilhar coisas.

Dicas para os pais

1. As crianças precisam ter privacidade e limites que sejam respeitados. Elas não devem ter que compartilhar tudo com todo mundo.
2. Não diga às crianças que elas são egoístas nem as rotule com qualquer outro termo desrespeitoso. Certifique-se de dizer: "Estou insatisfeito com a maneira como você brigou com sua irmã durante o jogo."
3. Quando alguém chama outra pessoa de egoísta, será que a pessoa o fez porque não está conseguindo o que quer?

REFLEXÕES

Quando June era criança, a mãe lhe disse que ela era egoísta porque não queria compartilhar seus brinquedos com os irmãos mais novos. Essa foi uma conversa movida pela raiva da mãe, e funcionou para que June fizesse o que sua mãe queria. Sendo a primogênita, June decidiu que o que a mãe dizia era verdade e que ela era egoísta. June também decidiu que não podia ter algo que fosse apenas dela ou fazer alguma coisa que fosse apenas para ela.

Quando June se casou, ela se submetia ao marido sempre que ele insinuava que ela era egoísta. Por causa disso, June teve muito ressentimento com o qual ela nunca lidou, e esse ressentimento criou muitos problemas em seu relacionamento com o marido. Quando os filhos nasceram, June se sacrificava pelas crianças e deixava suas necessidades de lado, pois não queria ser egoísta. Além de criar ressentimentos sobre ser mãe, June inadvertidamente treinou seus filhos para serem mimados, exigentes e os estragou porque nunca dizia não.

A história de June não é incomum. Muitos adultos ainda vivem com os rótulos que receberam quando crianças. Lembre-se sempre de responder ao comportamento e nunca xingar ou rotular, ou você pode causar mais danos do que imagina.

Comportamento inadequado e interrupções

"Não consigo falar ao telefone ou conversar com uma amiga sem interrupções constantes da minha filha de 3 anos. Eu disse a ela uma centena de vezes para não me interromper, mas ela ainda faz isso."

Compreender seu filho, a si mesmo e a situação

Muitas vezes as crianças chegam à conclusão equivocada de que a sua aceitação e importância estão ameaçadas quando seus pais se concentram em algo ou em outra pessoa. Pode ser eficaz entender que isso é normal e lidar com a ameaça de maneira respeitosa, em vez de piorar a situação por causa de raiva ou punição. Quanto mais a criança exige, mais os pais – e professores – lhes dão atenção, seja positiva ou negativa. Na verdade, as crianças que são inconvenientes frequentemente recebem *muita* atenção – não muito pouca. Nenhuma quantidade de atenção pode preencher o vazio das crianças que acreditam que não são aceitas a menos que tenham atenção constante.

Quanto mais tempo esse problema frequentemente difícil é para você e seu filho. Portanto, é extremamente importante começar cedo, na infância, estabelecendo seus limites de atenção e aderindo a eles. Você também precisa dar a seus filhos oportunidades para encontrar aceitação por meio da cooperação e contribuição. Quando você respeita a si mesmo e às crianças, sabe que não há problema em ter tempo para si mesmo e que seus filhos podem descobrir como se distrair. Eles não vão morrer por falta de atenção.

Sugestões

1. Quando um amigo aparecer, diga ao seu filho: "Eu gostaria de passar cinco minutos com você sem interrupções do meu amigo. Então eu gostaria de um tempo ininterrupto com meu amigo. Você primeiro, depois meu amigo." (Deixe seu amigo saber antecipadamente o que você gostaria de fazer e por quê – ajudar seu filho a se sentir amado e a aprender a respeitar o seu tempo também.)

2. Para as idades de 2 a 5 anos, diga: "Você quer um livro ou um brinquedo e sentar-se ao meu lado enquanto eu estou ao telefone?" Para as idades de 5 a 8 anos, diga: "Eu quero um tempo ao telefone com meu amigo. Que ideias você tem para manter-se ocupado por dez a quinze minutos para não precisar me interromper?"

3. Diga ao seu filho: "É um problema para mim quando sou interrompido enquanto falo ao telefone ou quando visito um amigo. Você pode escrever esse problema na pauta da reunião de família para mim, ou eu faço isso?

4. Se seu filho tiver esperado o dia todo para brincar com você quando chegasse do trabalho, ignore as tarefas e passe quinze minutos se divertindo com ele ou peça para ele trabalhar com você.

5. Passe tempo com seu cônjuge e outros adultos enquanto seus filhos estiverem por perto. Isso permite que eles saibam

que receberão parte do seu tempo, mas não todo. Se eles interromperem, vá para outro cômodo onde você pode colocar uma porta entre você e eles ou peça para eles brincarem em algum outro lugar.

6. Informe seus filhos de que você os ouve interrompendo, mas escolhe não responder quando está ocupado fazendo outras coisas. Uma maneira de fazer isso é usar uma resposta não verbal, como colocar a mão em seu ombro, ignorando suas demandas. Isso permite que eles saibam que você se importa com eles, mesmo que não responda a demandas constantes.

Planejar para evitar problemas futuros

1. Se o seu filho estiver sendo inconveniente, planeje um tempo especial com ele/ela, onde ele/ela esteja sozinho(a). Quando ele incomodar você, diga: "Esta não é a nossa hora de brincar. Eu estou ansiosa para o nosso tempo especial às 14h."

2. Estabeleça locais onde seus filhos possam brincar em segurança e divertir-se. Deixe seus filhos saberem que você ainda os ama quando estiver ocupado com um amigo ou outra criança, mas não for hora de você estar com eles. Tente ajustar o cronômetro para o tempo de que você precisa sem interrupções. Se eles não puderem lidar com isso, peça-lhes para brincar em seus quartos e tente novamente mais tarde.

3. Informe a seus filhos quando você estará disponível para certas atividades,

por exemplo: "Estou livre das 19 às 21h para ajudar com a lição de casa." "Terei prazer em levar você à biblioteca na segunda e na quinta-feira depois da aula." "Eu gostaria de ler o jornal primeiro e depois ouvir sobre o seu dia." Então aja de acordo. Mantenha o controle de sua programação.

4. Espere até que as crianças pequenas estejam dormindo para fazer ligações. Para as idades de 3 a 4 anos, deixe seu filho ajudá-lo a colocar alguns brinquedos favoritos em uma caixa. Coloque uma etiqueta e escreva nela "caixa de telefone". Combine com antecedência com seu filho para ele manter-se ocupado com a caixa de telefone enquanto você estiver fazendo ligações.

5. Tenha uma gaveta de bugigangas perto do telefone. Existem todos os tipos de coisas interessantes que você pode colocar em uma gaveta de bugigangas. Deixe seu filho explorar a gaveta quando você estiver ao telefone.

6. Discuta o problema em uma reunião de família e ouça as ideias de todos sobre como resolver o problema.

Habilidades de vida que as crianças podem aprender

As crianças podem aprender que são amadas e importantes mesmo quando não são o foco da atenção. Elas podem cuidar de si mesmas enquanto respeitam os desejos dos pais de prestar atenção a outras pessoas ou coisas. Elas podem experimentar o conceito de dar e receber. Elas podem se divertir sozinhas. Elas se sentirão melhor quando a satisfação vier de dentro, em vez de precisar constantemente buscar a atenção dos outros.

Dicas para os pais

1. Como esse problema requer muita concentração e comprometimento de sua parte, certifique-se de ter um plano e siga-o de forma consistente até que seu filho aprenda que você tem direito a um tempo ininterrupto.

2. Sempre que você tiver um problema recorrente, será mais eficaz se lidar com a crença por trás do comportamento (ajudar a criança a se sentir aceita e importante) e reservar um tempo para o treinamento.

3. Você prestará um serviço real a seus filhos se os ajudar a corrigir sua noção equivocada de que eles só contam quando são o centro das atenções. Se fizer isso enquanto seus filhos estão crescendo, você pode poupar-lhes anos de rejeição e isolamento como adultos.

REFLEXÕES

Durante um dos nossos cursos "Ensinando habilidades para criar filhos com a Disciplina Positiva", estávamos fazendo uma dramatização de como ajudar eficazmente as crianças com o objetivo equivocado da "atenção indevida". O grupo que planejou a dramatização escolheu o comportamento de interromper enquanto a mãe estava ao telefone. Na cena um, a pessoa que estava representando ela retratou maneiras ineficazes de lidar com essa situação. Ela repreendeu a pessoa que interpretava sua filha de 3 anos. Na segunda cena, a mãe utilizou um método eficaz: ela disse "com licença" à pessoa com quem estava falando ao telefone. Então ela tirou o relógio do pulso e o entregou para a filha, dizendo: "Querida, por favor, pegue meu relógio e me diga quando o segundo ponteiro (ela mostrou qual deles) vai até o fim e alcança o doze no topo duas vezes." Então ela começou a falar novamente. Sua filha observava atentamente o relógio de pulso. Quando sua mãe desligou o telefone, a menina disse: "Mamãe, mamãe, você tinha mais tempo."

Essa dramatização retratou uma excelente maneira de redirecionar a criança e mostrar-lhe como obter atenção de maneira útil. Outra participante tinha um método igualmente eficaz, mas diferente. Ela colocou o dedo nos lábios, carinhosamente deu um tapinha no filho e continuou falando. Primeiro a criança tentou interromper mais. Então ele bateu o pé e cerrou o punho. Aí ele encontrou um brinquedo e começou a brincar.

Na sala de aula, os professores descobriram que um lembrete não verbal previamente combinado funcionava maravilhosamente bem. Uma professora tinha um acordo de que, sempre que uma das crianças falasse fora de hora, ela levantaria um dedo. Ela nunca passou de três dedos antes de a criança parar de interromper e esperar sua vez.

Compras com as crianças

"Eu não posso pagar uma babá quando vou às compras, então tenho que levar meus filhos comigo. Eles correm, se escondem e fazem birras até eu lhes comprar um brinquedo ou guloseima. Eu vejo outras crianças com seus pais e elas parecem muito bem-comportadas. Há algo de errado com meus filhos?"

Compreender seu filho, a si mesmo e a situação

Nós vemos tanto pais malcomportados em supermercados e *shoppings* como crianças malcomportadas. Vemos os pais gritando, batendo, fazendo exigências inadequadas para a idade das crianças, cedendo e usando suborno. Algumas crianças não querem ir às compras mais do que seus pais anseiam por levá-las. Mas há algumas maneiras de tornar as compras mais agradáveis quando você tem que levar seus filhos.

Sugestões

1. Discuta o comportamento que você espera de seus filhos antes de sair de casa. Muitas crianças não sabem o que seus pais esperam. Deixe seus filhos saberem com antecedência o que você vai fazer e, em seguida, se eles se comportarem mal, leve-os para o carro e deixe-os saber que eles podem tentar novamente quando estiverem prontos. Então fique de boca fechada, leia um livro e dê tempo para eles se acalmarem. Se eles não se acalmarem, talvez seja necessário sair e tentar novamen-

te outro dia. Isso funciona muito bem se você avisar com antecedência o que acontecerá se eles se comportarem mal, se for gentil e firme e se não adicionar sermões ou vergonha.

2. Se houver carrinhos com assentos ou carrinhos para crianças, coloque seus filhos neles. Se eles saírem, diga-lhes que não está tudo bem e coloque-os no lugar deles. Siga em frente agindo e usando o mínimo possível de palavras. As crianças sabem quando você está falando sério.

3. Não deixe as crianças sozinhas no carro ou na loja esperando por você, mesmo que seja por alguns minutos. É inseguro e muito assustador para a criança.

4. Se puder, dê uma tarefa às crianças, como ajudar a empurrar o carrinho, encontrar a lata ou caixa que você está procurando no supermercado ou ajudar a carregar as sacolas. Dê os itens para as crianças pequenas e peça-lhes que os coloquem no carrinho.

5. Se os seus filhos fugirem, vá atrás deles e peça-lhes que segurem a sua mão, ou o carrinho, se estiver no supermercado. Quanto mais rápido você apenas agir (em vez de gritar ordens para as crianças de outro corredor ou ignorá-las), mais elas saberão que você está falando sério.

6. Seja flexível e disposto a abreviar a compra se as crianças forem muito indisciplinadas. Há momentos em que você pode ter que deixar suas compras e tentar novamente em outra ocasião. Se o seu filho escolher uma loja para

ter um ataque de birra, você pode esperar em silêncio até que ele tenha terminado, segurá-lo com firmeza enquanto faz o pagamento ou abraçá-lo até que se acalme. Não deixe que o poder das lágrimas influencie você.

7. Se seus filhos quiserem comprar algo para si mesmos, é hora de começar com uma mesada (ver *Mesada*).

Planejar para evitar problemas futuros

1. Quando as crianças ajudam a planejar os cardápios, elas ficam mais interessadas em encontrar os ingredientes no supermercado.
2. Se seus filhos tiverem uma mesada para roupas, marque um dia para passar um tempo especial fazendo compras com cada um deles, individualmente, em vez de tentar fazer isso quando você também precisa fazer compras. Não apresse as crianças.
3. Sugira que as crianças escolham um brinquedo ou um livro que possam levar, para o caso de ficarem entediadas.
4. Não prometa guloseimas ou brinquedos como suborno se as crianças se comportarem. Se você deseja criar uma rotina de fazer algo divertido depois das compras, certifique-se de que não dependa do comportamento de seus filhos. Fazer compras pode ser muito mais divertido se as crianças souberem que primeiro você faz as compras e depois para a fim de tomar chocolate quente ou alguma outra coisa gostosa.

5. Dê às crianças uma mesada. Se elas querem coisas especiais, diga que têm uma mesada. Se elas não puderem pagar por um item, ajude-as a descobrir como economizar, em vez de adiantar o dinheiro para elas.
6. Se você não está fazendo compras para seus filhos, e se for possível, você pode pedir a um amigo para ficar com eles, fazer com que seu cônjuge cuide dos filhos ou colocá-los em uma creche.
7. Explique aos seus filhos que há momentos em que você precisa levá-los às compras, e que você entende que pode não ser muito divertido para eles e aprecia a ajuda deles. Pergunte se há algo que você pode fazer para tornar a saída mais agradável.

Habilidades de vida que as crianças podem aprender

As crianças aprendem sobre dar e receber e a se divertir sozinhas. Elas também aprendem a se orientar em uma loja, ajudam a família a fazer compras e cooperam.

Dicas para os pais

1. É humilhante e desrespeitoso gritar com seu filho, bater nele ou ameaçá-lo em público. (É humilhante fazer a mesma coisa em casa, mas é pior quando há uma plateia.) Você pode fazer com que eles saibam que você está com raiva e que conversarão sobre o que está incomodando no carro, em casa ou em uma reunião de família.

REFLEXÕES

Algumas crianças adoram passear em livrarias e lojas e outras detestam. As crianças que tiveram experiências de ir às compras rapidamente, que têm controle sobre seu dinheiro e recebem uma mesada tendem a gostar de fazer compras mais do que aquelas que são arrastadas sem qualquer consideração por suas necessidades.

Uma família decidiu ajudar seus filhos adolescentes, que odiavam fazer compras, a aprender que isso pode ser divertido. Eles planejaram um dia em São Francisco sem nenhum outro compromisso além de fazer compras divertidas. Eles levaram as crianças para almoçar, deixaram-nas subir e descer as escadas rolantes em uma grande loja de departamentos, pararam em lojas de animais, lojas de revistas em quadrinhos e lojas populares e baratas. Eles fizeram tudo o que achavam que as crianças gostariam – até andaram de bonde.

Os garotos estavam irritados, mal-humorados e passaram o dia todo reclamando. Por quê? Ninguém havia pensado em perguntar aos meninos se gostariam de participar dessa atividade. Acreditaram que eles adorariam a experiência, mas, como não fizeram parte do planejamento, eles se sentiram forçados, controlados e reagiram de acordo. Se os pais tivessem perguntado e tivessem pedido ajuda para planejar o dia com antecedência, eles poderiam se sentir mais envolvidos e o dia poderia ter tido um resultado muito diferente.

---

2. Se você fizer compras rapidamente, é mais provável que as crianças queiram lhe acompanhar. Certifique-se de planejar momentos em que seus filhos não estejam cansados ou com fome.

Conflitos matinais

"Quando meus filhos saem para a escola todas as manhãs, meus nervos estão esgotados e estou praticamente em lágrimas por ter brigado com eles para se prepararem. Então, quando finalmente saem pela porta, eu me deparo com uma grande bagunça para limpar e apressar-me para ir trabalhar. Como faço meus filhos cooperarem e se prepararem de manhã?"

Compreender seu filho, a si mesmo e a situação

O ambiente familiar é estabelecido pelos pais, e o tom do dia é definido de manhã. Muitas crianças e pais começam todos os dias com uma luta porque, como já dissemos muitas vezes, as crianças continuam a fazer o que funciona. Muitas vezes funciona para as crianças ignorarem as reclamações e sermões de seus pais e permitir que eles façam tudo por elas. As sugestões a seguir ajudarão você a estimular a cooperação de seus filhos, que ajudará todos a se sentirem melhor, para que o dia transcorra mais suavemente para todos.

Sugestões

1. Até agora você já deve saber que uma das nossas ferramentas parentais favoritas é envolver as crianças na criação de rotinas (ver *Planejar para evitar problemas futuros*, item 1). Em vez de incomodar ou falar, deixe a rotina ser o "chefe". Simplesmente pergunte: "O que vem a seguir no seu quadro de rotinas?"

2. Defina um prazo para as tarefas da manhã. Em muitas famílias, o prazo é o café da manhã. Você pode estabelecer um lembrete não verbal para mostrar que a criança ainda tem um trabalho inacabado. Virar o prato vazio de cabeça para baixo (como um lembrete não verbal do que foi discutido com antecedência) na mesa do café funciona bem.

3. Gaste seu tempo cuidando das suas tarefas e se preparando. Não importune ou lembre as crianças sobre o que elas precisam fazer. Deixe-as experimentar as consequências do esquecimento. Se uma criança vier à mesa com tarefas inacabadas, vire o prato de cabeça para baixo e deixe-a terminar o trabalho antes de se juntar ao resto da família para o café da manhã. Se as crianças perderem o ônibus, deixe-as andar. (Uma mãe acompanhava com seu carro para ter certeza de que seu filho estava seguro, enquanto permitia que ele cuidasse de si mesmo ao ir a pé quando perdia o ônibus.) Se eles esquecerem de levar o dever de casa ou a lancheira, permita que experimentem as consequências que seus professores definirem ou que fiquem com fome (o que é improvável, porque outras crianças vão compartilhar seus almoços).

4. Se for difícil para você se abster de falar, tome um longo banho enquanto seus filhos se preparam para a escola.

5. Estabeleça um acordo de que a televisão não será ligada de manhã até que as tarefas sejam feitas. Se seus filhos estiverem assistindo à televisão e o trabalho deles estiver incompleto, basta desligar o aparelho.

Planejar para evitar problemas futuros

1. Crie um quadro de rotina matinal. Sente-se com seus filhos em um momento em que se sinta calmo e ajude-os a criar uma lista de coisas que precisam fazer para estarem prontos para a escola todos os dias. Ajude-os a criar um quadro que os auxilie a lembrar das coisas em sua lista. (Ver *Estabeleça rotinas*, p. 17, para formas criativas de fazer quadros.) O quadro deve ser usado como um lembrete e não como uma forma de recompensar as crianças por fazer o que precisa ser feito.

2. Consiga despertadores para as crianças assim que elas começarem a ir à escola e ensine-as a usá-los.

3. As crianças aprendem sobre responsabilidade e contribuição quando incluem um pequeno trabalho que ajuda a família como parte de sua lista: ar-

rumar a mesa, fazer torradas, despejar o suco, mexer os ovos ou ajudar a lavar a louça.

4. Deixe seus filhos decidirem de quanto tempo eles precisam para realizar tudo em suas listas e, em seguida, marque o tempo que eles precisam ajustar em seus despertadores. Permita que eles aprendam com seus erros.

5. Reserve tempo para treinar e divirta-se ensaiando como será de manhã desde o momento em que o alarme disparar.

6. Evite salvar as crianças que precisam de um pouco de tempo para aprender a ser responsáveis. Entre em contato com os professores e explique seu plano para ajudar seus filhos a aprenderem a ser responsáveis para se levantarem e irem para a escola pela manhã. Pergunte aos professores se eles estariam dispostos a permitir que as crianças experimentassem as consequências de chegar atrasados à escola. Geralmente são necessários um ou dois atrasos para alterar os hábitos de uma pessoa lenta de manhã. Ela pode ter que ficar no intervalo ou depois da aula para compensar o trabalho que perdeu.

7. Como parte da rotina de dormir de seus filhos, inclua a preparação para a manhã seguinte, como decidir o que eles querem usar (com crianças pequenas, colocar as roupas no chão ao lado da cama na forma de uma pessoa) e colocar a mochila com a lição perto da porta da frente. Muitas dificuldades matinais podem ser evitadas com a preparação da noite.

8. Não se esqueça de discutir os problemas matinais durante uma reunião de família e peça a todos que pensem em ideias para tornar as manhãs uma experiência positiva.

Habilidades de vida que as crianças podem aprender

As crianças podem aprender a planejar seu tempo e contribuir com a família. Elas podem aprender que têm controle sobre seu tempo e podem se sentir tão apressadas ou calmas quanto quiserem. Elas são capazes e não precisam ser tratadas como bebês para fazerem as coisas.

Dicas para os pais

1. Não faça pelas crianças o que elas podem fazer por si mesmas. Empodere seus filhos, ensinando-lhes habilidades em vez de ser escravo deles.

2. Alguns pais dormem enquanto seus filhos se preparam. Em vez de ver isso como negligência, notamos que as crianças frequentemente se tornam muito responsáveis. Se esse plano funcionar para você, certifique-se de encontrar momentos especiais para passar com seus filhos no final do dia.

REFLEXÕES

Gibson, de 6 anos, criou um quadro de rotina na forma de um grande relógio que representa um horário da manhã (das 6h30 às 7h30), usando um prato de papel para traçar um grande círculo em uma cartolina. Então ele fez uma lista de todas as coisas que tinha que fazer para se preparar para a escola e descobriu de quanto tempo ele precisava para cada tarefa. Seu pai tirou fotos dele fazendo cada tarefa e Gibson colou-as no relógio ao lado do tempo que levaria. No topo do relógio, ele escreveu 6h30 e colou uma foto dele acordando. Seguindo no sentido horário, ele escreveu 6h34 porque decidiu se vestir em quatro minutos, então colou uma foto de si mesmo se vestindo ao lado desse horário. Ao lado de 6h36 ele colou uma foto dele fazendo sua cama (dois minutos). Entre 6h36 e 6h46 colocou uma foto dele tomando café da manhã (10 minutos). Ao lado de 6h48 estava uma foto dele escovando os dentes. Entre 6h48 e 6h53 havia uma foto dele fazendo seu próprio lanche. Gibson ficou encantado ao descobrir que tinha tempo, de 6h53 a 7h25 (32 minutos), para brincar com seus brinquedos. (Antes de ele fazer esse quadro de rotina, parecia que a manhã toda era gasta com ele tentando brincar com seus brinquedos entre cada tarefa matinal e ouvindo seu pai lhe pedir que se apressasse e fizesse suas tarefas matinais.) Ele pediu ao pai para tirar várias fotos dele brincando com brinquedos diferentes para colar em mais da metade de seu relógio de uma hora. A foto ao lado das 7h25 mostrava ele colocando o casaco e a mochila para ir para a escola. Gibson adorava seguir seu quadro de rotina matinal – e seu pai achava que estava no "paraíso" por não ter que reclamar.

Conflitos na hora de dormir

"Nossos filhos nos deixam loucos todas as noites. Eles sabem que é hora de ir para a cama, mas querem outro copo de água, mais uma história, a luz acesa, as cortinas fechadas, depois as cortinas abertas. Eles nos mantêm ocupados por uma hora indo várias vezes ao banheiro e depois gritam como loucos quando finalmente nos recusamos a ir ao seu quarto mais uma vez. A última gota-d'água foi quando, na outra noite, o nosso filho de 8 anos chorou porque não podia ficar acordado até tão tarde como o irmão, de 10 anos."

Compreender seu filho, a si mesmo e a situação

Não há uma criança em qualquer lugar que não tente adiar a hora de dormir pelo menos de vez em quando. Querer ser aceito e fazer parte da ação é uma necessidade humana. Problemas graves na hora de dormir, no entanto, são na maioria das vezes criados por pais que se envolvem em disputas por poder. Quanto mais você envolve seus filhos na criação de rotinas, mais eles experimentam organização e ordem. É importante que as crianças participem, mas não que mandem na família. Pais que deixam as crianças tratá-los como animais de circo treinados à noite estão claramente deixando as crianças ditarem as regras.

Sugestões

1. Esteja disponível durante a rotina da hora de dormir – o que não deve demorar mais do que vinte a trinta minutos (consultar a criação de quadros de rotina a seguir) – em vez de tentar fazer outras dez coisas. Uma das razões pelas quais as crianças buscam mais atenção é que elas não receberam uma boa dose de sua atenção total.

2. Uma vez que você tenha dado a sua atenção total por pelo menos vinte a trinta minutos na hora de dormir, atenha-se ao tempo previsto para a rotina. Seus filhos sabem quando você está falando sério. Eles sabem quando há espaço para argumentação e quando não há.

3. Depois que seu filho estiver na cama e você tiver concluído a rotina da hora de dormir, NÃO se deite com seu filho até que ele adormeça. Uma vez que é oficialmente hora de dormir, é hora de você sair do quarto. Recuse-se a jogar o jogo da disputa por poder. Se ele sair do quarto, gentilmente pegue-o pela mão e com gentileza e firmeza, sem falar, devolva-o ao seu quarto. Não explique ou fale sobre o que deve acontecer a seguir. Seu filho já sabe. Ações falam mais alto que palavras e não deixam espaço para discussões. Talvez seja necessário repetir essa ação várias vezes antes que as crianças saibam que você está falando sério e que seguirá com uma ação gentil e firme.

As crianças "pertencem" aos seus próprios quartos e suas próprias camas. Se elas vierem para a sua cama no meio da noite, leve-as com gentileza e silenciosamente de volta para a cama delas, dê-lhes um beijo e volte para o seu quarto. Faça isso quantas vezes precisar até que seu filho saiba que sua cama é para você.

4. Se seus filhos desenvolveram o hábito da manipulação, pode levar de três a cinco noites de gentileza e firmeza (devolvê-los a suas camas, sem palavras) antes que eles saibam que podem acreditar que você faz o que diz. As crianças se sentem mais seguras com pais que são gentis e firmes do que com pais que podem ser manipulados ou que são firmes demais sem serem gentis.

5. Se você tem se envolvido em disputas por poder ou permitido que seus filhos o manipulem, sente-se com eles e admita seu erro. Diga-lhes que você permitiu que eles formassem alguns hábitos na hora de dormir que não são bons para eles nem para você. Esse é um bom momento para começar a ensinar-lhes que erros são oportunidades maravilhosas para aprender, e que agora vocês podem aprender juntos a resolver o problema.

6. Alguns pais colocam fechaduras do lado de fora das portas dos filhos para mantê-los em seus quartos. Isso é perigoso e desrespeitoso. Continue le-

vando seu filho de volta ao seu quarto. Se você permanecer gentil e firme, isso provavelmente não exigirá mais do que dez a vinte viagens. Lembre-se de que o desmame nunca foi fácil para a mãe nem para o bebê, mas é necessário que ambos alcancem interdependência.

Planejar para evitar problemas futuros

1. Envolva as crianças na criação de quadros de rotina para dormir. (Cada criança pode ter o seu próprio.) Deixe-as ajudá-lo a fazer uma lista de todas as coisas que precisam ser feitas antes de dormir (banho, pijama, escovar os dentes, pegar brinquedos, lição de casa, escolher roupas para o dia seguinte, ir ao banheiro, hora da história, abraços e beijos). Usando escolhas limitadas, deixe-os ajudá-lo a descobrir quanto tempo é necessário e que horas eles precisam começar para concluir tudo a tempo. (Eles querem começar às 7h ou 7h05? Eles precisam de um minuto para colocar seus pijamas ou gostariam de dois?) Crianças pequenas adoram ter suas fotos fazendo cada tarefa coladas em seus quadros de rotina. Os quadros podem ser colocados nas portas de seus quartos.

2. Quando for a hora de começar a rotina, diga às crianças que é hora de dormir, em vez de fazer exigências (vá escovar os dentes, coloque seu pijama etc.). Pergunte: "O que está em primeiro lugar no seu quadro de rotinas para dormir?" Eles adoram contar a

você e se sentem empoderados em vez de se engajar em disputas por poder.

3. Algumas crianças acham útil ouvir uma música na hora de dormir. Ajuste o alarme para o horário combinado e deixe as crianças correrem para fazer tudo antes de o alarme tocar. Você pode querer usar um dos bichos de pelúcia fofinhos com um alarme na barriga.

4. Deixe as crianças saberem que você estará disponível para a hora da história dez minutos antes de dormir. Se tiverem completado suas tarefas, haverá tempo para uma história; se não tiverem, há tempo para fazer cócegas e um beijo, mas a história tem que esperar até o dia seguinte.

5. Para as crianças que acham que é injusto que um irmão mais velho fique acordado até mais tarde, diga-lhes que não há problema em ficar chateado, mas não podem ficar acordadas até mais tarde.

6. À medida que as crianças ficarem um pouco maiores, envolva-as na discussão sobre a hora de dormir e dê a elas uma escolha limitada, por exemplo: "Você pode decidir se gostaria de ir para a cama às 7h15 ou 7h30."

7. À medida que se tornam ainda maiores, deixe-os escolher qualquer hora de dormir de que gostem, desde que os adultos tenham um "horário sem crianças" a partir das 21h. Hora de dormir significa hora de ir para o seu quarto, não necessariamente hora de dormir. As crianças são diferentes, e algumas precisam de mais sono do que

outras. Se elas não estiverem incomodando ninguém, mostre-lhes como desligar o abajur quando estiverem lendo ou brincando tranquilamente e deixe-as cair no sono quando estiverem prontas. Se elas ficarem acordadas até tarde e estiverem cansadas na manhã seguinte, envolva-as na exploração do que aconteceu, o que causou isso e como elas podem resolver o problema no futuro. Se elas se atrasarem para a escola, permita que experimentem as consequências com seus professores.

Habilidades de vida que as crianças podem aprender

As crianças podem aprender autoconfiança em vez de habilidades de manipulação ou dependência de alguém para ajudá-las a desempenhar a função corporal natural do sono. Elas podem aprender a respeitar a necessidade dos pais de ter um tempo sozinhos ou juntos sem os filhos ao redor. Podem aprender que seus pais as tratarão com respeito, mas não se envolverão em seus esforços de manipulação. As crianças podem aprender que nem sempre conseguem o que querem, que não há problema em se sentirem contrariadas, e que vão sobreviver.

Dicas para os pais

1. É melhor ensinar as crianças a ouvir suas vozes interiores sobre quando elas estão cansadas do que insistir que você sabe quando elas estão prontas para ir dormir. Também é respeitoso que você insista em um horário para as crianças se recolherem a seus quartos, mesmo que elas não durmam, a fim de que você possa ter algum tempo para si mesmo.

2. Alguns pais acreditam que estão sendo amorosos ao cederem às exigências nada razoáveis das crianças. Eles não estão pensando sobre os efeitos em longo prazo do que isso ensina às crianças. Não é respeitoso para as crianças dar-lhes a impressão de que elas sempre podem ter o que querem. Elas precisam aprender que ainda podem sobreviver ao desapontamento e, mesmo assim, ser felizes. Como você está dando muito amor aos seus filhos durante a rotina da hora de dormir e outras vezes durante o dia, eles não ficarão traumatizados ao aprender que podem dormir sozinhos. O oposto é verdadeiro: eles aprenderão as habilidades de capacidade e autoconfiança.

REFLEXÕES

Um dos pais relata: "Nossa filha de 3 anos saía com frequência do seu quarto. Nós a conduzimos de volta, e ela chutou e gritou por uma hora na primeira noite até que adormeceu exausta em sua porta. Na segunda noite ela chorou por meia hora. Nas três noites seguintes, essa rotina durou dez minutos. Depois disso, a hora de dormir tornou-se um momento divertido para todos nós, com uma rotina agradável cheia de abraços, cócegas, histórias e cooperação."

Outro pai descobriu que suas dificuldades na hora de dormir terminaram quando ele fez duas perguntas enquanto colocava seus filhos na cama à noite: "Qual foi a coisa mais triste que lhe aconteceu hoje? Qual foi a coisa mais feliz que lhe aconteceu hoje?" Depois de cada pergunta, ele ouvia atentamente e depois compartilhava seus momentos mais tristes e mais felizes do dia. Isso raramente levava mais de dois ou três minutos para cada filho, embora às vezes fosse necessário mais tempo. Ele disse: "Fiquei espantado com o quanto meus filhos me contavam quando parei para perguntar e para ouvir. A proximidade que sentimos durante esses momentos pareceu ajudá-los a se acalmar e a ficarem prontos para dormir."

Conflitos na hora do banho

"A hora do banho é um pesadelo em nossa casa. Minha caçula grita se eu tentar lavar o cabelo dela, e meu filho de 10 anos se recusa a tomar banho a não ser que eu o arraste para o banheiro."

Compreender seu filho, a si mesmo e a situação

Muitas crianças pequenas resistem ao banho. (Então, depois que elas entram na banheira, geralmente resistem a sair da banheira.) Quando se tornam adolescentes, geralmente compensam o tempo perdido, às vezes tomando banho várias vezes ao dia. Os bebês não precisam ser banhados diariamente para evitar assaduras porque os "lenços umedecidos" são eficazes.* Você

---

* N. T.: No Brasil, temos o hábito de tomar banho uma vez por dia e, em alguns contextos, as crianças (e adultos) podem tomar até mais de um banho por dia.

e seu médico podem decidir com que frequência é melhor. No entanto, a partir de certa idade, a maioria das crianças pequenas não quer tomar banho. Quanto mais você tenta forçá-las, pior fica. Felizmente, elas não vão morrer de sujeira enquanto você aprende habilidades para evitar disputas por poder no banho.

Sugestões

1. As crianças pequenas adoram ter uma rotina, especialmente quando ajudaram a criar um quadro de rotinas. O envolvimento aumenta a cooperação. O horário do banho faz parte do quadro de rotinas da hora de dormir. (Ver *Conflitos na hora de dormir* para ter orientações sobre como fazer o quadro de rotinas.)

2. Deixe que os resistentes ao banho saibam que não é uma escolha tomar banho, mas que eles podem escolher o horário e o tempo. Isso permite que

eles compartilhem o poder e aumentem a possibilidade de cooperação.

3. Quando for a hora do banho, lembre-os com firmeza, mas gentilmente, do seu acordo e dê-lhes uma escolha: será que eles gostariam que você desligasse todas as distrações, como televisão, *videogames* e computadores, ou eles querem fazer isso? Pode ajudar dar-lhes um cronômetro para tocar dez minutos antes da hora do banho – novamente, para que possam compartilhar o poder e o controle. (Confira os bichos de pelúcia fofos com cronômetros em suas barrigas.)

4. Deixe as crianças que nunca querem sair da banheira decidirem, usando escolhas limitadas, se o banho deve ter quinze ou vinte minutos de duração, se elas querem ajustar o cronômetro ou se você fará isso, e se elas vão tirar a tampa do ralo ou se você vai.

Planejar para evitar problemas futuros

1. Torne a hora do banho divertida. Deixe as crianças terem brinquedos especiais que só podem usar na banheira – qualquer coisa que esguicha ou despeja água geralmente é muito divertida. Planeje tempo suficiente para que as crianças possam brincar na banheira. Sente-se no banheiro com crianças pequenas para garantir que estejam seguras.

2. Crianças pequenas gostam de tomar banho com seus pais. Quando seu filho expressa sua primeira necessidade de privacidade, é hora de permitir que ele tome banho sozinho. Não insista para ele entrar na banheira ou tomar banho com você.

3. Deixe as crianças lavarem o seu cabelo e depois lave o delas. Tome cuidado para manter o sabonete longe dos olhos e use xampus que não ardam. Algumas crianças preferem que você lave o cabelo delas na pia ou no chuveiro e deixe a hora do banho ser uma ocasião para brincar.

4. Para os adolescentes que querem tomar banhos de meia hora, fale sobre a conservação da água e o respeito pelos outros, que também precisam de água quente. Com a ajuda deles, escolha um horário que funcione para vocês dois e depois defina um "*timer*" para o chuveiro.

Habilidades de vida que as crianças podem aprender

As crianças podem aprender sobre uma boa higiene e o respeito pelos outros. Elas podem descobrir que uma rotina pode ser divertida e que autocuidado não precisa significar autotortura. As crianças também podem aprender que têm direito à privacidade e que os adultos respeitarão isso.

Dicas para os pais

1. Se a hora do banho é uma chatice porque você está tentando apressar as crianças para ir para a cama, pense em fazer disso uma hora especial do dia, em vez de uma tarefa árdua.

REFLEXÕES

A mãe de uma criança adotada, deficiente, de 3 anos compartilhou que a hora do banho era um pesadelo. A menina conseguia falar apenas algumas palavras, como "mamãe". No entanto, ela era brilhante o suficiente para aprender a linguagem de sinais. A mãe colocava a garotinha na banheira por alguns minutos e então a levava para fora, secava-a e a colocava na cama. A menina chutava e gritava enquanto sua mãe a secava e a colocava na cama.

A mãe assistiu a uma palestra de Stephen Glenn e percebeu que não estava sendo muito respeitosa ao decidir quando o banho tinha acabado. Ela decidiu dar mais escolhas à sua filha. Naquela noite, ela colocou a garota na banheira e pediu que a chamasse quando estivesse pronta para sair. Depois de vinte minutos, a mãe verificou se ela estava pronta. A garotinha sinalizou: "Não." Mamãe verificou novamente em trinta minutos e outra vez: "Não." Depois de quarenta e cinco minutos, a garotinha gritou: "Mamãe, mamãe!" Quando a mãe entrou no banheiro, a garotinha sinalizou "Sair". Foi a primeira vez em dois anos que a menina não chutou e gritou enquanto estava se secando e sendo colocada na cama.

2. Há duas gerações, a maioria das pessoas tomava banho uma vez por semana nas noites de sábado a fim de estar apresentáveis para ir à igreja no domingo. Em grande parte do mundo, banhar-se mais do que uma vez por semana é um luxo. Encoraje as crianças a tomar banho quando necessário, mas seja flexível com o "necessário" para encorajar sua cooperação. Crianças muitas vezes apreciam mais a limpeza quando experimentaram uma grave falta dela.

Conflitos no carro

"É possível dar uma volta no carro com crianças que usam os cintos de segurança, não brigam e não falam ou mastigam na sua orelha? Eu mal aguento ficar no carro com meus filhos ou com os filhos dos meus amigos. E o que posso fazer para evitar ser motorista para o resto da vida?"

Compreender seu filho, a si mesmo e a situação

Se você se reconhece nesse cenário, não está só. Esse é um problema comum para pais e filhos. Pode até ser perigoso. Quem sabe quantos acidentes foram causados por crianças que brigam ou por pais que tentam acertar os filhos no banco de trás enquanto dirigem? Pela lei, você e seus filhos devem usar cintos de segurança e eles devem estar em assentos/cadeirinhas de carro. Como os carros são essenciais na maioria das famílias, é importante encontrar maneiras de tornar as viagens de carro seguras e confortáveis para todos.

Também é importante que as crianças sejam envolvidas em atividades saudáveis, e isso requer transporte – o que não significa que você deve comprar uma limusine e usar um chapéu de motorista. Em vez disso, use a necessidade de transporte como uma oportunidade para ensinar respeito e resolução de problemas.

Sugestões

1. Não ligue o carro até que todos estejam em um assento e afivelados ou tenham afivelado o cinto de segurança. Cada criança precisa ter seu próprio assento e um cinto de segurança para garantir a segurança no carro. As crianças sabem quando você faz o que você diz, e elas sabem se podem manipulá-lo para ceder às suas demandas.
2. Decida o que você fará. Deixe as crianças saberem que, quando você sentir que é inseguro dirigir porque está muito barulho, você vai parar até que as coisas se acalmem. Tenha essa discussão em um momento diferente daquele dentro do carro. Então, se as crianças começarem a gritar ou brigar, simplesmente pare e espere sem dizer uma palavra. Faça isso quantas vezes precisar até que as crianças aprendam que você realmente vai fazer isso.
3. Se você está tendo problemas com as crianças, reserve bastante tempo para chegar ao seu destino, a fim de ter tempo para treinar. Quando as crianças removerem os cintos de segurança ou agirem de modo a tornar a condução insegura para você, pare o carro

no primeiro ponto disponível e espere até que elas coloquem os cintos novamente. É melhor não dizer nada. Quando elas conhecem as regras com antecedência, é desrespeitoso achar que precisam ser lembradas. Ações falam mais alto que palavras.

Planejar para evitar problemas futuros

1. Equipe seu carro com cintos e cadeirinhas de segurança para todos os membros da família e certifique-se de usá-los.
2. Apresente seus filhos a viagens de carro cedo e faça viagens curtas frequentes. Se a viagem for longa, faça paradas frequentes para que elas possam sair, correr e se alongar. Pode ajudar ter um *timer* para que elas possam ver quanto tempo levaria antes de você fazer essa parada.
3. Antes de entrar no carro, pergunte às crianças suas ideias sobre o que ajudará a tornar a viagem mais confortável e divertida para elas. Então, deixe-as discutir regras de segurança. As crianças cooperam melhor quando estão envolvidas na criação das regras.
4. Se você estiver fazendo uma viagem longa, peça às crianças que tragam brinquedos e livros para se divertirem. Com crianças pequenas, um adulto deve sentar-se no banco de trás até que elas tenham adquirido o hábito de viajar com o cinto de segurança. Algumas famílias têm cestas especiais ou mochilas com brinquedos que podem ser

usados apenas no carro. Outras colocam um vídeo para as crianças assistirem.

5. Se as crianças estão brigando sobre quem vai se sentar no banco da frente – e quais crianças não brigam por isso? –, deixe que elas trabalhem em um sistema de revezamento. Peça-lhes que informem quando estiverem prontas para usar esse sistema. Você não precisa conhecer o sistema delas; elas precisam. Se a briga começar de novo, elas podem se sentar no banco de trás até estarem prontas para tentar novamente.

Habilidades de vida que as crianças podem aprender

As crianças podem aprender que o carro não é um lugar para se movimentar ou criar situações inseguras e que elas podem cooperar para ajudar sua família a ficar segura. Elas podem aprender que os pais fazem o que dizem e seguirão o acordo com dignidade e respeito. E podem aprender que seus pais também consideram suas necessidades.

Dicas para os pais

1. Reserve um tempo para treinamento. Saia para o seu destino pelo menos dez minutos mais cedo. Isso permite tempo extra para você parar e ler um romance enquanto seus filhos o testam para ver se você está falando sério.
2. Espera-se que todos usem o cinto de segurança. Não precisamos dizer que você precisa usar também.

REFLEXÕES*

A família Jones está muito animada. Eles acabaram de planejar um dia na praia. Jason, de 7 anos, e Jenny, de 5, prometeram que não vão brigar. O sr. Jones avisou: "Se vocês fizerem isso, nós vamos virar e voltar."

Claro que as crianças brigam e a mamãe e o papai não cumprem sua promessa. E assim a história continua. Durante todo o dia, Jason e Jenny brigam, e o sr. e a sra. Jones fazem ameaças. No final do dia, o sr. e a sra. Jones estão com raiva e ameaçam nunca mais levar as crianças em outra viagem. Jason e Jenny se sentem mal por terem deixado seus pais tão infelizes. Eles estão começando a acreditar que são realmente crianças más.

Agora vamos visitar a família Smith. Eles planejaram uma viagem para o zoológico durante a reunião de família semanal. Parte do planejamento incluiu uma discussão sobre limites e consequências. Depois de uma discussão em que as crianças prometem não brigar, a sra. Smith diz: "Bem, então tudo bem se pararmos o carro se vocês se esquecerem dessa promessa? Nós não achamos que é seguro dirigir quando vocês estão brigando, então vamos parar na beira da estrada e esperar que vocês parem. Vocês podem nos informar quando estiverem prontos para dirigirmos novamente. Como vocês se sentem sobre essa solução?" Ambas as crianças concordam com um entusiasmo inocente.

Normalmente, não leva muito tempo para esquecerem sua promessa e começam uma briga. A sra. Smith rápida e silenciosamente para o carro no acostamento da estrada. Ela e o sr. Smith pegam revistas e começam a ler. Cada criança começa a culpar a outra enquanto fala da sua inocência. O sr. e a sra. Smith os ignoram e apenas continuam lendo. Não demora muito para eles entenderem que mamãe e papai vão fazer o que disseram e concordam em parar de brigar.

O sr. e a sra. Smith pararam de usar palavras e, em vez disso, seguiram com uma ação gentil e firme. Como as crianças são crianças, elas só tiveram que testar os limites mais uma vez. Quando seus pais começaram a seguir de novo o combinado, as crianças souberam que eles faziam o que diziam. Elas ficaram com a impressão de que não eram más, e que eram espertas o bastante para achar uma solução para o problema e a cooperação era a alternativa mais eficaz. Gentil e firme são palavras-chave para se lembrar a fim de tornar o processo efetivo.

* Adaptado do livro *Positive Discipline for Step Families*, de Jane Nelsen, Cheryl Erwin e H. Stephen Glenn.

Criança boazinha

"Eu assisti a uma palestra para pais, e o apresentador disse que as crianças 'boazinhas' podem estar tão desencorajadas quanto as crianças 'problemáticas'. O que isso significa?"

Compreender seu filho, a si mesmo e a situação

Colocar muita ênfase para que as crianças sejam consistentemente boas tem alguns perigos potenciais. É fácil para essas crianças criarem a crença de que elas não valem a pena a menos que sejam sempre boazinhas. As crianças que recebem muita validação por serem boas não podem lidar com o menor erro sem sentir que são um fracasso. Elas podem mentir ou evitar atividades para encobrir suas imperfeições. O perigo extremo dessa crença pode ser o suicídio de uma pessoa que realmente acredita que não merece mais viver porque cometeu um erro e não é mais perfeita.

O objetivo do bom comportamento é mais importante que o comportamento. A criança está sendo boa para obter aprovação ou porque vê o valor de ser bom para a autorrealização e porque é útil para os outros?

Sugestões

1. Não compare seus filhos ou diga: "Por que você não pode ser bonzinho como seu irmão?" Fazer isso é uma faca de dois gumes. Isso faz com que as outras

crianças se sintam menos do que a criança "boa" e pressiona a criança "boa" a agradá-lo.

2. Observe o progresso e o esforço em vez dos resultados. Use encorajamento em vez de elogios ou recompensas e punições. "Você trabalhou duro para isso", ou "Parece que você gosta mesmo disso" são muito mais empoderadores do que "Que bom menino", ou "Eu vou lhe dar uma bicicleta nova se você tirar 10".

3. Observe se você culpa ou pega no pé de uma criança excessivamente. Por trás da maioria das crianças "problemáticas" estão as crianças "boas" ou que estão tentando parecer boas, para que você note quão "ruins" são seus irmãos.

Planejar para evitar problemas futuros

1. Sempre enfatize e mostre que os erros são oportunidades maravilhosas para aprender. "Tente de novo" é a frase mágica que permite que as crianças

saibam que não há problema em cometer um erro e depois aprender com ele. Crie um ritual para a hora das refeições em que todos compartilhem um erro e o que aprenderam com ele.

2. Em vez de elogiar seu filho por ser bom, brinque com ele que ele não está se arriscando o suficiente para aprender com seus erros e fracassos.

3. Qualquer um pode cair, mas é preciso coragem para se levantar e tentar novamente. Certifique-se de que seus filhos recebam essa mensagem.

4. Não deixe seus filhos escaparem evitando novas atividades. Diga-lhes que podem decidir desistir depois de três ou quatro vezes. Ao fazer isso, você afasta a pessoa que não corre riscos caso não possa ser a melhor.

Habilidades de vida que as crianças podem aprender

As crianças podem aprender que não precisam ser "boas" o tempo todo, que não precisam esconder seus erros e que é ótimo ser um aprendiz e tentar algo novo.

REFLEXÕES

Se eu pudesse eliminar para sempre quatro frases da nossa língua com o objetivo de ter pessoas saudáveis, elas seriam: "bom menino", "menino malvado", "boa menina" e "menina malvada", e todos os seus derivados. Saiba distinguir o que as pessoas fazem de quem elas são, de modo que um mau ato não torne uma pessoa má, nem um bom ato faça uma pessoa ser boa. Essa é uma chave importante para a autoestima saudável.[7]

Dicas para os pais

1. As crianças precisam aprender que têm seu amor incondicional, não importa o que aconteça. Dessa forma, elas não precisam se preocupar por desapontá-lo.
2. Pode ser mais fácil viver com uma criança boazinha, o que não significa que isso seja saudável para a criança. Se você tem um filho "bonzinho", vá devagar e converse com ele sobre os perigos potenciais de tentar ser perfeito.

Criança negativa

"Estou tão preocupado e irritado com meu filho que não sei o que fazer. Nada é bom ou suficiente para ele. Acabamos de fazer sua festa de aniversário como ele planejou. Ele alugou um jogo, chamou um amigo, e, no final da festa, quando perguntei se ele tinha se divertido, ele disse: 'Olha, mais ou menos'. Eu ficaria chocado se ele tivesse uma reação positiva. Tudo o que ele consegue pensar é no que ele não tem ou não fez."

Compreender seu filho, a si mesmo e a situação

É difícil ficar perto e gostar de crianças que nunca parecem satisfeitas com o que têm. Se elas se sentirem enganadas e se compararem com seus amigos, insistindo que todos os amigos delas têm algo que elas não têm, elas podem ficar tentando acompanhar um padrão que não cabe no seu bolso ou no seu sistema de valores. Quando seus filhos estão infelizes, você pode pensar que isso é reflexo seu e que você deve ter feito algo errado. Você provavelmente quer que seus filhos sejam felizes e positivos porque seria bom para eles e mais fácil para você e todos os outros que moram com eles, mas, apesar de seus melhores esforços, as coisas nunca estão bem. As crianças negativas frequentemente desenvolvem suas atitudes e comportamentos como uma forma de encontrar um espaço único na família, rebelando-se contra pais controladores ou reagindo a pais que estão sempre tentando torná-las felizes.

Sugestões

1. Aceite seu filho como ele é. Não há problema em reconhecer que seu filho vê o copo meio vazio ou que Oscar, o Grouch[*], vai ter que se esforçar muito. Não diga isso ao seu filho; apenas aceite. Peça também a outras pessoas (irmãos, parentes e outros pais) que evitem rotular seu filho. Não compare seus filhos entre si.
2. Não faça perguntas como "Você se divertiu?" ou "Você está feliz?" a uma criança com tendências negativas, a menos que você goste de se aborrecer. Em vez disso, use o humor: "Em uma escala de um a dez, quão ruim foi o seu dia?" ou "Mostre-me com as mãos o quanto você odeia sua nova roupa."

---

[*] N.T.: Oscar, o Grouch, personagem do programa infantil *Sesame Street*. Na versão brasileira, ele se chamava Gugu e era muito mal-humorado.

3. Diga ao seu filho que você está disposto a ouvir suas decepções, mas também gostaria de ouvir sobre os pontos positivos.
4. Quando seu filho reclamar, ouça sem comentar ou tentar consertar nada. Pode não ser vantajoso ser negativo se não houver qualquer retorno.
5. Evite o comportamento viciado. Em vez de reagir com sua própria negatividade, modele a atitude positiva que você espera que ele aprenda algum dia. Você pode esperar por melhorias enquanto aceita o que é.
6. Não imite ou seja sarcástico. Não é útil ou encorajador dizer coisas como "Bem, lá vem o resmungão".
7. Quando seu filho culpa a todos por seus problemas, escute respeitosamente e depois diga: "Essa é a parte dela. Qual a sua parte nessa história? Você quer ajuda para buscar uma solução para essa situação, ou você estava simplesmente querendo me dizer como você se sente?"

Planejar para evitar problemas futuros

1. Ajude seu filho a aprender a criar sucesso para si mesmo. Ensine-o a economizar para poder comprar as coisas que ele quer, a criar uma lista do que fazer quando ficar entediado e a criar uma lista de gratidão.
2. Ensine seu filho a expressar sentimentos usando a fórmula "eu sinto _____ porque _____ e desejo _____" (ver Parte I).

3. Passe um tempo especial todos os dias com seu filho, para que ele possa obter atenção ao fazer algo com você que não seja reclamar.
4. Realmente escute seu filho. Talvez ele tenha um problema legítimo e você não esteja levando a sério.
5. Se você tem outro filho que é positivo, perceba que boa parte daquilo com que você está lidando é a rivalidade entre irmãos. (Ver soluções em *Rivalidade entre irmãos*.)
6. Às vezes ajuda concordar com seu filho e dizer, na brincadeira: "O que você acha que deveríamos fazer com esse réu?" Muitas vezes isso é suficiente para que seu filho sinta seu apoio.

Habilidades de vida que as crianças podem aprender

As crianças aprendem que a vida tem altos e baixos, que são capazes e responsáveis por tornar sua vida da maneira que querem que seja. Elas podem aprender que o mundo não gira em torno delas.

Dicas para os pais

1. Quanto mais você empoderar, em vez de consertar ou repreender seu filho, mais felizes todos vocês serão.
2. Crie seu próprio horário, viva sua vida e seja claro sobre o que você está disposto a fazer por e com seu filho. Certifique-se de que seu filho saiba que você tem coisas importantes a fazer por si e pelos outros. Se isso incomoda seu filho, tudo bem. Deixe-o ter

REFLEXÕES

Ian estava convencido de que sua mãe gostava mais de seu irmão do que dele e que seu irmão sempre conseguia o que queria. Nenhum tipo de explicação e persuasão poderia levá-lo a mudar de ideia. Ele desenhou um retrato da família, e seu irmão tinha uma auréola sobre a cabeça enquanto Ian tinha chifres. Sua mãe estava preocupada com a atitude de Ian, mas também cansada de suas queixas constantes.

Um dia ela o levou para almoçar e disse que tinha um problema sério e precisava da ajuda dele. Para sua surpresa, ela disse: "Eu não sei o que fazer com seu irmão. Ele é tão certinho que está me deixando louca. Estou farta e cansada daquele jeito bonzinho dele, sempre se oferecendo para ajudar. O que devo fazer?"

O queixo de Ian caiu; ele estava em estado de choque. Finalmente ele disse: "Eu não sei o que você pode fazer, porque ele também me deixa louco. Eu pensei que ele fosse o seu filho favorito."

"Bem, Ian, acho que vamos ter que pensar mais nisso. Obrigada por me ouvir. Agora, o que devemos comer de sobremesa?"

Quando eles foram para casa, Ian parecia mais leve. Isso não mudou completamente sua negatividade, mas ele teve momentos mais positivos e sua mãe descobriu que ele piscava para ela toda vez que seu irmão se oferecia para fazer mais uma coisa legal.

---

seus sentimentos sem tentar consertá-los ou mudá-los.

Crueldade com os animais

"Meu filho chutou o gato. Eu fiquei muito chateado. Bati nele e disse que ele nunca deveria ser cruel com os animais. No dia seguinte, ele estava apertando o gato e praticamente sufocando-o até a morte. Como posso ensiná-lo a ser gentil com os animais?"

Compreender seu filho, a si mesmo e a situação

É normal sentir raiva e indignação quando você vê crueldade com os animais, mas lembre-se de que não ajuda tratar as crianças com o mesmo tipo de crueldade. Espancar dói nas crianças tanto como chutar machuca os animais. Pior: o nível de raiva que você demonstra ao seu filho geralmente se traduz no nível de raiva que seu filho demonstra aos animais. Embora possa ser extremamente frustrante e doloroso ver crianças muito pequenas aprenderem a brincar com animais de estimação, também pode ser extremamente recompensador. Quando seus filhos são pequenos, adquira animais com os quais eles possam ter um relacionamento para que possam experimentar o amor incondicional que vem do crescimento com um animal de estimação. Ao mesmo tempo, lembre-se de que as crianças pequenas podem demonstrar amor abraçando com muita força, ou experimentar chutar ou cutucar apenas para ver o que vai acontecer, portanto um certo nível de vigilância, persistência e paciência de sua parte é necessário. Ajude-os a encontrar outras maneiras de expressar seu amor e curiosidade. Atos sádicos crônicos podem indicar um distúrbio mais sério, que requer ajuda profissional.

Sugestões

1. Você deve definitivamente considerar ter animais vivendo com você. É importante ensinar seu filho a se relacionar com eles.

2. Se você está exagerando sobre como seu filho trata um animal de estimação, como no caso mencionado, separe a criança do animal de estimação. Em seguida, acalme-se e peça desculpas ao seu filho por bater nele. Diga a verdade. Diga a ele que você estava bravo com a maneira como ele machucou o gato, mas isso não era desculpa para você machucá-lo. Seu filho pode aprender mais quando você explica que ficou com raiva depois de se acalmar, em vez de gritar de raiva no momento.

3. Entre no mundo dele e adivinhe como ele se sentiu quando você bateu nele: "Aposto que você não gostou quando eu bati em você. Provavelmente você se sentiu zangado ou magoado." Espere por uma resposta, ouça e valide seus sentimentos dizendo: "Eu provavelmente me sentiria da mesma maneira."

4. Se acontecer novamente, aja rápido. Separe o gato da criança e diga: "Não se bate em gatos. Seja gentil com o gato. Você pode acariciar o gato ou aconchegá-lo. Se você bater ou chutar o gato, ele terá que ir a algum lugar onde possa ficar seguro e você pode tentar novamente mais tarde." Você pode ter que fazer isso várias vezes.

5. Permita pausas; para isso, tenha um lugar seguro onde seu animal de estimação possa descansar até o próximo confronto. A maioria dos cães e gatos correrá e se esconderá de uma criança se não estiver sendo bem tratada.

6. Mostre ao seu filho como acariciar e aconchegar um animal de maneira segura. Ensine seu filho que o corpo do animal é precioso como o dele.

Planejar para evitar problemas futuros

1. Decida o que você fará e diga ao seu filho: "Eu não vou mais bater em você porque não quero que você, o gato ou mais ninguém experimente esse tipo de desrespeito." Modele o que você quer que seu filho aprenda. Você também pode modelar métodos desrespeitosos com seus animais de estimação, talvez inconscientemente, ou talvez porque você ache que é a melhor maneira de treinar um cão ou gato. Certifique-se de praticar o que você prega e pare de usar métodos punitivos com seus animais de estimação. Você pode aprender a cuidar de seu cão usando os métodos da Disciplina Po-

sitiva ao ler *Pup Parenting*, de Lynn Lott, Jane Nelsen e Therry Jay.

2. Convide seu filho a pensar perguntando: "Você consegue se lembrar de como acariciar o cachorro gentilmente? Você gostaria de se sentar no sofá a fim de que eu coloque o gato no seu colo e você possa aconchegá-lo? Vamos colocar o cachorro na coleira e levá-lo para passear? Você gostaria de tentar de novo e acariciar o gato?" Espere por uma resposta e ouça.

3. Ensine seu filho que sentimentos e ações são diferentes. Não há problema em sentir raiva. É um problema fazer coisas que prejudiquem os outros. Ajude-o a encontrar ações aceitáveis. "O que mais você poderia fazer quando está com raiva ou magoado que não machuque outras pessoas ou animais? O que poderíamos fazer para que o gato se sentisse seguro e você se sentisse seguro?"

4. Quando as crianças machucam animais ou outras pessoas, geralmente é porque elas se sentem magoadas (a menos que sejam jovens demais para saber que um aperto forte dói). Veja se você pode adivinhar com o que seu filho pode estar se sentindo magoado (talvez um novo bebê tenha chegado à família, ou os pais estejam se divorciando, ou ele tenha apanhado como uma punição). Compartilhe seus palpites com ele de maneira amigável para ver se você está certo. Trabalhe em conjunto em soluções para verificar se você está certo.

Habilidades de vida que as crianças podem aprender

As crianças podem aprender a amar e cuidar de um animal de estimação sem abusar do animal. Elas também podem confiar que não terão que sofrer para aprender. Podem aprender a ser respeitosas porque são tratadas com respeito. Podem aprender que não há problema em tentar novamente quando cometem um erro e que, às vezes, fazer uma pausa é a melhor solução para todos os envolvidos, até mesmo para o animal de estimação da família.

REFLEXÕES

Rosie costumava vestir seus gatos com roupas de boneca. Ela curvava seus pequenos membros de um lado para o outro enquanto os apertava em suas roupas. Sua mãe assistia com horror enquanto eles arranhavam e mordiam a menina. O comportamento dos gatos nunca desencorajou Rosie, e seu comportamento nunca desencorajou os gatos. Na verdade, para espanto da mãe, eles moravam em seu quarto, dormiam sob as cobertas, evitavam o resto da família e corriam para ela como um cão quando ela aparecia.

Às vezes, a melhor solução para a crueldade contra os animais é deixar que a criança e o animal se resolvam juntos.

Dicas para os pais

1. As crianças aprendem o que vivem, e você é o professor delas. Se elas vivem com crueldade, aprendem crueldade. Se elas vivem com respeito, aprendem respeito.
2. As crianças merecem o mesmo tipo de compaixão e proteção contra os males que você dá aos animais.

Curiosidade e educação sexual

"Flagrei o filho do meu vizinho e minha filha de 5 anos com as calças abaixadas. Eu não quero puni-la, mas não quero que ela participe de brincadeiras sexuais. Não sei como ensiná-la o que é apropriado em relação ao sexo."

Compreender seu filho, a si mesmo e a situação

Hoje o mundo é muito diferente daquele em que crescemos. Agora existem extremos – filhos que estão fazendo voto de celibato até se casarem, e filhos que pensam que "ficar com alguém" em uma festa é uma atividade tão comum quanto ir ao cinema. A mídia glorifica e glamoriza o sexo, então, culturalmente, os jovens são bombardeados regularmente com mensagens "seja sexy" e "faça sexo". Você pode ter valores muito diferentes de seus filhos e pode até pensar que seus filhos seguirão seus valores porque você é o pai ou a mãe. Se esse é o seu raciocínio, você pode estar se afastando de ser o tipo de pai ou mãe de que seus filhos precisam desesperadamente, à medida que lutam com seus próprios pontos de vista sobre o que é certo e errado.

Com crianças pequenas, uma boa educação sexual pode ajudar a criança a ter informações sobre como as partes do corpo funcionam, o que é normal e o que não é, como os bebês são feitos, o que significa ser um ser sexual e a confiança de dizer não a uma criança mais velha ou um adulto que queira tirar proveito dele ou dela. À medida que as crianças crescem, uma boa educação sexual é possuir a capacidade de ter uma conversa aberta, sem julgamentos, com seus filhos e manter o diálogo.

Sugestões

1. Quando você flagra seu filho explorando o sexo ou órgãos sexuais com outra criança de idade próxima, isso é um indício de que ele ou ela estão prontos para a educação sexual. Não repreenda, humilhe ou envergonhe o seu filho. Deixe-o saber que não há problema em ser curioso sobre sexo e todas as partes do corpo. Diga-lhe que você responderá a perguntas e explicará como as coisas funcionam, mas não quer que ele "brinque de médico" ou "brinque de mostrar suas partes íntimas" com outras crianças porque os órgãos sexuais são uma parte íntima do corpo.
2. Fale sobre respeito por si mesmo e pelos outros. Não é respeitoso envolver outras crianças em exibições ou exploração sexuais.
3. Evite a punição, pois é provável que isso faça com que as crianças mante-

nham sua curiosidade sexual em segredo. Com adolescentes, isso é especialmente importante. Uma vez que você começa a dar castigo e tirar privilégios, seus filhos encontrarão maneiras de enganá-lo e desafiar suas regras, fazendo-o perder, assim, qualquer chance que você possa ter de ser um conselheiro para eles e passando a fazer mal em vez de bem.

4. Pergunte ao seu filho sobre as dúvidas que ele tem sobre sexo ou sobre o pênis, vagina ou seios (use as palavras corretas). Responda às perguntas com honestidade e sem constrangimento, se puder. Não dê mais informações do que ele pediu, a menos que você ache necessário. Use seu bom senso para saber o quanto seu filho pode entender.

5. Vão à biblioteca juntos e confiram alguns bons livros sobre educação sexual, adequados para a idade do seu filho.

Planejar para evitar problemas futuros

1. Encontre alguns bons livros de educação sexual criados para crianças pequenas e comece a lê-los para seus filhos quando eles tiverem 2 ou 3 anos. Nessa idade, eles não entenderão muito do que você está lendo, mas ainda assim gostarão do livro. Quando eles estiverem mais velhos e as crianças da vizinhança tentarem dar-lhes informações, eles poderão dizer: "Ah, eu já sei tudo sobre isso."

2. Para crianças de 3 a 10 anos, enquanto você coloca seu filho na cama à noite, ocasionalmente pergunte: "Você tem alguma dúvida sobre como seu corpo funciona?" A resposta geralmente será não, mas você está estabelecendo que sexo e conversas sobre como funcionam os órgãos sexuais são tópicos válidos de conversa, assim como a escola ou os brinquedos.

3. Para as idades de 6 a 18 anos, as crianças hoje veem uma interação sexual mais explícita na televisão e no cinema em um fim de semana do que seus avós poderiam ter imaginado em uma vida inteira. Elas precisam ter conversas abertas com os adultos sobre o que estão vendo. A comunicação precisa ser uma via de mão dupla. Pergunte aos seus filhos o que eles pensam e sentem sem fazer sermão ou julgar. Então conte a eles quais são seus pensamentos e sentimentos. Você pode motivá-los ao fazer perguntas curiosas: "O que você acha sobre o que está vendo na televisão? Como você se sente com isso? Que conclusões você está formando?" Compartilhe seus próprios pensamentos e sentimentos também.

4. À medida que os filhos crescem, forneça-lhes informações sobre por que eles se beneficiarão com o adiamento da atividade sexual – depois que crescerem, terão maior maturidade emocional e sabedoria, de modo que não serão desrespeitosos consigo mesmos e/ou com os outros. Esperamos que eles tenham autoconfiança e amor-próprio para fazerem o que lhes parece certo, em vez de sentirem que têm que agradar os outros a qualquer pre-

ço. As crianças precisam saber que, se alguém disser "Se você me ama, fará sexo comigo" ou "Se você não fizer sexo comigo, eu encontrarei outra pessoa", elas devem seguir outra direção o mais rápido que puderem.

5. Se os seus filhos decidiram ser sexualmente ativos apesar dos seus sentimentos, certifique-se de que estejam protegidos contra gestações indesejadas e infecções sexualmente transmissíveis.

6. Você não deve usar a ameaça da AIDS ou outras infecções sexualmente transmissíveis para instigar medo e culpa, que muitas vezes estimulam os jovens a se rebelar. As informações sobre essas doenças devem ser fornecidas de maneira prática, incentivando-os a escutar e tomar decisões inteligentes.

7. Diga aos seus filhos que você explicará qualquer palavra que eles ouvirem que não entendam, e que você quer que eles façam perguntas se o corpo deles fizer coisas que eles não entendem, como corrimento, poluição noturna ou menstruação. É melhor que seus filhos saibam com antecedência sobre essas coisas e que elas são normais, para que eles não tenham que viver com medo de ser estranhos ou de ter alguma doença fatal. Fique calmo não importa o que eles perguntem, e não julgue o amigo que falou sobre isso. Se precisar de ajuda para responder a perguntas, peça ao médico para responder o que você não sabe ou encontre livros e outros recursos para tranquilizar a mente de seu filho.

Habilidades de vida que as crianças podem aprender

As crianças podem aprender que o sexo é uma parte maravilhosa delas e da vida e que seus órgãos sexuais e suas funções são normais e não devem ser temidos ou causar vergonha. Elas podem aprender que é correto discutir qualquer coisa com seus pais, que lhes darão informações honestas e úteis. Com o tipo certo de informação, elas podem tomar as decisões certas por si mesmas, não importa o que os outros pensem.

Dicas para os pais

1. Se você fica envergonhado em relação ao sexo ou pensa que é ruim, essa é a mensagem que seus filhos receberão. Eles podem imitar sua atitude ou simplesmente decidir esconder de você seus sentimentos, perguntas e ações. Não é o que você diz, mas como você diz, que tem a maior influência sobre seus filhos.

2. Um estudo com 1.400 pais de meninas adolescentes em Cleveland descobriu que 92% das mães nunca havia discutido sexo com suas filhas. Se você não gosta de falar sobre sexo, compartilhe isso com seu filho e o motivo. Então, fale sobre isso mesmo assim, ou ofereça a ajuda de um adulto responsável com quem seu filho possa conversar para ter outra perspectiva. Pode ser um conselheiro, um membro da família ou um amigo.

REFLEXÕES

Uma menina sofria quando criança porque não podia falar sobre sexo com seus pais – eles ficavam muito envergonhados. Quando ela tinha 6 anos, um vizinho queria ensiná-la a "transar", uma palavra que ela não entendia. Ele a levou para um celeiro e disse a ela para abaixar as calças e agachar. Ele então começou a urinar em seu traseiro. Mais tarde, o garotinho disse a todas as outras crianças que ele tinha "transado" com a menina. Essa informação seguiu-a durante todo o ensino fundamental e médio. Uma vez por ano ela se tornava alvo de gozação. As crianças a perseguiam pelo pátio e a provocavam dizendo que ela tinha bebês em sua barriga. No ensino fundamental, as crianças passavam bilhetes sobre ela e riam. Conforme ela amadureceu, começou a receber propostas de outros garotos, que acreditavam em sua má reputação.

Sua educação sexual era tão insuficiente que essa menina não sabia que não tinha tido relações sexuais ou que, mesmo que o garotinho soubesse como, não teria sido culpa dela e ela não era ruim. A menina agora é uma mulher e pode rir disso, mas a educação sexual ou a comunicação honesta com os pais poderiam ter lhe poupado muita dor.

Como pai ou mãe, você pode se perguntar qual é o seu objetivo final ao dar informações sobre sexo. É só para informar? Provavelmente não. É apenas para ajudar seu filho a se manter fora das dificuldades sexuais enquanto ele amadurece? Não, é mais que isso. O objetivo não deveria ser ajudar seu filho a encarar o sexo de forma que ele possa crescer um dia para ter uma vida sexual feliz, bem-sucedida e responsável? Se você mantiver esse objetivo em mente, isso o ajudará a saber o que dizer para seu filho e como dizê-lo.[16]

Danificar propriedade

"Minha filha jogou uma bola pela janela em um ataque de raiva. O que devo fazer?"

Compreender seu filho, a si mesmo e a situação

As crianças vão quebrar as coisas e danificar a propriedade no decorrer do seu crescimento. Na maioria das situações isso vai acontecer por acaso. Às vezes as crianças danificam a propriedade (como ao desenhar em uma parede) só porque parece muito divertido na hora. Ocasionalmente, elas podem buscar vingança ou expressar sua raiva com danos materiais. Em ambos os casos, cabe aos pais ajudar seus filhos a consertar ou substituir a propriedade danificada sem punir as crianças ou protegê-las das consequências de seus atos.

Sugestões

1. Evite exagerar e gritar com seus filhos, chamando-os de desajeitados ou estúpidos.
2. Envolva seus filhos na limpeza. Trabalhe com eles para repintar uma parede, use sabão e água para tirar marcas de lápis ou esfregue o chão. As crianças não precisam sofrer para aprender. Não as castigue por cometer um erro, mas mostre como corrigi-lo.
3. Se custar dinheiro para consertar bens danificados, você poderá antecipar o pagamento e cobrar em quantias que seus filhos possam pagar semanalmente. Você pode querer cobrir parte do custo e deixá-los cobrir o resto. Acompanhe-os em um livro-caixa. Talvez eles possam fazer tarefas extras ou trabalhar para você a fim de ajudar a pagar a dívida. Eles podem escolher como pagar, mas não se devem pagar.

Planejar para evitar problemas futuros

1. Você é muito exigente com a sua casa e esquece que as crianças são crianças? Você tem um lugar especial onde as crianças podem brincar e onde, se derramarem ou derrubarem coisas, não destruirão algo valioso? Se não tem, crie um.
2. Estabeleça acordos com as crianças sobre onde elas podem andar de bicicleta, jogar bola, fazer bagunça, pintar ou fazer outras atividades que têm potencial para destruição.

3. Coloque folhas grandes de papel nas quais as crianças possam desenhar, para que não precisem desenhar nas paredes. Peça às crianças pequenas que pintem na mesa da cozinha, forrada com jornais embaixo para evitar sujar o chão ou o tapete. Assim que tiverem idade suficiente, inclua-as na preparação para que aprendam sobre a proteção da propriedade.
4. Deixe seus filhos ajudarem a decorar seus quartos, escolhendo cores, temas, colchas de cama, fotos e arranjos de ambiente. Use materiais que sejam apropriados à idade para que você não precise se preocupar com derramamentos e marcas de brinquedos e sapatos.

Habilidades de vida que as crianças podem aprender

As crianças podem aprender que não há problema em cometer erros e que elas podem consertá-los sem sofrer dor ou humilhação. As crianças também podem aprender que são responsáveis por suas ações e que os outros não experimentarão as consequências no lugar delas. Elas podem aprender habilidades sociais e maneiras sobre onde é apropriado participar de diferentes atividades.

Dicas para os pais

1. Se você suspeitar que a destruição da propriedade não é um erro inocente, esteja ciente dos objetivos do comportamento de seus filhos e procure as

crenças por trás do comportamento (ver, na Parte I, *Ajude as crianças a obter o senso de aceitação e importância*, p. 24).

2. Não deixe seus filhos descobrirem que podem apertar seus botões ou atrair atenção indevida ao desenhar na parede ou realizar outros atos destrutivos. As crianças adoram ver seus pais perdendo o controle e podem achar que vale a pena destruir a propriedade para provocá-los.

3. Se seus filhos estão se sentindo magoados e destroem a propriedade para magoá-lo de volta, dê muitos abraços neles durante a hora da limpeza. Não perpetue um ciclo de vingança. Deixe-os falar sobre seus sentimentos e o que pode estar prejudicando-os.

REFLEXÕES

Mary, de 8 anos, estava com alguns amigos que decidiram que seria divertido jogar laranjas maduras no carro de um vizinho. O vizinho os flagrou e chamou a mãe de Mary. Ela prometeu que lhe daria um retorno.

A mãe sentou-se com Mary e perguntou, em um tom de voz curioso: "O que você estava pensando quando jogou as laranjas no carro?"

Mary disse: "Nós apenas pensamos que seria divertido. Eu realmente sinto muito."

"Imagine que você tem 16 anos e usou todo o dinheiro que economizou para conseguir um carro," disse a mãe. "Se alguém jogasse laranjas em seu carro, o que você gostaria que fizessem a respeito?"

"Eu ficaria muito brava. Eu gostaria que fossem para a cadeia."

"Eu não acho que nosso vizinho quer que você vá para a cadeia. Você pode pensar em mais alguma coisa que poderia fazer para corrigir o seu erro?"

"Bem, eu poderia me oferecer para lavar o carro dele," disse Mary.

A mãe disse: "Aposto que isso funcionaria, e seria preciso muita coragem para admitir seu erro e corrigi-lo. Quer ligar para ele e perguntar, ou quer que eu vá com você pessoalmente?"

"Vou ver se meus amigos vão comigo," disse Mary. "Eles jogaram as laranjas também, então eles devem ajudar."

"Boa ideia. Mantenha-me informada."

Os amigos de Mary não ficaram entusiasmados com a ideia até que Mary perguntou como eles se sentiriam se alguém jogasse laranjas em seu carro. "Acho que devemos ter a coragem de corrigir nosso erro," disse ela.

E eles fizeram isso.

Dedurar

"O que pode ser feito sobre crianças que deduram? Parece que passo metade do meu dia envolvido na resolução dos problemas que os dedos-duros me trazem."

Compreender seu filho, a si mesmo e a situação

As crianças deduram porque não têm as habilidades para resolver seus próprios problemas ou porque se sentem desencorajadas e procuram atenção indevida tentando provar o quanto são "boas". Alguns adultos envergonham as crianças por dedurar. Outros "se metem" e tentam consertar a situação porque acham que as crianças são incapazes de descobrir o que fazer. Em vez de se irritar, veja isso como uma oportunidade de ensinar ao seu filho importantes habilidades de vida.

Sugestões

1. Ouça respeitosamente, com a boca fechada, sem consertar o problema. Quando você evita consertar, isso não significa que está abandonando a criança. Quando os adultos apenas ouvem, algumas crianças pensam em uma solução por conta própria.
2. Use a escuta reflexiva para deixar o dedo-duro saber que você entende seus sentimentos. "Eu aposto que você está realmente com raiva do _____." Novamente: você não precisa fazer mais nada para resolver a situação.
3. Quando o dedo-duro chega, você pode perguntar: "Por que você está me contando isso?" ou "Por que isso é um problema para você?" Então, calmamente, observe a resposta. Isso oferece a algumas crianças a oportunidade de pensar sobre o motivo delas e perceber que não é um bom motivo ou que não é problema delas.
4. Outra possibilidade é aproveitar essa oportunidade para ensinar ao seu filho habilidades para resolver problemas. Você pode perguntar: "Que ideias você tem para resolver esse problema?" ou "Você gostaria de colocar o problema na pauta da reunião de família para que toda a família possa pensar em uma solução?"
5. Às vezes, mostrar confiança na criança é o suficiente. Diga: "Tenho certeza de que você pode resolver isso." Depois, vá embora para demonstrar sua confiança.
6. Reúna as crianças envolvidas no problema, incluindo o "dedo-duro". Diga-lhes: "Eu posso ver que há um problema, e eu sei que vocês, crianças, podem resolver isso. Esse é um espaço em que vocês podem conversar." Você pode ficar quieto e ouvi-los discutir soluções, ou você pode ir embora e pedir que eles lhe procurem e digam como resolveram a questão.
7. Se as crianças estiverem discutindo, avise-as de que, até encontrarem uma solução para o problema, elas não poderão continuar fazendo o que quer que esteja relacionado com o assunto da discussão. Se não puderem concordar com um programa para assistir, terão que desligar a TV até que todos concordem com uma solução.

Planejar para evitar problemas futuros

1. Mude seu pensamento sobre dedurar. Quando seus filhos ficarem mais velhos, você pode desejar que eles falem mais sobre o que está acontecendo em suas vidas. Agora é a hora de deixá-los saber que você está interessado em suas preocupações e vai ajudá-los a aprender habilidades em vez de invalidá-las ou negá-las.
2. Não coloque os filhos mais velhos para tomar conta de seus irmãos mais novos. A responsabilidade pode ser muito grande e eles podem lidar com problemas ao fazer delações.
3. Coloque uma pauta na geladeira para que as crianças tenham um lugar para escrever suas preocupações. Depois, faça reuniões de família regulares para que seus filhos possam praticar buscar soluções em vez de culpados.

Habilidades de vida que as crianças podem aprender

As crianças podem aprender que podem conversar com os pais sobre qualquer coisa, porque elas não serão castigadas ou insultadas. Elas aprendem que podem resolver problemas ou sair da cena se não gostarem da maneira como outra pessoa está se comportando. Não há problema em ficar chateado, e a reunião de família é um bom espaço para falar sobre as coisas que as incomodam.

Dicas para os pais

1. Se você quer encorajar uma criança desencorajada, precisa encontrar ma-

---

REFLEXÕES

Uma jovem mãe estava fazendo um curso para pais e decidiu que, quando as crianças dedurassem, ela apenas diria: "Eu acredito que você pode resolver o problema." Algumas semanas depois, ela convidou suas sobrinhas e sobrinho para brincar com seus filhos. Uma das sobrinhas fez, em média, seis "delações" por hora. A mãe decidiu experimentar suas novas habilidades e disse à sobrinha: "Tenho certeza de que vocês conseguem resolver isso." Sua sobrinha olhou-a como se ela fosse a pior e a mais detestável pessoa do mundo e saiu da sala para brincar sozinha por cerca de dez minutos.

Uma hora depois, ela ouviu uma criança dizer para a "dedo-duro": "Eu vou contar para a tia sobre você."

A "dedo-duro" disse: "Eu não faria isso. Ela apenas diz: 'Vocês, crianças, podem resolver isso', então podemos trabalhar nisso."

"Está bem", disse a outra criança. "Vamos nos revezar para escolher um brinquedo."

"Isso vai ser divertido", disse a dedo-duro.

neiras de reconhecer sem reforçar o mau comportamento. Uma boa mensagem seria "Eu amo você e acredito na sua capacidade de resolver seus problemas".

2. A maioria das crianças consegue resolver os problemas de forma mais rápida e criativa quando adultos bem-intencionados não se envolvem. Dê um passo para trás e dê às crianças uma chance de ver o que elas podem fazer por conta própria antes de se envolver.

Depressão

"Meu filho parece muito deprimido o tempo todo. Isso é um problema físico ou emocional?"

Compreender seu filho, a si mesmo e a situação

Todo mundo se sente deprimido de vez em quando. Existe uma diferença entre sentir-se deprimido de vez em quando e consistentemente agir dessa forma. Quando as crianças estão deprimidas, pode ser um sinal de algo perturbador acontecendo em suas vidas. Elas podem estar sendo abusadas, molestadas ou negligenciadas por um pai que é viciado em álcool ou drogas. É importante manter sua perspectiva e procurar um padrão. Se a depressão é um sintoma recorrente, procure ajuda profissional para si mesmo e para o seu filho com alguém que não prescreva remédios. Fique longe de terapeutas e médicos que tratam a depressão em crianças com antidepressivos. Os sentimentos de seu filho são um indicador importante de algo sério, e uma solução paliativa com medicamento não vai atingir os problemas mais profundos. Algumas crianças aprenderam que agir como alguém deprimido é uma maneira de conseguir tratamento especial ou uma atenção extra.

Sugestões

1. Seja curioso. Faça perguntas abertas ao seu filho sobre o que está acontecendo, como: "Está acontecendo algo que faz você se sentir mal? Você pode me falar sobre isso?"; "Eu vejo tristeza no seu rosto. Tem alguma coisa que eu possa fazer para ajudar?"

2. Às vezes você consegue informações de crianças pequenas fazendo perguntas tolas ou adivinhando como elas se sentem, por exemplo: "Você está com raiva porque seu ursinho de pelúcia não brinca com você?"; "Aposto que sei por que você está triste – porque eu esqueci de te fazer cócegas hoje"; "Você está se sentindo infeliz porque passei mais tempo com sua irmã do que com você e gostaria que eu brincasse mais com você."

3. Mantenha-se aberto. Não presuma que você sabe por que seu filho está infeliz. Os pais geralmente acham que seus filhos ficam tristes pelas mesmas razões pelas quais eles podem se sentir mal. Se houve um divórcio ou morte, os pais podem pensar que isso está deixando seu filho esteja infeliz, mas, quando perguntam à criança o que a está incomodando, eles podem desco-

brir que ela gostaria de ter um amigo para brincar ou dinheiro para comprar uma roupa especial.

4. Esteja ciente de que muitas vezes o que é chamado de depressão é uma mistura de sentimentos que inclui mágoa, raiva, desgosto, ressentimento, medo, desesperança e muito mais. Não simplifique os sentimentos dando-lhes uma etiqueta popular que pode ser imprecisa.

Planejar para evitar problemas futuros

1. Mantenha abertas linhas de comunicação com seus filhos. Deixe-os saber que eles podem dizer-lhe como se sentem sem você zombar deles ou dizer-lhes que não devem sentir o que sentem.
2. A raiva interiorizada gera depressão. As crianças podem estar zangadas com coisas sobre as quais não percebem que não há problema em estar zangadas. Procure observar se você está controlando ou protegendo seus filhos em excesso, ou tem expectativas altas demais para seus filhos. Essas situações podem criar uma raiva inconsciente e oculta.
3. Um gatilho comum para sentimentos de depressão em crianças é a crença de que elas não podem corresponder às expectativas de seus pais, então, por que tentar? É muito deprimente sentir-se amado condicionalmente. Certifique-se de que seu filho saiba que você o ama, seja como for.

4. Assegure-se de não tomar partido nas brigas de seus filhos ou rotular uma criança como encrenqueira ou má. As crianças podem acabar se sentindo desesperadas e desamparadas se acharem que não são amadas e não têm ninguém que fique do seu lado.
5. Não faça ameaças que você não quer cumprir. As crianças podem ficar com medo e entender literalmente se você disser coisas tais como: "Vocês, crianças, estão me deixando com raiva; vou arrumar minha mala e fugir de casa." Seus filhos precisam saber que estão seguros, e ameaças feitas no calor da raiva podem causar muitos danos se seus filhos o levarem a sério.

Habilidades de vida que as crianças podem aprender

As crianças podem aprender que podem dizer aos adultos o que as incomoda e que há alguém com quem conversar. Elas não precisam descobrir tudo sozinhas ou esconder segredos. Elas podem aprender maneiras apropriadas de expressar a raiva, de modo que isso não se transforme em depressão (ver *Agressividade ou raiva*).

Dicas para os pais

1. Não tente convencer as crianças sobre seus sentimentos e não pense que você sabe como elas realmente se sentem melhor do que elas próprias.
2. Não é um problema as crianças se sentirem infelizes e deprimidas às vezes. Se você as deixar ter seus sentimentos,

elas provavelmente sairão com rapidez desse ciclo. Se você tentar fazê-las se sentir felizes quando elas não estive-rem, elas podem ficar chateadas para mostrar que você não tem o controle dos sentimentos delas.

REFLEXÕES

Duas crianças da mesma família demonstraram depressão de forma bastante diferente. A menina de 8 anos estava ameaçando se matar misturando várias substâncias e ameaçando comê-las. Sua família veio para aconselhamento e, no decorrer da sessão, ela admitiu que gostava quando seus pais a notavam e que eles eram muito atenciosos quando ela ameaçava suicídio. A conselheira sugeriu que talvez seus pais pudessem passar quinze minutos por dia fazendo algo divertido com ela, como forma de dar-lhe atenção.

Ela adorou a ideia. Depois de uma semana de tempo especial, sua depressão na forma de tendências "suicidas" desapareceu.

Seu irmão de 10 anos, por outro lado, parecia rabugento e bravo o tempo todo. Sua depressão era raiva interiorizada. Quando o conselheiro pediu-lhe para descrever um dia típico, ele descreveu seis ou mais horas assistindo televisão sozinho. O conselheiro expressou preocupação aos pais de que sua exposição à TV era viciante e prejudicial e que ele precisava de ajuda para criar outras formas de usar seu tempo. Quando seus pais concordaram em limitar o tempo que o filho passaria vendo televisão, ele disse que não sabia mais o que fazer. Sua família, o menino e o conselheiro elaboraram uma lista de outras atividades que ele poderia fazer em vez de assistir à TV.

Na primeira semana, o menino apenas assistiu à tela da televisão desligada. Na semana seguinte, ele caminhou, olhou a lista e depois sentou-se com a cabeça entre as mãos. Na terceira semana, ele percebeu que seus pais não iriam amenizar a regra de limitação da televisão, então experimentou algumas das atividades da lista. Levou mais de seis semanas para sua depressão ceder, ele sorrir e aproveitar outras maneiras de se divertir.

Mitchell, de 12 anos, não conseguia dormir. Ele começou a ir mal na escola e se recusava a comer. Geralmente parecia triste e mal-humorado o dia todo. Sua mãe se preocupou com ele e levou-o ao médico da família, que ouviu os sintomas e imediatamente escreveu uma receita de antidepressivos para Mitchell. Ninguém tentou descobrir o que o estava incomodando. Em vez disso, procuraram uma causa, fizeram um diagnóstico e elaboraram um tratamento.

Um dia, Mitchell estava passando a noite na casa do pai. (Seus pais estavam em processo de divórcio e travavam uma batalha amarga por mais de dois anos.) Ele e o pai estavam assistindo à TV juntos quando Mitchell perguntou: "Pai, você está planejando se casar com outra pessoa e nos deixar com a mamãe?"

"Mitchell", o pai respondeu, "do que você está falando? Você parece muito preocupado. O que o levou a concluir isso? Você sabe que eu te amo e nunca deixaria meus filhos. A mamãe e eu não vamos mais viver juntos, mas você sempre fará parte da minha vida e sempre encontraremos maneiras de estar juntos. Eu pensei que você soubesse disso."

"Bom, pai, a mamãe disse que você tinha uma nova namorada que não gosta de crianças e que provavelmente diria que não poderíamos vir e faria você se mudar para longe. Eu não achei que fosse verdade, mas então eu ouvi você ao telefone outro dia conversando com alguém sobre se mudar para outro estado."

O pai colocou os braços em volta de Mitchell e disse: "Não admira que você tenha se preocupado. Se você se sentir assim novamente, por favor, verifique as coisas comigo imediatamente. O que você ouviu era uma conversa em que eu reclamava com meu amigo. Eu não estava falando sério. Você sabe que, quando está com raiva, às vezes diz coisas que não quer dizer? Isso foi o que você ouviu... eu exagerando. Estou aqui para ficar, Mitch, e, se houver alguma mudança importante no futuro, você e eu discutiremos sobre elas antes que algo aconteça. Eu te amo."

Desafio, desobediência e rebeldia

"Minha filha se recusa a cooperar com qualquer coisa que eu peça a ela. Ela é o que você chamaria de uma criança obstinada – desafiadora, desobediente e rebelde. Eu tentei todo tipo de punição e nada funciona. Alguns sugeriram que ela tem um transtorno opositivo desafiador e precisa de medicação. Isso parece muito extremo para mim, mas, neste momento, eu simplesmente não sei o que fazer."

Compreender seu filho, a si mesmo e a situação

Você e sua filha estão em uma disputa por poder que pode facilmente se transformar em vingança. Quanto mais você tentar forçar sua vontade ou ceder às demandas de sua filha, mais ela a desafiará e mais profundamente desencorajadas vocês ficarão. Crianças desafiadoras, desobedientes e rebeldes são presentes enviados aos pais, que precisam praticar o convite à cooperação, em vez de praticar o poder sobre os outros, ou ser muito tolerantes.

Sugestões

1. A primeira coisa a fazer é olhar para o seu próprio comportamento. Desafio, desobediência e rebeldia são frequentemente uma resposta direta aos pais que são controladores ou protetores em excesso.

2. Se seu filho é um argumentador, ele pode ter alguém por perto que lhe dê a prática da argumentação. Se é você,

pratique deixar seu filho ter a última palavra. (Isso é mais difícil do que você pensa. Experimente.)

3. Entre no mundo do seu filho e faça algumas suposições para aprender o que está por trás do comportamento desafiador. Por exemplo: "Pode ser que você esteja com raiva porque acha que eu dou muitas ordens?", "Pode ser que você se sinta magoado porque o bebê recebe toda a atenção?". Geralmente você consegue adivinhar o que está acontecendo na vida do seu filho que pode estar provocando o desafio. Seu filho se sentirá validado e compreendido quando você adivinhar corretamente. Se você adivinhar incorretamente, tente de novo.

4. Deixe seu filho assumir a liderança sempre que possível, oferecendo opções limitadas. Por exemplo, pergunte ao seu filho: "Você acha que está pronto para atravessar a rua sozinho ou gostaria que eu segurasse sua mão?", "Você gostaria que eu segurasse a parte de trás da sua bicicleta e ajudasse você a praticar, ou você pode andar sozinho?", "Quando você usar o carro, está disposto a devolvê-lo com o tanque pelo menos até a metade, ou você quer perder o privilégio de usar o carro?"

5. Algumas crianças provocam e provocam até levar umas palmadas. Então elas se acalmam. Elas foram treinadas para não se acalmar até apanhar. Em vez de bater, segure a criança desobediente firmemente no seu colo. Não importa o quanto ela se esforce, não solte até que ela se acalme. Com uma criança maior, diga: "Não vou punir você. Lamento ter usado esses métodos no passado e desejo mudar nosso relacionamento. Eu não estou feliz com o que você está fazendo, mas amo você e gostaria de sua ajuda para que possamos parar de brigar e resolver as coisas juntos."

6. Em vez de dizer ao seu filho o que fazer, tente perguntar-lhe o que precisa ser feito. "O que você precisa fazer antes de atravessar a rua?", "Qual foi o nosso acordo sobre o horário em que você devolveria o carro?" Isso geralmente predispõe a criança a pensar e usar seu poder para resolver o problema em vez de desafiar suas ordens diretas.

7. Permita que seu filho saiba que você precisa de sua ajuda e diga: "Eu apreciaria qualquer coisa que você pudesse fazer para ajudar". Isso geralmente suscita a cooperação em vez do desafio.

8. A honestidade emocional é outra ajuda. Lembre-se de usar a fórmula: "Eu me sinto _____ porque _____ e eu gostaria que _____."

Planejar para evitar problemas futuros

1. Esta é uma oportunidade para você aprender a suscitar a cooperação. Preste atenção no quanto você está falando. Você está vociferando ordens, importunando e reprendendo? Seu filho pode estar "surdo" porque você fala mais do que age. Fale menos e aja mais, se for esse o caso. Não diga nada,

a menos que você esteja falando sério, e, se estiver falando sério, dê toda a atenção ao assunto. Diga o que você quer dizer com gentileza e firmeza, e, em seguida, cumpra o que você disse.

2. Para uma criança que tem um padrão de desafio, desobediência ou rebeldia, arranje tempo para o treinamento. (Isso inclui treinamento para si mesmo em gentileza e em firmeza.) Leve seu filho para algum lugar como o parque. No momento em que ele começar um comportamento desafiador, pegue-o pela mão e leve-o para casa, dizendo: "Vamos tentar de novo amanhã." Se você está com outras pessoas e não quer estragar sua diversão, leve a criança desafiadora para o carro. Tenha um livro à mão para que você tenha algo a fazer enquanto espera que ele diga "Estou pronto para tentar novamente". Deixe seu filho saber de antemão que isso é o que vai acontecer. Não minimize a eficácia de ter a oportunidade de cometer erros e tentar de novo, de novo e de novo!

3. Dê escolhas limitadas e faça perguntas em vez de dar sermões. Peça a opinião do seu filho. Realmente ouça o que ele lhe diz.

4. Envolva seus filhos na resolução de problemas durante as reuniões de família. As crianças raramente são desafiadoras, desobedientes ou rebeldes quando são respeitosamente incluídas no processo de tomada de decisão.

5. Muitas vezes as crianças tornam-se desafiadoras e desobedientes porque se sentem amadas condicionalmente.

Certifique-se de que seus filhos saibam que você os ama de forma incondicional – e que você sabe que podem encontrar soluções para problemas que sejam respeitosas com todos.

6. Escolha suas batalhas e abra mão das coisas que não são tão importantes. Pergunte-se se você se lembrará ou se importará daqui a uma semana, mês ou ano a partir de agora sobre esse assunto, que parece tão importante para você no momento. É preciso muita energia para planejar com antecedência e até a conclusão para fazer alterações reais, por isso não desperdice sua energia com questões que não são tão importantes.

Habilidades de vida que as crianças podem aprender

As crianças podem aprender que a cooperação funciona melhor do que discutir quando todos são tratados respeitosamente. Elas podem aprender que os pais fazem o que dizem, mas também permitem e respeitam as escolhas apropriadas.

Dicas para os pais

1. As crianças preferem cooperar e fazer o que é do seu interesse, mas, se você as tratar com desrespeito, elas irão sofrer uma grande dor pessoal para mostrar que você não pode mandar nelas.

2. Se você esperar e observar antes de se intrometer e controlar, as crianças geralmente farão a coisa certa. Se elas

cometerem um erro, não há problema em ajudá-las a corrigi-lo ou perguntar como elas farão isso da próxima vez. Frequentemente, é suficiente perguntar: "Você gostaria de tentar de novo?" em vez de se tornar controlador ou punitivo.

3. Diversas crianças são muito independentes. Em vez de ver seu filho como desafiador, você pode vê-lo como assertivo e autoconfiante? Talvez esse filho precise de um pouco mais de espaço e esteja se sentindo sufocado por você.

REFLEXÕES

Billy, de 13 anos, era frequentemente chamado de criança desafiadora por pessoas que passavam tempo com ele. Ele realmente agia como um sabe-tudo, recusando-se a ouvir os outros. Quanto mais os outros gritavam com ele, mais ele se desligava e fazia o oposto.

Billy, sua família e amigos foram esquiar. As dez pessoas do grupo passaram muito tempo procurando por Billy, que saía à frente de todos e parecia se "perder" muito. Todos estavam zangados com Billy e alternavam-se vociferando ordens para ele, ameaçando-o ou sussurrando pelas costas como ele era difícil. Ninguém estava se divertindo.

O primo mais velho de Billy subiu no teleférico com ele e disse: "Billy, há algo em que eu quero que você pense enquanto o teleférico sobe. Eu gostaria da sua opinião sobre uma ideia que tive, mas não quero que você me diga o que pensa até chegarmos ao topo da colina. Eu estava pensando que poderia funcionar melhor, já que somos um grupo tão grande, sugerir que todos esperem no topo da colina por todo o grupo antes de começar a descer. Não tenho certeza se isso é uma boa ideia, então, por favor, pense um pouco e deixe-me saber sua opinião no topo do teleférico." Os dois rapazes continuaram conversando sobre beisebol, escola e amigos.

Billy não disse uma palavra no topo da colina, mas no resto do dia esperou pacientemente que o grupo se reunisse antes de esquiar. Parou com mais frequência para olhar para trás e esperar pelos outros. Ele tinha um grande sorriso no rosto.

O primo de Billy suscitou a cooperação e Billy se sentiu importante porque seu primo pediu sua opinião em vez de lhe dizer o que fazer ou repreendê-lo mais uma vez. Estimular a cooperação faz maravilhas com um filho desafiador.

Desfralde

"Eu ouço muitas ideias conflitantes sobre o desfralde. Qual é o caminho da Disciplina Positiva?

Compreender seu filho, a si mesmo e a situação

O desfralde se tornou uma questão desproporcional em nossa sociedade. Pode ser a origem de sentimentos de culpa e vergonha, disputas por poder, ciclos de vingança, ofertas de atenção indevida e competição entre amigos para ver qual será a criança que passará pelo desfralde em primeiro lugar. Se você simplesmente *não se preocupa com isso*, seus filhos serão desfraldados no devido tempo, apenas porque logo eles vão querer copiar o que todo mundo faz. No entanto, se você ainda está tendo desafios com crianças acima de 3 anos e não se trata de um problema médico ou de abuso sexual (ver *Abuso sexual*), você pode ter ajudado a criar uma disputa por poder.

Sugestões

1. Espere até que seu filho tenha 2 anos e meio para iniciar o desfralde – a menos que ele implore para começar mais cedo. Se o seu filho se treinar mais cedo, sorte sua. Observe as palavras se treinar. Quando a maioria dos pais diz que "meu filho não usa mais fraldas", o que eles realmente querem dizer é "eu não uso mais fraldas". Eu sou treinado para lembrar, importunar e fazer parecer que ele está pronto. Eu sou treinado para distribuir chocolates e colocar estrelas no quadro toda vez que ele faz xixi ou cocô no banheiro."

2. Ao tirar as fraldas de seu filho, utilize uma "privadinha" que ele possa usar sozinho. De início, deixe-o sentar-se durante o período que ele quiser, sem ter que fazer nada. Ele pode gostar de ter uma pilha de livros para ler na "privadinha".

3. Em dias quentes, leve seu filho e a "privadinha" para fora, no quintal. Deixe-o brincar nu enquanto você se senta e lê um livro ou simplesmente assiste. Assim que ele começar a urinar, coloque-o sentado na privadinha. Diga: "Muito bem." Você pode ter que praticar isso com frequência antes que seu filho aprenda o local socialmente apropriado para urinar e defecar. Se essa "pequena bagunça" não lhe deixar desconfortável, você pode fazer isso dentro de casa também.

4. Seja leve e divirta-se durante o desfralde. Um dos pais pintou um alvo na privada. Seu filho mal podia esperar para tentar acertar o alvo. Outra mãe fez disso um momento de mãe e filho. Ambos se sentaram em suas respectivas privadas lendo um livro.

5. Quando introduzir "calças de treino", não humilhe ou envergonhe o seu filho quando ele tiver um acidente. Não volte a utilizar fraldas. Simplesmente ajude-o a se limpar. Diga: "Tudo bem. Você pode continuar tentando. Você logo aprenderá a usar a privada."

6. Evite recompensas e elogios como estrelinhas no quadro ou doces. Em vez

disso, use declarações encorajadoras, como as citadas. As recompensas podem se tornar mais importantes para o seu filho do que aprender um comportamento socialmente apropriado.

7. Se você estiver envolvido em uma disputa por poder com uma criança entre 3 e 4 anos, desista. Ensine seu filho a cuidar de si mesmo (limpe a bagunça e use a máquina de lavar roupa) e depois cuide da sua vida. Isso pode soar duro, mas você ficará surpreso com a rapidez com que os problemas desaparecem quando você se despreocupar.

Planejar para evitar problemas futuros

1. Mantenha o uso de fraldas (sem falar em desfralde) até que seu filho tenha idade suficiente para conversar sobre isso. (Você pode se surpreender com quão cedo eles pedem para usar o banheiro como a mamãe e o papai ou seus amigos que não usam fraldas.) Você pode então elaborar um plano em conjunto, que pode incluir flexionar as pernas como um estágio de transição.

2. Se o seu filho ainda não tiver passado pelo desfralde até os 3 anos, não deixe de fazer uma avaliação médica para verificar se há algum problema físico. Se não houver, você pode estar envolvido em uma disputa por poder. Adivinha quem vai ganhar! Pare de reclamar. Permita que seu filho experimente as consequências de sua escolha com dignidade e respeito. Durante um momento calmo, ensine seu filho a trocar de roupa. Quando as calças ficarem molhadas ou sujas, leve seu filho com gentileza e firmeza para o quarto dele para encontrar outras roupas. Em seguida, leve-o ao banheiro e pergunte se ele gostaria de se trocar sozinho ou com você para acompanhá-lo. (Não faça isso por ele.)

3. Se ele se recusar (o que é improvável se você realmente desistiu da disputa por poder), pergunte: "Como você se sente com as calças sujas? Quais ideias você tem para resolver o problema? Em que lugares você pode brincar quando está com as calças sujas?"

4. Durante um momento calmo (quando seu filho estiver seco), faça um *brainstorming* sobre os lugares onde ele pode brincar quando não estiver com as calças limpas. Lá fora ou no banheiro (tenha alguns jogos em uma gaveta), ou outro lugar apropriado. Certifique-se de que essa não é uma experiência humilhante, mas a escolha dele. "Você pode trocar suas calças sujas ou brincar em um dos lugares que nós combinamos."

5. Ensine seu filho (com 4 anos ou mais) a colocar sabão na máquina de lavar e apertar os botões para lavar suas próprias roupas sob sua supervisão.

6. Encontre uma escola onde a equipe esteja disposta a lidar com o desfralde. Ele pode acontecer rapidamente quando a instalação tem privadas pequenas que as crianças podem usar sozinhas, e as crianças têm muitas oportunidades de assistir umas às outras usando

o banheiro com sucesso. Muitas pré-escolas também têm rotinas que ajudam as crianças a aprender a usar a privada rapidamente.

Habilidades de vida que as crianças podem aprender

As crianças podem descobrir que são capazes de aprender maneiras socialmente aceitáveis de lidar com processos de vida normais no devido tempo, sem culpa ou vergonha. Os erros não são mais do que oportunidades de aprendizado.

Dicas para os pais

1. As crianças frequentemente se sentem frustradas e impotentes diante de expectativas para as quais elas não se sentem à altura. Em geral essa é a razão por trás do mau comportamento. As crianças podem tentar provar que têm poder de formas que não são úteis – recusando-se a fazer o que você quer.

2. O sentimento de mágoa surge quando os pais não oferecem amor incondicional. As crianças podem querer magoar de volta, sem perceber qual é a motivação escondida por trás disso. Uma forma de magoar os pais é recusar-se a fazer o que é importante para eles.

3. Tranquilize-se, pois seu filho provavelmente estará treinado para o desfralde no momento em que for para a faculdade – e até mesmo muito mais cedo, quando as disputas por poder forem eliminadas. Relaxe e divirta-se com seu filho.

REFLEXÕES

A mãe de uma menina de 2 anos disse: "Neste fim de semana vamos começar a treinar o uso da privadinha. Sempre que você sentir vontade, me avise, e nós vamos ao banheiro juntas e você pode sentar na privadinha em vez de fazer na fralda." Durante todo o fim de semana ela deu à filha sua atenção completa e incondicional, esperando por sinais ou avisos da menina. No domingo à noite, sua filha de 2 anos estava completamente treinada para usar a privadinha. Apesar de ter cometido alguns erros de vez em quando durante o ano seguinte, na maioria das vezes ela usava a privadinha voluntariamente e sozinha.

Desmame

"Minha filha de 3 anos ainda toma mamadeira, ama seu paninho e a chupeta. Estou com vergonha de sair com ela porque recebo muitos olhares de desaprovação e meus pais também me criticam. É hora de desmamar? Se sim, como faço isso sem traumatizá-la por toda a vida?"

Compreender seu filho, a si mesmo e a situação

É fácil entender por que o desmame não é fácil para as crianças. Mas por que é tão difícil para os pais? Por que é tão difícil para nós entendermos que o desmame é benéfico para as crianças, mesmo quando elas não gostam disso no momento? O lamentável paradoxo de amar tanto as crianças que você não consegue desmamá-las é que as crianças, inevitavelmente, se ressentem disso mais tarde. Os pais realmente acham que seus filhos apreciarão tudo o que fazem por eles, mas os pais ficam com frequência magoados e desapontados quando veem seus filhos transformados em moleques mimados, em vez de filhos agradecidos e bem ajustados. O contrário, felizmente, também é verdadeiro: as crianças vão respeitar e apreciar você (finalmente) quando você as amar o suficiente para desmamar e ensinar autossuficiência e autoconfiança, mesmo que elas não gostem disso no momento. O desmame nunca é fácil para os pais ou para o filho, mas é essencial para o crescimento e progresso de cada um.

Sugestões

1. Faça um plano (em conjunto, se possível, dependendo da idade do seu filho) com metas e horários, lembrando-se de ter tempo para o treinamento em novas habilidades. Seu primeiro objetivo pode ser deixar o paninho em casa quando você vai às compras, depois o próximo objetivo pode ser colocá-lo no armário por um dia inteiro. Trabalhem nesse plano quando vocês não estiverem estressados nem no meio de um conflito.

2. Espere resistência e deixe as crianças expressarem seus sentimentos. Fale coisas como: "Eu sei que você sente falta da sua mamadeira e gostaria de continuar com ela, mas agora você bebe no copo de canudinho. Você gostaria de vir no colo enquanto bebe seu leite no copo?"

3. Siga com confiança e consistência. É uma tortura para todos se você for forte às vezes e ceder em outros momentos.

4. Escolha suas batalhas e dê pequenos passos. Você não pode mudar um hábito do dia para a noite.

Planejar para evitar problemas futuros

1. Não inicie seus filhos em hábitos de que você não gostará mais tarde. Se você não quer seu filho em sua cama, não permita que ele vá porque você está cansado demais para se levantar para alimentar seu filho ou porque está muito preocupado em deixar seu filho chorar – você só terá que desmamar seu filho do comportamento mais tarde.

2. Se você planeja ajudar seu filho a aprender a ser mais independente, tenha em mãos os itens que facilitarão a mudança, por exemplo: calças com elástico para que as crianças aprendam a se vestir, pratos e copos de plástico

para que as crianças possam se alimentar etc. Transforme o aprendizado em um jogo.

3. Ajuste sua atitude e pense em si mesmo como um pai empoderador, em vez de um pai protetor. Permita que seus filhos experimentem coisas novas assim que estiverem prontos, mantendo o ambiente seguro para eles. (Não estamos falando de abandonar crianças ou ignorar sua segurança, saúde ou necessidades genuínas.)

4. Saiba a diferença entre desejos e necessidades. Seu filho pode querer levar seu ursinho de pelúcia consiga para todos os lugares, mas não *precisa* dele. Ele pode querer que você o ajude a dormir deitando-se com ele, mas não precisa disso.

Habilidades de vida que as crianças podem aprender

As crianças aprendem a quebrar velhos hábitos e aprendem novos comportamentos para substituir os antigos, e que podem fazer mudanças dando um passo de cada vez.

Dicas para os pais

1. As crianças precisam ser desmamadas para desenvolver a autoconfiança que as ajudará a viver com mais sucesso em sociedade. Quanto mais demorar o início do desmame, mais desconfortável todos se sentirão e mais seus filhos se apegarão à raiva.

2. O desmame essencial não é apenas do seio ou da mamadeira (embora a maioria das mães possa lhe dizer que o processo pode ser bastante difícil) – os pais devem desmamar seus filhos de forma gradual e amorosa em relação à dependência emocional e física.

3. Pode não fazer sentido para você que amar de maneiras saudáveis às vezes seja muito desconfortável, mas esse é um conceito cujo entendimento é muito importante. É muito mais confortável resgatar crianças, ceder a elas ou ajudá-las a se sentir melhor quando

REFLEXÕES

Todos os animais do reino animal, exceto os humanos, sabem da importância do desmame. Eles sabem instintivamente que os animais jovens não sobreviverão como adultos a menos que sejam desmamados. As mães do reino animal não são influenciadas pelo fato de seus filhos não gostarem do processo de desmame (na verdade, as mães também não gostam muito). Você já observou um filhote tentar mamar depois que sua mãe decidiu que é hora de desmamar? Toda vez que um potro ou bezerro tenta sugar, a mãe usa a cabeça para afastá-lo. Não importa quanto o filhote tente; a mãe sabe instintivamente que o desmame é essencial para a autoconfiança e a sobrevivência dele.

elas estão chateadas. Se o que você está fazendo no processo de desmame do seu filho parecer bom, pode ser uma coisa prejudicial à saúde. Se parecer desconfortável, pode ser a coisa mais amorosa que você pode fazer pelo seu filho em longo prazo.

Desmotivação e desinteresse

"Meu filho faz o mínimo que pode para 'passar de ano' na escola. Ele não faz suas tarefas de casa. Oferecemos recompensas e tiramos privilégios. Nada parece funcionar. Ele simplesmente parece não ter interesse ou motivação para nada. O que devemos fazer?"

Compreender seu filho, a si mesmo e a situação

Quando seu filho não tem motivação, é útil entrar em seu mundo para descobrir o motivo de seu comportamento. Geralmente o comportamento desmotivado é uma resposta a ter que fazer algo que ele não quer fazer. Esse mesmo filho pode estar altamente motivado em áreas de sua própria escolha. Talvez seu filho se sinta impotente e esteja tentando lhe dizer "você não pode me obrigar", como sua única maneira de vencer uma disputa por poder. Talvez ele se sinta amado de maneira condicional em virtude da sua pressão e altas expectativas, o que magoa, então ele revida ao nem tentar fazer. Se você tem feito muito pelo seu filho, é possível que ele tenha adotado a crença de que ele é incapaz e desistiu porque é mais fácil evitar tentar do que en-

frentar o fracasso. Seu filho pode estar se comparando a um irmão e tentando encontrar aceitação e importância na família sendo diferente, em especial se um dos irmãos é altamente motivado. Outra possibilidade é que ele tenha aprendido muitos maus hábitos ao poder assistir muita TV ou jogar muito *videogame*. Seja qual for o motivo, uma criança que não tem motivação apresenta uma das situações mais desafiadoras e desestimulantes que os pais enfrentam. As respostas típicas dos pais são: fazer coisas pelo filho, obrigá-lo com mais vigor, tentar castigos, ou fazê-lo sentir-se mal na esperança de que ele mude de atitude. Mas todas essas respostas pioram a situação. O desafio é que os pais parem de fazer coisas que não funcionam e reservem tempo para encontrar maneiras de encorajar a si mesmos e a seus filhos.

Sugestões

1. Dê uma olhada no seu próprio comportamento. Você está dando ao seu filho tempo de qualidade suficiente, quando você simplesmente o aprecia como ele é, fazendo com que ele busque atenção? Você é tão controlador que estimula a disputa por poder e a rebeldia? Suas expectativas são tão altas que seu filho sente que não pode atendê-las e se sente magoado com seu amor condicional? Você está fazendo muito pelo seu filho, o que pode levá-lo a acreditar que ele é incapaz? Se você respondeu sim a qualquer uma dessas perguntas, pare o comportamento imediatamente e escolha uma

das sugestões a seguir para criar um relacionamento mais respeitoso.

2. Em vez de esperar que seu filho seja consistente, seja você consistente (ver Parte I) com gentileza, firmeza, dignidade e respeito. Use uma ou poucas palavras para comunicar o que seu filho precisa fazer: "Lição de casa", "Tarefas." Faça contato visual e tente ter uma expressão firme, porém gentil. Se você ainda obtiver resistência, mantenha a boca fechada, dê a ele um sorriso, uma piscadela ou um abraço, e aponte o que precisa ser feito. Esses métodos são muito mais motivadores do que palavras que estimulam a disputa por poder.

3. Aja. Pegue seu filho pequeno pela mão e conduza-o com gentileza e firmeza à tarefa que ele precisa fazer. Muitos pais tentam falar demais ou "orientar de longe", e isso não funciona.

4. Ofereça suas emoções honestas: "Eu me sinto chateada porque você gasta tempo com tudo menos com o trabalho da escola, e eu gostaria que a escola fosse uma prioridade para você."

5. Deixe as consequências serem o professor. (Consequências são o que acontece como resultado das escolhas da criança, não algo que você impõe.) Se uma criança não está fazendo sua lição de casa, isso se refletirá em notas baixas e em oportunidades perdidas. Não subestime o valor de aprender com o fracasso. Mostre empatia quando ela experimentar as consequências de suas escolhas. Não mostre uma atitude do tipo "eu avisei".

6. Acompanhe perguntando "o que" e "como" para ajudá-lo a explorar e entender a causa e o efeito, e use essas informações para criar um plano de sucesso. "Como você se sente sobre o que aconteceu?", "O que é importante para você?", "Quais são os benefícios para você, agora ou no futuro, se você fizer ou não fizer isso?", "Que tipo de plano funcionaria para realizar seus objetivos?" (Se ele disser: "Eu não sei", diga: "Por que você não pensa sobre isso e falamos mais tarde? Eu sei que você é um bom solucionador de problemas.")

7. Procurem resolver problemas juntos. Decidam juntos qual é o problema e quais são algumas soluções possíveis. Comece compartilhando sua perspectiva: "Percebo que você não está fazendo nenhum esforço para fazer a lição de casa ou para ajudar em casa." Depois, convide-o a compartilhar sua visão sobre o que está acontecendo. Isso só é efetivo se ele sentir que você vai ouvir sem julgamento. Em seguida, busquem soluções e escolham o que funciona para vocês dois.

8. Certifique-se de que seu filho saiba que ele é capaz de fazer o que precisa para ser bem-sucedido.

Planejar para evitar problemas futuros

1. Observe quando um filho que geralmente participa para de fazer isso abruptamente. Isso pode ser uma indicação de que algo está acontecendo na escola ou em casa, como um divór-

cio ou doença grave. Ou ele pode estar tendo problemas de relacionamento com os colegas.

2. Ajude seu filho a criar algumas metas. Pergunte o que ele faria se tivesse uma varinha mágica e pudesse fazer o que quisesse. Isso lhe dará muitas informações sobre os reais interesses do seu filho.

3. Faça reuniões de família regulares e sessões conjuntas de resolução de problemas. Mantenha três coisas em mente. Primeiro, quando as crianças são envolvidas na tomada de decisões, elas ficam motivadas a aderir às decisões. Segundo, as crianças participam mais quando entendem a relevância do que estão fazendo. Terceiro, as crianças aprendem uma valiosa habilidade para a vida quando participam da busca por soluções que sejam respeitosas e úteis para todos os envolvidos.

4. Converse sobre todas as coisas que estão indo bem, dando ao seu filho uma chance de falar primeiro. Em seguida, peça sua opinião sobre o que precisa ser melhorado. Levante ideias em conjunto sobre o que ele poderia fazer e o que você poderia fazer que seria mais encorajador e útil para ele.

5. Crie rotinas com (não para) seus filhos (ver *Estabeleça rotinas* na Parte I). Quando eles têm algo a dizer sobre quando e como, ficam mais dispostos a fazer o que precisa ser feito.

6. Concentre-se nos pontos fortes. Se seu filho está indo bem em alguma área, incentive-o a passar mais tempo nessa área. (Não o proíba de fazer algo em que ele se sai bem até que ele melhore em outra atividade.) A criança precisa se sentir encorajada em seus pontos fortes. Ensine-a a administrar suas fraquezas, e deixe-a saber que passar raspando ou faltar à aula de vez em quando é possível, desde que ela esteja bem nas áreas que são seus pontos fortes.

7. Evite sermões e mostre empatia quando seu filho experimentar o fracasso. Ensine que os erros são maravilhosas oportunidades para aprender.

8. Solte-o e permita que seu filho resolva o problema. Existe uma diferença entre desapegar-se e desistir. Desistir significa cortar todos os laços, o que envia a mensagem de que você não está mais disponível. Quando se desapega, você pode ficar conectado ao devolver a responsabilidade pelo problema para seu filho.

Habilidades de vida que as crianças podem aprender

As crianças podem aprender que podem estabelecer seus próprios objetivos e aprender as habilidades de que precisam para realizar esses objetivos, e que seus pais estarão lá para ajudá-las. Elas podem aprender que seus pais as amam incondicionalmente e confiam nelas para resolver as coisas e aprender com seus erros.

Dicas para os pais

1. Ajude seus filhos a encontrar e manter sua coragem, salientando que o problema não está em falhar, mas no que se faz depois de ter falhado.

REFLEXÕES

No oitavo ano, Stuart perdeu o interesse pela escola. Sua mãe tinha que persuadi-lo e gritar com ele para acordar de manhã e ir para a escola. Stuart finalmente se levantava, mas agia irritado e mal-humorado. Ele se recusava a fazer esforço na escola e faltava às aulas, e suas notas estavam caindo.

Finalmente, sua mãe decidiu parar de se envolver nas disputas por poder. Em vez disso, pediu a Stuart que se sentasse com ela na sala de estar e fez uma série de perguntas, de maneira amigável, do tipo "o que" e "como". "O que você acha que acontecerá em sua vida se você não receber uma boa educação?", ela perguntou. Stuart respondeu, de mau humor: "Há muitos milionários que não têm uma boa educação." A mãe reconheceu: "Isso é verdade. Quantas pessoas você conhece que abandonaram a escola?" "Algumas", disse Stuart. A mãe perguntou: "Como eles estão indo?" Stuart parecia um pouco zangado e se calou.

A mãe evitou a tentação de dizer: "Bem, é assim que você quer acabar?" Em vez disso, ela continuou estimulando Stuart a explorar as possibilidades. Ela perguntou: "Que tipo de emprego você acha que conseguirá se não tiver educação?" Stuart disse: "Bem, eu poderia ser um construtor." A mãe disse: "Tenho certeza de que você poderia. Que tipo de emprego você não conseguirá sem uma educação?" Stuart pensou a respeito. "Bem, eu não poderia ser um engenheiro ou um piloto." A mãe observou enquanto Stuart percebia isso. Depois de alguns minutos, Stuart disse: "Está bem, eu vou para a escola, mas não vou gostar de ir." A mãe disse: "Uau! Isso é profundo. Você acabou de descobrir um princípio do sucesso - fazer algo mesmo que não goste, porque vê os benefícios em longo prazo."

2. Lembre-se de não viver por meio de seus filhos. Seu trabalho é ajudá-los a descobrir quem são e desenvolver seus próprios objetivos.

Divórcio

"Eu quero me divorciar, mas tenho muito medo de magoar meus filhos. Devo ficar no meu casamento pelo bem das crianças?"

Compreender seu filho, a si mesmo e a situação

Muitas circunstâncias da vida podem ser prejudiciais para as crianças, incluindo o divórcio. Há evidências, no entanto, de que um casamento ruim é, na verdade, mais difícil e doloroso para as crianças do que o divórcio. Há muitas coisas que os pais podem fazer para reduzir a dor do divórcio para os filhos.

Sugestões

1. Incentive seus filhos a expressar seus sentimentos e demonstre compreensão. Verbalize que você entende que a mudança é dolorosa para todos vocês e expresse confiança de que todos serão capazes de lidar com isso efetivamente com o tempo.
2. Não brigue pelas crianças. Compartilhe o tempo da forma mais justa possível. As crianças querem amar e respeitar ambos os pais. É mais fácil para elas amarem quatro pais (se você se casar de novo) do que terem que escolher entre seus dois pais naturais.
3. Não diga coisas degradantes sobre o outro na frente das crianças. Você provavelmente vai se magoar muito. Pode ser tentador buscar vingança por intermédio das crianças. Esteja ciente do quanto isso prejudica seus filhos e resista à tentação.
4. Incentive seus filhos a amar e respeitar cada um de vocês. Deixe-os saber que eles não estão sendo desleais com você ao amar seu outro pai/mãe também.
5. As crianças se beneficiam quando o pai/a mãe que não tem a custódia dos filhos mantém contato com as crianças de forma consistente, deixando-as saber que podem contar com ele ou ela.
6. Não tente ser o pai ou mãe "bom". Muitas vezes, aquele que não tem a guarda luta pela lealdade das crianças, oferecendo guloseimas e passeios especiais todas as vezes que estão juntos. Isso se torna difícil para as crianças, que precisam de ordem e rotinas diárias. Finalmente, torna-se difícil para o pai ou mãe "bom" também, já que as crianças aprenderão a esperar tratamento especial o tempo todo.
7. Sempre que possível, convide todos os pais para ocasiões especiais. As crianças que podem olhar para o público e ver todos os pais aplaudindo-as sofrem menos do que as crianças que tentam descobrir como se dividir pela metade para amar ambos os pais.

Planejar para evitar problemas futuros

1. As crianças muitas vezes erroneamente assumem que alguma coisa que fizeram causou o divórcio. Diga claramente que o divórcio não é culpa delas.
2. Mantenha rotinas que a criança experimenta regularmente. Um curso para pais e um grupo de apoio podem ser úteis nesse momento.
3. Envolva as crianças em reuniões de família nas quais os sentimentos podem ser compartilhados e as soluções para os problemas podem ser encontradas em conjunto.
4. Procure ajuda externa. Por causa da dor e do trauma que você está experimentando ao passar por um divórcio, pode ser muito difícil ser objetivo o suficiente para cumprir essas orientações sem apoio.
5. Se possível, dê um tempo antes de apresentar e adicionar novos parceiros à vida das crianças.
6. Permita que eles tenham tempo para formar relacionamentos com novos

parceiros. Eles podem não demonstrar simpatia tão rapidamente quanto você gostaria, e isso é normal. Não tente forçá-los a gostar de seu novo parceiro/a.

7. Passe tempo com seus filhos longe de seu novo parceiro/a.

8. Não espere que seus filhos preencham todas as suas necessidades, especialmente aquelas que outro adulto deve preencher. Seus filhos não são seus terapeutas, não importa quantos anos tenham, e há algumas coisas que você não deve discutir com eles.

9. Informe às pessoas da escola, amigos e outras pessoas de apoio o que está acontecendo para que elas possam observar as oportunidades de dar conforto, consolar e ouvir as crianças cujos pais estão se divorciando.

Habilidades de vida que as crianças podem aprender

As crianças aprendem que podem lidar com qualquer circunstância que a vida apresente com coragem e otimismo. Elas podem ver a oportunidade de aprender e crescer a partir de experiências, em vez de ver problemas como fracassos.

Dicas para os pais

1. Estudos sobre filhos de pais divorciados mostraram que, quando os pais lidam com o divórcio de forma eficaz, os filhos se saem melhor sob o ponto de vista social, acadêmico e emocional um ano depois do divórcio do que antes do divórcio.

2. Sua atitude influenciará muito a atitude do seu filho. Se você se sentir culpado, as crianças sentirão que uma tragédia está ocorrendo e agirão de acordo. Se você aceitar o fato de estar fazendo seu melhor sob essas circunstâncias, e em direção ao sucesso em vez do fracasso, as crianças perceberão isso e agirão de acordo.

3. Não espere ajustes instantâneos em uma situação de divórcio. Ajustar-se ao divórcio é um processo.

REFLEXÕES

Em seu livro *For the sake of the children*[2] Kris Kline e o Dr. Stephen Pew ressaltam que a raiva e o ressentimento, que frequentemente acompanham o divórcio, não se dissolvem quando os documentos são assinados. Mais frequentemente, a amargura perdura, às vezes por muitos anos. Infelizmente isso pode causar um tremendo dano para as crianças, que ainda amam ambos os pais.

Em muitos casos, o pai/a mãe que tem a guarda usa as crianças como um receptáculo para sua raiva do outro genitor. Em outros casos, mencionar o pai/mãe ausente é um tabu, tornando, assim, o amor que a criança sente por esse pai quase ilícito.

Nesse livro sábio e prático, os autores oferecem maneiras eficazes de quebrar o padrão de comportamento que leva a mais dor. Eles perguntaram às crianças se elas tinham alguma recomendação para pais que estão se divorciando que, se seguida, poderia tornar o processo de divórcio menos doloroso para outras crianças que passassem por ele. Aqui estão algumas das sugestões que receberam:

"Tentem não falar um sobre o outro de maneira negativa na frente de seus filhos. Mantenham seus problemas entre vocês."

"Mesmo que você vá se separar, faça um esforço para se dar bem, quero dizer, como qualquer outra pessoa; como se você precisasse se dar bem com alguém no trabalho ou algo assim. Você sabe, apenas pela criança, para que a criança possa ter ambos os pais por perto. Apenas faça um esforço para se dar bem."

"Não é justo quando sua mãe diz que, se você a ama, não amará seu pai, ou que terá que amá-la mais do que ama seu pai."

"Permita que as crianças gostem do outro pai/mãe. Está tudo bem em gostar do outro pai/mãe. E se você não gosta deles, e daí? Sorria e aguente."

Um tema forte que surge de forma consistente em conversas com jovens é o desejo de poder amar ambos os pais igualmente sem ter que tomar partido.

Doença

"Às vezes meus filhos ficam tão doentes que isso me assusta, e outras vezes acho que estão dizendo que estão doentes para chamar minha atenção ou para faltar na escola. Como posso saber a diferença?"

Compreender seu filho, a si mesmo e a situação

Pode ser assustador ter um filho doente, e devastador quando a criança enfrenta uma doença ameaçadora. No entanto, na maioria das vezes, as crianças se recuperam. Em algumas famílias, as crianças aprendem que estar doente é uma maneira de escapar de algo desagradável ou uma chance de ter algum tratamento especial. Fingir que está doente pode ser um pedido de ajuda – ou uma tentativa de obter atenção indevida. Em ambos os casos, é importante lidar com a crença por trás do comportamento, bem como com o comportamento.

Sugestões

1. Se você suspeitar de que seu filho está usando a doença como uma desculpa para faltar à escola, explore essa possibilidade de uma maneira não ameaçadora: "Eu não tenho certeza, mas me pergunto se você está tendo alguns problemas na escola e quer ficar doente para não precisar ir. Se isso for verdade, eu gostaria de ouvi-lo e ajudá-lo a resolver os problemas quando estiver pronto."

2. Se seu filho disser que não se sente bem, leve-o a sério. Ouça-o e valide seus sentimentos. Se você encoraja seus filhos a dizerem como se sentem – "sinto medo" (ou estou preocupado, ou desconfortável) quando é isso que eles sentem, em vez de ter que dizer "estou doente" para obter ajuda –, então não deveria supor que seu filho esteja tentando enganá-lo.

3. Mantenha um termômetro à mão para medir a temperatura do seu filho a fim de ajudá-lo a decidir se está doente ou não. Considere outros sintomas também – uma criança pode ficar doente sem apresentar temperatura elevada.

4. Muitos pais estão tão em sintonia com seus filhos que quase percebem o minuto em que seu filho adoece. Confie nos seus sentimentos e procure ajuda externa para aliviar seus medos. Também confie em seus sentimentos quando suspeitar de que seu filho precisa de ajuda para lidar com uma situação avassaladora, ou quando suspeitar de que seu filho está simplesmente evitando a responsabilidade por uma situação da qual tem medo. Aja de acordo, com confiança.

5. Quando seus filhos estiverem doentes, verifique se eles sabem o que está acontecendo e como tomar o remédio. Não force o remédio, mas explique por que ele é necessário e peça a ajuda e cooperação de seus filhos.

6. Se alguém estiver doente, não ignore o resto da família ou a si mesmo. Faça uma pausa para ficar com os outros e descanse um pouco. Seja honesto com todos os membros da família sobre o que está acontecendo e como você está se sentindo.

7. Permita que seus filhos tenham dias de descanso mental de vez em quando, para que possam tirar um dia de folga da escola sem ter que ficar "doentes".

Planejar para evitar problemas futuros

1. Ensine seus filhos a ouvir seus corpos e a cuidar de si mesmos com descanso e uma boa dieta.

2. Preste atenção à sua própria história sobre doenças. Você acha que é melhor se preocupar com pessoas doentes ou deixá-las sozinhas? Você vê a doença como um aborrecimento ou está preparado para aceitar isso quando acontece? Você acha que as pessoas deveriam "continuar na ativa" mesmo se estiverem doentes? Suas crenças sobre doença podem estar influenciando como você trata seus filhos e como eles se sentem sobre doenças.

3. Use tratamentos não medicinais o máximo possível para que seus filhos não pensem que existe uma pílula para tudo. Cuidado amoroso e gentil funciona muito bem com crianças que enfrentam uma doença.

4. Não sugira que seus filhos ficarão doentes se não usarem um casaco quando estiver frio, não dormirem o suficiente etc., pois você pode estar programando seus filhos para ficar doente em vez de prevenir doenças.

5. Mantenha as informações de emergência à mão para que qualquer um possa conseguir ajuda rapidamente.

Habilidades de vida que as crianças podem aprender

As crianças podem aprender a ouvir seus corpos, cuidar de si mesmas e pedir o que precisam sem precisar usar a doença como desculpa.

Dicas para os pais

1. Se você ficar doente, certifique-se de ter familiares e amigos que você possa chamar para ajudar a cuidar das crianças e de você.
2. Não importa quantas medidas preventivas você tome, as crianças ainda ficarão doentes, então aceite isso em vez de se culpar ou superprotegê-las.

REFLEXÕES

Algumas crianças de 8 a 12 anos foram deixadas sozinhas em uma casa e cidade novas enquanto os pais saíram à noite. Ninguém perguntou se elas estavam prontas para lidar com isso – apenas presumiram que elas estavam.

Em poucos minutos, a menina de 8 anos ficou com dor de estômago. A mais velha ligou para um vizinho pedindo ajuda e disse: "Eu não acho que ela esteja realmente doente. Eu acho que ela está assustada, assim como eu."

Os pais não disseram aos vizinhos que estavam deixando seu número com os filhos em caso de emergência. Ainda assim, os vizinhos levaram sopa, refrigerantes e picolés e tentaram oferecer algum conforto.

Cerca de uma hora depois que os vizinhos saíram, a menina de 12 anos telefonou novamente. Dessa vez, uma das crianças estava com dor de cabeça e elas não conseguiram encontrar aspirina infantil em casa. O vizinho correu para comprar aspirina e decidiu ficar com as crianças até os pais chegarem em casa. O vizinho percebeu que essas crianças receberam uma responsabilidade para a qual não estavam prontas.

As crianças são criativas. Se são tratadas de forma desrespeitosa, elas podem descobrir que estar "doente" é uma maneira certa de conseguir que um adulto as trate com seriedade.

Dormir a noite toda

"Nosso filho de 1 ano não fica na cama dele – ele chora até que o coloquemos na cama conosco. Eu ouvi falar sobre deixá-lo chorar, porém isso parece muito cruel. Mas agora meu marido e eu não estamos dormindo o suficiente – para não falar do nosso tempo a sós para conversar, nos abraçarmos... etc. Como podemos fazer com que ele durma a noite toda em sua própria cama?"

Compreender seu filho, a si mesmo e a situação

Muitos pais são defensores da "cama familiar" e permitem que seus filhos durmam na cama com eles regularmente. Se seus filhos estão em sua cama por escolha, isso é uma coisa. Respeite sua escolha pessoal e não leia mais. No entanto, muitos pais permitem que seus filhos durmam com eles não por opção, mas porque sentem que precisam, e não estão felizes com isso. Quando esse é o caso, é desrespeitoso deixar seus filhos dormirem na sua cama com você só porque parece mais conveniente do que passar por um processo de treinamento ou porque você acha que seus filhos não conseguem dormir sozinhos. Isso pode privá-los de desenvolver a sensação de que são capazes e autoconfiantes, e você pode estar formando hábitos que serão muito difíceis de romper. É possível ensinar as crianças a dormir em suas próprias camas sem um trauma grave para sua autoestima.

Se você não tem certeza se deve apoiar a noção da cama familiar ou não, a pesquisa de Richard Ferber[18] pode ajudá-lo a decidir. Ele propõe que as crianças precisam de um lugar para dormir, seja sua própria cama no quarto dos pais ou no próprio quarto. Dessa forma, a criança aprende algumas lições valiosas: posso lidar com o fato de estar em meu próprio espaço. Eu não sou o centro do universo. Eu sou um membro importante da minha família, mas meus pais também são importantes e precisam de tempo para descanso e revigoramento.

Se você tiver um recém-nascido, comece com as sugestões da seção *Planejar para evitar problemas futuros*, a fim de se poupar de sofrimentos. Se você já ajudou seu filho a desenvolver o hábito de dormir com você, pode ser a hora de iniciar o processo de desmame por meio das sugestões a seguir (ver *Desmame*).

Sugestões

1. Inúmeros pais acharam útil permitir que seus filhos chorassem, o que geralmente não leva mais do que três a cinco dias, se você for consistente. Essa sugestão é geralmente a mais bem-sucedida em um período menor. No entanto, ofereceremos outras sugestões caso você não aguente isso. Muitas dessas sugestões são destinadas a ajudá-lo a ter a coragem de fazer o que é melhor para o seu filho. Lembre-se de que a mamãe pássaro empurra seu filhote para fora do ninho, apesar de sua relutância em voar. Você sabe o porquê. Sabemos que nada é mais doloroso para uma mãe do que ouvir seu filho chorar. Mas, quando você se lembra de que chorar é uma forma de comunicação, sabe que o choro pode significar muitas coisas. Seu filho pode estar lhe dizendo: "Eu não gosto disso, mesmo que seja pelo meu próprio bem-estar." Repetidamente neste livro sugerimos que você permita que as crianças tenham seus sentimentos sem resgatá-las – é importante deixá-las experimentar situações que não são perfeitas para que possam aprender a fortalecer suas habilidades de desapontamento e aprender que elas podem

não apenas sobreviver, mas sentir-se melhor sobre si mesmas do que se fossem mimadas e resgatadas. As crianças têm necessidades e desejos. É importante cuidar de todas as suas necessidades, mas não de todos os seus desejos. Elas precisam dormir. Elas podem querer dormir com você, mas isso pode não ser o melhor para elas ou para você. Tenha a coragem de fazer o que é melhor para ambos em longo prazo. Seu filho não se sentirá mal-amado nem traumatizado por chorar até dormir, desde que você tenha passado muito tempo de qualidade com ele durante o dia, segurando-o, brincando com ele etc.

2. Algumas pessoas contratam profissionais para entrar em suas casas e ajudar as crianças a aprender a dormir durante a noite. A maioria desses profissionais segue sugestões semelhantes às que estamos fazendo. A única diferença é que os pais não precisam ouvir o choro. Esperamos que você tenha a coragem de passar pelo processo de desmame com seu filho, em vez de deixá-lo para um estranho.

3. Uma mãe teve que ir dormir na casa de sua irmã enquanto o marido assumia o dever de "lidar com o choro". Foi difícil para ele, mas não tanto como para a mãe. Outra mãe colocou um travesseiro sobre a cabeça, ligou o rádio e chorou pelas três noites que levou para o filho aprender a adormecer sozinho. Outra mãe armou uma barraca no quintal e dormiu nela durante os cinco dias que seu filho levou

para dormir sozinho. Todos eles relataram que, uma vez que seus filhos aprenderam a adormecer sozinhos, ficaram mais felizes e mais fáceis de cuidar durante o dia.

4. Alguns sugeriram entrar no quarto do seu bebê ou da criança enquanto eles estão chorando, acariciar suas costas por um tempo e depois sair. Isso funcionou para alguns. Outros disseram que parecia que estavam provocando seu filho. Se você se sentir confortável com essa sugestão, experimente. (A sugestão em *Reflexões* é diferente porque é realizada com uma criança verbal.)

Planejar para evitar problemas futuros

1. Muitas pessoas pensam que o bebê deveria estar dormindo antes de colocá-lo em sua cama. Elas o balançam, cuidam dele e, quando ele está dormindo, o colocam na cama. Para sua surpresa, ele geralmente acorda de imediato e começa a chorar. Em vez disso, recomendamos que, quando estiver na hora de dormir, alimente-o, troque-o, arrume-o e, em seguida, deite-o enquanto ele ainda está acordado, para que aprenda a adormecer sozinho. Você pode até precisar acordá-lo se ele adormecer enquanto estiver amamentando ou tomando sua mamadeira. Lembre-se de que um pouco de agitação não é uma tragédia. Pode ser sua maneira de se acalmar.

2. As crianças são capazes de dormir a noite toda por volta dos 3 meses. (Al-

gumas crianças atingem esse marco muito antes.) Se você estiver amamentando, aos 3 meses seu filho já terá regulado a quantidade de leite que precisa durante o dia e realmente não precisa de mais durante a noite. Quando os bebês acordam no meio da noite após os 3 meses, não há problema em deixá-los se acalmar de volta ao sono – o que pode resultar em choro.

3. Bebês em berçários neonatais, onde um cronograma apertado é mantido, dormem enrolados firmemente até o momento da amamentação. Se choram, eles podem se autoacalmar, o que eles fazem. Quantos desses bebês vão para casa e desenvolvem um problema de sono porque seus pais não suportam o choro ou porque acreditam que o bebê precisa dormir com eles? Você pode estar criando um problema que não precisa ter com a sua atitude.

4. Há um movimento crescente que sugere que os bebês ficam mais confortáveis e dormem melhor de bruços. Outros acreditam que os bebês devem dormir de barriga para cima para prevenir a síndrome da morte súbita infantil. Outros ainda sugerem colocar o bebê de lado para dormir. Não estamos fazendo uma recomendação sobre qual é o melhor, mas sugerimos que você consulte seu médico e os textos informativos para pais na internet a fim de ajudá-lo a resolver esse problema sozinho.

Habilidades de vida que as crianças podem aprender

Seus filhos podem aprender que são capazes de lidar com a função corporal natural de dormir sem depender de ninguém. Eles podem aprender sobre confiança e autoconfiança. Eles podem aprender que todas as suas necessidades serão satisfeitas, mas nem todos os seus desejos.

Dicas para os pais

1. Tenha confiança em si mesmo e na sua decisão. A confiança cria uma energia que as crianças podem sentir e responder de acordo. Se você tem confiança e fé em si mesmo e em seu filho, você agirá de acordo, e seu filho também.

2. Milhões de bebês sobreviveram antes de haver babás eletrônicas que permitem aos pais microgerenciar cada respiração deles.

3. Lembre-se de que você precisa do seu sono para ter energia e dar o melhor de si aos seus filhos durante o dia.

REFLEXÕES

Melanie Miller, uma associada certificada da Disciplina Positiva em Kirkland, Washington, compartilha isto: a solução a seguir foi respeitosa com as minhas necessidades – querer aquela meia hora de valor inestimável, antes de ir para a cama, para ficar sozinha. Talvez eu lesse um livro, o jornal ou apenas me sentasse em uma sala silenciosa. Também foi respeitoso com o meu filho, que parecia precisar de uma mãe gentil e amorosa para colocá-lo para dormir.

E foi assim que aconteceu. Faça sua rotina habitual de dormir. Com sorte a rotina termina com você segurando seu filho no colo e lendo um livro. Em seguida, coloque-o na cama e diga que você gostaria de massagear as costas dele. Pergunte se ele gostaria que você massageasse suas costas por quatro ou cinco minutos. O oferecimento de uma escolha lhe dá algum controle sobre a situação. Depois de massagear suas costas, diga-lhe que você tem que escovar os dentes, ou colocar o pijama, ou fazer café da manhã, ler e-mails... alguma coisa chata e mundana da qual ele não vai querer participar. Então diga a ele que você estará de volta em um minuto. Eu mostro aos meus filhos como se parece um minuto colocando o polegar e o dedo indicador bem juntos. Trinta minutos seriam meu polegar e meu dedo indicador bem separados. Às vezes eles precisam desse recurso visual. Depois, certifique-se de voltar dentro de um minuto... você pode até voltar dentro de trinta segundos na primeira noite, para que ele não tenha a chance de sair da cama e ir atrás de você. Quando você voltar ao quarto, massageie as costas dele brevemente e diga: "Eu preciso colocar meu pijama; volto em dois minutos". Continue a repetir esse processo e vá prolongando o tempo até que você entre no quarto dele e ele esteja dormindo. Pode demorar um pouco nas primeiras noites... e ele pode ter dificuldade em ficar deitado na cama por um minuto, mas não desista. Apenas mantenha a calma, ajuste o tempo conforme necessário e continue repetindo o processo.

Isso funcionou muito bem com meu filho. Ele agora vai para a cama com apenas uma breve massagem nas costas. Eu compartilhei isso com os pais em minhas aulas sobre parentalidade e eles descobriram que é eficaz também. O Bebê 1 dormia em um berço coberto com rede para que os gatos não pudessem entrar, com uma babá eletrônica dia e noite, e os pais mal cochilavam, pois escutavam cada respiração. O Bebê 2 dormia no mesmo berço sem nenhuma rede ou babá eletrônica, mas em um quarto perto de seus pais para que pudessem ouvi-lo se ele chorasse. O Bebê 3 dormia em um andar diferente da casa, sem babá eletrônica ou rede... e acabou por ser o bebê que melhor dormia.

Eletrônicos: TV, *videogames, tablets*, computadores etc. (*ver também* Celulares)

"Meus filhos jogariam videogame ou assistiriam à televisão o dia todo se eu permitisse – exceto pelo tempo que eles iriam passar com um fone colado nas orelhas. Eles passam horas no computador enviando mensagens instantâneas para até vinte e seis pessoas ao mesmo tempo, eles podem digitar mensagens em seus celulares com dois polegares mais rápido do que

eu posso digitar com todos os dez dedos. O cé-
rebro deles está fervendo? Onde está a atenção
deles? E as habilidades sociais? Eu me preo-
cupo com o que eles podem encontrar quando
navegam na internet. É difícil separá-los de
seus aparelhos eletrônicos para jantar com in-
teração social. Eu sei que devo limitar o uso
de eletrônicos, mas não sei como vencer essa
batalha."

Compreender seu filho, a si mesmo e as necessidades da situação

Bem-vindo à genM – a geração multita-refa. Os eletrônicos vieram para ficar. Nosso palpite é o de que haverá mais aparelhos eletrônicos inventados antes que este livro seja impresso. Televisão, *videogames*, DVD *players*, *tablets*, telefones celulares, computadores e a internet – eles não são maus, mas podem se tornar um problema real ao interromper um acontecimento quando todos estão plugados em equipamentos eletrônicos (geralmente muitos ao mesmo tempo). Você e sua família pararam de fazer refeições juntos? Pararam de ter discussões frente a frente, reuniões de família, jogar juntos, conversar no carro enquanto dirigem? Os eletrônicos podem ser divertidos, informativos e ajudar as crianças a desenvolver muitas habilidades transferíveis quando usados com consciência. No entanto, o uso excessivo pode criar problemas sérios. Elimine a "batalha" decidindo o que você fará, sendo gentil e firme, e envolvendo as crianças na criação de diretrizes saudáveis para o uso de equipamentos eletrônicos.

Sugestões

1. Dê escolhas limitadas às crianças. "Você pode assistir a um *show* ou dois; você escolhe", "Você pode jogar *videogame* por meia hora ou pode assistir meia hora de TV", "Você pode assistir à TV por trinta minutos antes do jantar ou depois do jantar", "Você pode gastar duas horas por dia em tempo de tela. Você decide sobre uma programação de sua escolha e eu verifico se isso funciona para mim também".

2. Não permita TV nos quartos de seus filhos. Sente-se com eles e assista com eles em vez de apenas censurar um programa de que você não gosta. Converse com seus filhos sobre a que eles estão assistindo, do que eles gostam e o que eles estão decidindo sobre isso. Desligue a TV quando houver violência.

3. Discuta comerciais com seus filhos e explore com eles o que é publicidade.

4. Decida o que você fará e o que não fará. Se você não quer que seus filhos passem muito tempo assistindo à TV ou gastando tempo em jogos de computador, não os compre. Se tiverem que trabalhar para ganhar dinheiro a fim de pagar por essas coisas, estarão fazendo algo além de assistir às telas.

Planejar para evitar problemas futuros

1. Observe seu próprio comportamento. Se você assistir à TV ou usar outros

aparelhos eletrônicos excessivamente, não conseguirá convencer seus filhos de que muito não é bom para eles. Por outro lado, se você vive uma vida equilibrada, terá uma base sólida para ensinar seus filhos a fazerem o mesmo.

2. Pode haver programas na televisão que você não quer que seus filhos vejam, por isso cabe a você criar diretrizes para o uso da TV. À medida que seus filhos crescem, eles precisam fazer parte desse processo de planejamento. Você precisa criar diretrizes em todo o tempo de tela e uso de outros eletrônicos até que seus filhos tenham idade suficiente para se envolverem na criação das diretrizes.

3. Use a reunião de família para discutir o uso dos eletrônicos. Sente-se com seus filhos e ajudá-los a planejar com antecedência os *shows* a que eles querem assistir durante a semana. Decida em conjunto a quantidade de tempo que é "equilibrada" para o uso de outros equipamentos eletrônicos. Se você tem o TiVo*, pode programar o que seus filhos gostariam de assistir e configurar um tempo de visualização quando você estiver por perto.

4. Ajude as crianças a fazerem uma lista das atividades de que gostam, de modo que quando estiverem entediadas, possam encontrar outra coisa para fazer

em vez de ligar a TV ou ligar seus *videogames* (ver *Tédio*).

5. Converse com as crianças sobre as qualidades viciantes da TV e dos *videogames*, para que elas saibam por que você está preocupado e quer limitar sua visualização e reprodução.

6. Deixe as crianças saberem que precisam configurar um rodízio para compartilhar *videogames* ou escolher canais para assistir. Se eles brigarem por isso, desligue o equipamento e deixe-os saber que podem tentar novamente mais tarde ou você escolherá até que eles criem um sistema de compartilhamento com o qual todos possam viver.

7. Tente um dia da semana ou um mês em que ninguém da família assista à TV ou use outros equipamentos eletrônicos e observe o que a família pode aprender com a experiência.

8. Lembre-se de que qualquer atividade pode se tornar viciante além dos eletrônicos (ver *Abuso de álcool e drogas*), então não exagere. Conheça a diferença entre um interesse e um vício.

Habilidades de vida que as crianças podem aprender

As crianças aprendem a planejar com antecedência e pensar ao usar TV, *videogames* e outros equipamentos eletrônicos em vez de adotar hábitos de uso indiscriminado. As crianças desenvolvem hábitos não abusivos que podem ajudá-las quando estão lidando com outras possíveis substâncias de abuso.

---

* N. T.: TiVo é uma marca popular de gravador de vídeo digital. Trata-se de um aparelho que permite aos usuários capturar a programação televisiva para armazenamento em *drive* de disco rígido e visualização posterior.

Dicas para os pais

1. Desligue a TV e outros equipamentos eletrônicos durante as refeições e use esse tempo para conversar com seus filhos.
2. Não espere que as crianças sigam o combinado sobre o uso de equipamentos eletrônicos quando você não estiver em casa para monitorá-las. Se você acha que elas estão desrespeitando o combinado, desconecte a TV e confisque outros equipamentos até que estejam prontas para cumprir seus compromissos.

REFLEXÕES

A seguir, um pequeno resumo das estatísticas sobre os hábitos de visualização da televisão das crianças. (Poderíamos preencher muitas páginas citando todas as pesquisas sobre todos os tipos de tempo na tela. Vamos nos ater a isto e achamos que o que é demonstrado é válido para todos os eletrônicos.)

- Crianças americanas com idades entre 2 e 17 anos assistem à televisão, em média, quase vinte e cinco horas por semana, ou três horas e meia por dia. Quase uma em cada cinco assiste a mais de trinta e cinco horas de televisão por semana. Vinte por cento das crianças de 2 a 7 anos, 46% das crianças de 8 a 12 anos e 56% das de 13 a 17 anos têm TV em seus quartos. As crianças passam mais tempo assistindo à televisão do que realizando qualquer outra atividade, exceto dormir.[4]
- Em um estudo nacional sobre educação, os estudantes relataram gastar quatro vezes mais horas por semana assistindo à televisão do que fazendo lição de casa.[5]
- Alguns tipos de programação manipulam artificialmente o cérebro para prestar atenção, violando seus mecanismos naturais de defesa com frequentes alterações visuais e auditivas. A multitarefa pode condicionar o cérebro de algumas pessoas a um estado superexcitado, dificultando a concentração quando elas quiserem.
- Algumas televisões e outros aparelhos eletrônicos podem ter um efeito hipnótico, e possivelmente neurologicamente viciante, afetando o cérebro pela alteração da frequência de seus impulsos elétricos de maneiras que bloqueiam o processamento mental normal.

A família Jensen inclui mãe, pai e cinco filhos. Quando os meninos eram muito jovens, a mãe e o pai decidiram que teriam apenas uma TV na casa (pequena o suficiente para ser coberta quando não estivesse em uso) e que só a trariam quando houvesse algo que eles realmente quisessem assistir. À medida que os meninos cresceram, eles

> reconheceram os benefícios de um computador e as habilidades que poderiam ser formadas jogando alguns *videogames*. Então eles compraram um computador para a sala da família, onde eles sempre poderiam estar cientes do que estava acontecendo. Todos na família (incluindo a mãe e o pai) tiveram que negociar o tempo no computador. Eles não conseguiram comprar um *videogame* até que a mãe ou o pai revisaram o conteúdo para garantir que ele não incluísse violência ou sexo. Quando os meninos quiseram iPods, eles primeiro tinham que elaborar um plano de como iriam usá-los por um tempo razoável, e como ganhariam o dinheiro para pagar por eles. Eles decidiram comprar três telefones celulares em um plano familiar, e cada membro da família (exceto o pai) se justificava quando precisava pegar o celular nas ocasiões em que ele ou ela saía de casa. Eles decidiram que as mensagens de texto não faziam sentido para telefones "comunitários". Tudo isso exigia planejamento, negociação, respeito mútuo e cooperação. O resultado foi um uso equilibrado do tempo em relação aos equipamentos eletrônicos.

Enurese/xixi na cama

"Meu filho de 8 anos ainda faz xixi na cama. Ouvi falar de todos os tipos de remédios, desde acordá-lo várias vezes por noite até obter um lençol que soa um alarme. Todos parecem um aborrecimento para mim ou uma experiência assustadora e intimidante para ele. Alguma sugestão?"

Compreender seu filho, a si mesmo e a situação

Se seu filho tiver entre 4 e 5 anos e ainda estiver fazendo xixi na cama, isso é motivo de preocupação. Se ele passou noites sem fazer xixi na cama e teve alguns episódios de enurese, o comportamento pode estar relacionado a um estressor na família, incluindo um sinal de abuso sexual ou físico. Ou pode ser por causa de qualquer um dos Quatro objetivos equivocados do comportamento (ver Parte I). A criança pode, inconscientemente, escolher um objetivo equivocado quando sofre algum tipo de estresse, como um bebê novo na casa, divórcio ou mudança para um novo local. Se o seu filho nunca teve uma noite seca, o xixi na cama pode ser o resultado de uma condição física causada por bexiga imatura ou um padrão de sono profundo. A primeira coisa a fazer é um exame médico para verificar se o problema é físico ou de desenvolvimento. A enurese na cama pode ser embaraçosa para as crianças e seus familiares, e muitas vezes resulta em muitas tentativas dos pais para controlar o problema. Experimente algumas das sugestões a seguir.

Sugestões

1. Se sua família está passando por uma mudança que pode criar estresse, como o nascimento de um bebê, mudança

ou um novo emprego, passe um tempo extra com o seu filho para aumentar seu senso de aceitação e importância. O xixi na cama vai parar quando ele se sentir seguro.

2. Um indício de que molhar a cama está relacionado ao desenvolvimento da criança, bem como a uma dificuldade com o controle da bexiga durante o dia, é a criança ter sono pesado e dificuldade de acordar à noite. Não acorde a criança a menos que ela lhe peça sua ajuda. Não tente monitorar a ingestão de líquidos antes de ela ir para a cama ou perguntar se foi ao banheiro antes de dormir. Em vez disso, deixe-a saber que algumas pessoas levam mais tempo para desenvolver o controle da bexiga, e que você tem certeza de que ela será capaz de lidar com isso em seu próprio ritmo.

3. Em vez de agravar o problema usando a humilhação, ofereça apoio, compreensão e encorajamento positivos. Entre no mundo da criança. Pergunte como ela se sente sobre o problema. Pergunte se ela precisa de ajuda ou se pode lidar com isso sozinha. Ouça respeitosamente o que ela fala.

4. Decida o que você fará em vez de tentar controlar o que seu filho faz. Você pode querer cobrir o colchão com um plástico. Você pode querer fazer sacos de dormir de lençóis velhos, que são fáceis de jogar na máquina de lavar roupa. Você pode optar por ficar fora do quarto dele porque não gosta do cheiro. Não importa o que fizer, faça com dignidade e respeito.

5. Ofereça essas escolhas ao seu filho como formas de melhorar o problema: tente adiar a micção durante o dia para fortalecer a bexiga e experimentar um senso de controle; pergunte a seu filho se ele gostaria que você o acordasse periodicamente durante a noite para esvaziar a bexiga – a escolha é dele; ofereça-se para comprar um alarme para xixi na cama* que o acorde a fim de que ele possa terminar de urinar no banheiro; ofereça a ajuda de um hipnoterapeuta.

Planejar para evitar problemas futuros

1. Dê uma olhada no que você pode estar fazendo para criar a necessidade de atenção indevida, disputas por poder, ciclos de vingança ou inadequação. Muitos pais de crianças que fazem xixi na cama criam esse problema porque ficam reclamando, lembrando, insistindo e tentando controlar a bexiga delas. Pare! Em vez disso, passe um tempo especial com o seu filho, no qual vocês desfrutem da companhia um do outro e brinquem juntos. Envolva-os em reuniões de família para resolver problemas, compartilhar sentimentos e lidar com a mágoa. Dê-lhe trabalhos significativos para aumentar seu senso de aceitação e contribuição.

---

*   N. T.: Existe um alarme para xixi na cama desenvolvido pela USP. Disponível em: http://www.usp.br/aun/antigo/exibir?id=6080&ed=1066&f=23.

2. Não tente o treinamento do banheiro cedo demais. Isso suscita problemas de comportamento. Nós sugerimos esperar até o verão, depois que seu filho chegar aos 2 anos e meio, antes mesmo de começar. Claro que existem exceções para isso. Algumas crianças iniciam o processo de treinamento por conta própria. Nosso ponto é que você não deve ficar tenso sobre isso cedo demais.

3. Ensine seu filho a usar a máquina de lavar. Até mesmo uma criança de 3 anos pode lidar com esse trabalho. Você também poderia ensiná-lo a trocar suas roupas e lençóis no meio da noite se ele estiver desconfortável. Depois de ter tido tempo para o treinamento, não se intrometa e deixe que ele cuide de si mesmo da forma que escolher. Ele pode escolher dormir em lençóis molhados e fedorentos e passar vergonha na frente de seus amigos.

4. Compartilhe histórias respeitosas sobre cama molhada para que seus filhos saibam que pode ser um problema comum. Michael Landon escreveu um filme de televisão sobre a enurese baseado em sua experiência de infância. Temos um amigo que disse que entre os fuzileiros navais dos EUA havia uma barraca especial para os "molhadores de cama". O sargento encarregado acordava os residentes a cada duas horas.

5. Se você viajar ou se seu filho quiser passar a noite fora de casa, converse com ele sobre possibilidades para lidar com o problema em público, como calças especiais impermeáveis ou um forro no saco de dormir.

Habilidades de vida que as crianças podem aprender

As crianças podem aprender que seus pais respeitosa e amorosamente irão ajudá-las a lidar com problemas físicos ou de desenvolvimento. As crianças podem aprender que o que elas fazem não é uma definição de quem elas são. Elas podem estar lutando com um problema, mas isso não as torna indivíduos sem valor.

Dicas para os pais

1. O desfralde é uma função corporal natural. As crianças querem fazer o que os adultos fazem, a menos que isso se torne uma disputa por poder e elas sintam que precisam ganhar ou perder o senso de si mesmas.

2. Evite comparar seu filho com outras crianças. Então, o que acontece se outras crianças ficarem secas antes do seu filho? Ame seu filho do jeito que ele é – incondicionalmente.

REFLEXÕES

Eis a experiência de uma família: "Nós nos familiarizamos com as capacidades de controle da bexiga de nossos filhos em viagens de acampamento." Se Josh anuncias-

Escutar

se que precisava ir ao banheiro, sabíamos que tínhamos cerca de vinte minutos para encontrar um lugar de parada adequado. Se Katy dissesse que precisava ir, sabíamos que tínhamos cerca de dez minutos. Se Brian anunciava uma necessidade, parávamos na beira da estrada imediatamente.

Brian também era o que molhava a cama nos seus primeiros anos da adolescência. Sabíamos que era uma questão do desenvolvimento e muito embaraçoso para ele. Com catorze anos, ele foi convidado para um acampamento noturno com seus amigos. Ele ficou acordado a noite toda porque temia que molhasse a cama e fosse ridicularizado. Ficamos muito gratos por saber que o problema dele era de desenvolvimento, por isso não acrescentamos humilhação aos seus problemas. Nós simplesmente lhe demos uma compreensão empática e trabalhamos com ele muitas soluções possíveis. O mais engraçado foi o nosso acordo de que ele iria amarrar um cordão em torno do dedo do pé. Como eu tenho que levantar várias vezes à noite para ir ao banheiro, ele me perguntou se eu poderia puxar o cordão em torno do dedo do seu pé para acordá-lo.

Finalmente nos tornamos tão despreocupados do problema, e Brian se tornou tão bom em cuidar de seus próprios lençóis, que não sabemos ao certo quando ele parou de molhar a cama. Eu acho que ele parou. Vou perguntar a sua esposa.

Escutar

"Meu filho não me escuta. Quando eu lhe peço para fazer coisas, ele me ignora até eu ficar com raiva e gritar ou ameaçar. Os sermões não estão ajudando. Seria mais fácil fazer as coisas sozinho, mas sei que isso não o ensinaria a ter responsabilidade."

Compreender seu filho, a si mesmo e a situação

Muitos pais ensinam, não intencionalmente, seus filhos a serem "surdos para os pais". Essa doença atinge muitas crianças no início da vida – especialmente quando os pais gritam, berram ou dão sermões enquanto eles estão apenas tentando explorar o mundo e desenvolver seu senso de autonomia.

Não se preocupe, não é uma doença terminal. A esperança está à vista se você aprender a agir mais e falar menos. Se seu filho não ouvir nada do que você disser, ou se você perceber que está repetindo as coisas várias vezes, talvez ele já tenha se desconectado. Em vez de procurar as causas desse problema ou decidir que é apenas uma fase, é melhor analisar seu comportamento em relação ao que você pode estar inconscientemente fazendo para criar o problema.

Sugestões

1. Se você quiser que seus filhos ouçam mais, é importante usar menos palavras. Diga o que você quer dizer da maneira mais sucinta possível e depois siga com as ações.

2. Use uma palavra para comunicar o que precisa ser feito: "Grama", "Pratos", "Banheiro", "Roupa para lavar". Certifique-se de fazer contato visual e ter uma expressão firme e amorosa em seu rosto. Ou, se uma palavra não funcionar, você poderá usar dez palavras ou menos. "Está na hora de aprender a lavar sua própria roupa." "Ligue se planejar ficar com seu amigo até tarde." Ou você pode até usar sinais não verbais: aponte o que precisa ser feito. Sorria, mas não diga uma palavra.

3. Use seu senso de humor: "Lá vem o monstro das cócegas para pegar as crianças que não escutam!"

4. Use honestidade emocional. "Eu me sinto chateado porque você gasta tempo com tudo menos com a lição de casa, e eu gostaria que fosse mais uma prioridade para você." (Certifique-se de que isso não soe como uma reclamação – e sim apenas um fato.)

5. Aja. Pegue a criança pela mão e conduza-a, de forma gentil e firme, à tarefa que precisa ser feita.

6. Escrever um bilhete pode chamar mais a atenção do seu filho do que falar.

7. As crianças ouvem atentamente quando você sussurra, de modo que elas tenham que prestar atenção para ouvi-lo. Tente.

8. Peça às crianças que resumam ou parafraseiem o que estão ouvindo você dizer para ensinar habilidades de escuta. (Ver o verbete *Não fale comigo* para mais informações sobre como ouvir o seu filho.)

9. Dê ao seu filho uma escolha que requer sua ajuda e atenção: "Qual é a primeira coisa que devemos fazer agora?", "Você quer sair daqui a cinco ou dez minutos?"

Planejar para evitar problemas futuros

1. Se você estiver gritando, berrando ou dando sermões, pare. Todos esses métodos são desrespeitosos e estimulam a "surdez para os pais". Em autodefesa, as crianças em geral se rebelam – sendo ativamente desrespeitosas com você, ou desconectando-se de você de forma passiva.

2. As crianças sabem quando você está falando sério e quando não está. Não diga nada a menos que seja sincero e possa dizer com respeito. Então, siga com dignidade e respeito – e preferencialmente sem palavras.

3. Modele a escuta respeitosa. As crianças vão ouvi-lo quando sentem que você as ouve. Muitas vezes nos perguntamos por que as crianças não escutam sem perceber que não damos a elas um exemplo do que é ouvir de verdade. Explique aos seus filhos que a conversa é uma arte de dar e receber, de um lado para outro, e não uma tentativa de conseguir que alguém faça o que você quer.

4. Estimule a escuta, fazendo perguntas curiosas em vez de dar sermões.

5. Pergunte se seus filhos estão dispostos a ouvir antes de lhes dar informações. "Eu tenho algumas informações importantes sobre isso. Você gostaria de

ouvi-las?" Eles se sentem respeitados porque têm escolha. Se concordarem em ouvir, eles geralmente ouvirão. Se eles não concordarem e você começar a falar de qualquer maneira, você pode estar falando com uma parede.

6. Faça reuniões de família regulares em que todos os membros, incluindo os pais, escutem um ao outro em uma atmosfera de respeito mútuo – em que a culpa está fora e a resolução de problemas e a escuta estão dentro.

7. Seja respeitoso quando fizer pedidos. Não espere que as crianças façam algo "agora mesmo" quando você está interrompendo algo que elas estão fazendo. Pergunte: "Você pode fazer isso durante o intervalo comercial ou logo após terminar o programa?"

Habilidades de vida que as crianças podem aprender

As crianças podem aprender que são parte de uma família em que as pessoas se tratam com respeito. Elas podem aprender a cooperar em vez de se rebelar contra o controle dos pais. Elas podem aprender habilidades de escuta respeitosa porque têm o modelo de seus pais.

Dicas para os pais

1. Gritar, berrar e dar sermões se baseiam geralmente em reações, em vez de ações pensadas. Ajuda aprender habilidades (saber o que mais pode fazer) antes que você possa interromper o hábito de gritar. Ao seguir as sugestões, você terá as habilidades necessárias.

2. Não espere que as crianças se lembrem do que devem fazer depois de um encontro. (Elas se lembram de coisas que estão no topo de sua lista de prioridades, mas são necessários treinamentos contínuos para ajudar as crianças a aprender sobre interesse social e cooperação por coisas que não estão no topo da lista de prioridades.)

REFLEXÕES

Na família de Janet, toda vez que a mãe abria a boca para falar, a maioria dos membros da família se afastava, revirava os olhos ou começava a ler o jornal. A mãe havia treinado todo mundo para ignorá-la ao falar repetidamente sobre o que ela queria e como ela pensava e sentia. Depois de participar de um *workshop* sobre habilidades de comunicação, ela percebeu que tinha que aprender a falar menos se quisesse ser ouvida.

A mãe disse: "Eu estou certa de que falo sem parar quando converso com vocês." (Doze palavras, mas uma melhora em relação a antes.) Ninguém falou, porque eles estavam acostumados com o fato de que a mamãe diria mais um ou dois parágrafos. A mãe apenas esperou em silêncio.

Janet disse: "Você estava falando com a gente?" "Sim." (Uma palavra.)

"O que você quer?", perguntou Janet, sentindo-se bastante confusa e desconfortável.

"Que vocês saibam que estou praticando falar menos." (Oito palavras.)

"Sobre o quê, mamãe?"

"Sobre tudo, Janet, e gostaria da sua ajuda." (Oito palavras.)

Agora Janet se sentia mais em casa. A mãe iria fazer o discurso "ninguém me ajuda" que Janet já tinha memorizado, então ela não precisava prestar atenção. Depois de ignorar por alguns instantes, Janet percebeu que ninguém estava falando. Ela estava chocada. Janet disse: "Mãe, do que você está falando? Que tipo de ajuda você quer?"

"Se eu continuar a falar repetidamente, me diga para parar." (Dez palavras.)

"Claro, mãe, se é o que quer."

É fácil ver que, se a mãe realmente trabalhar nisso, aprenderá a ser mais clara antes de começar a falar. Ela também receberá muito mais atenção da família dela. E, acima de tudo, ela criará oportunidades para experimentar a verdadeira alegria da conversa, que consiste em dar e receber, para a frente e para trás, que ocorre quando as pessoas estão realmente engajadas na discussão.

Espinhas

"Meus filhos estão começando a ter espinhas e parece que o mundo vai acabar. Como posso ajudá-los? Eu tentei dizer-lhes que ajudaria se eles prestassem atenção à dieta, parassem de beber refrigerantes e comer chocolate e dormissem mais. Eles apenas reviraram os olhos e se afastaram."

Compreender seu filho, a si mesmo e a situação

A maioria dos pais teme que seus filhos se tornem infelizes e impopulares se tiverem uma pele menos que perfeita. Frequentemente seus filhos também. A acne pode ser embaraçosa durante a adolescência, embora seja bastante comum em virtude do acúmulo de mais óleo e bactérias, o que acontece quando os níveis hormonais aumentam. Os pais querem ajudar os filhos resolvendo a situação. Uma das formas mais populares que os pais têm de "ajudar" seus filhos é dar-lhes um sermão. Mas os filhos têm uma antena para sermões: assim que os pais começam a dar o sermão, eles imediatamente a desligam.

Sugestões

1. Pare de dar sermões. Você pode trocar um sermão e compartilhar informações valiosas ao pedir permissão primeiro. "Eu tenho algumas informações sobre espinhas. Você gostaria de ouvir?" Se seu filho disser sim, ele estará disposto a ouvir. Se ele disser não,

não há sentido em compartilhar – a menos que você goste que suas ideias valiosas sejam rejeitadas.

2. Pergunte ao seu filho: "Você quer minha ajuda ou gostaria de marcar uma consulta com um dermatologista ou alguém que faça tratamentos faciais?"
3. Se seu filho disser que gostaria de sua ajuda, ofereça uma sugestão de cada vez. Seja simples. Por exemplo: "Vamos fazer algumas pesquisas na internet e encontrar informações confiáveis." Depois, seja um copiloto enquanto seu filho navega na internet.
4. Pergunte ao seu filho se ele é o único na sua escola com esse problema. Isso ajuda a perceber que é normal nessa idade ter problemas de pele e que ele não é uma aberração.
5. Em vez de dizer a seus filhos o que não fazer, diga-lhes o que funcionará. Por exemplo, mencione que lavar a pele duas vezes ao dia com sabão neutro funciona melhor que espremer.
6. Muitos remédios vendidos sem prescrição ajudarão, mas geralmente leva de quatro a seis semanas para que a melhora seja visível.
7. Se o problema se tornar grave, leve seu filho a um dermatologista. No entanto, quando os medicamentos são recomendados, não se esqueça de fazer sua lição de casa. Anos atrás, os dermatologistas recomendavam alguns tratamentos e medicamentos que, mais tarde, descobriram que tinham efeitos negativos em longo prazo.

Planejar para evitar problemas futuros

1. Convide seu filho a acompanhá-lo em uma rotina de cuidados com a pele que inclua tratamentos faciais regulares como parte do seu tempo especial juntos.
2. Ensine seus filhos a beber muita água. Quando eles se tornam adolescentes, esse hábito ajudará a evitar que a acne fique fora de controle.
3. Verifique sempre se os cosméticos ou hidratantes não são oleosos.

Habilidades de vida que as crianças podem aprender

Os jovens podem aprender a fazer pesquisas com seus amigos, na internet, com especialistas (médicos) e seus pais para encontrar soluções para problemas que parecem além de seu controle. Eles também podem aprender que podem sobreviver ao que parecem ser grandes tragédias na vida.

Dicas para os pais

1. Se o problema estiver além da sua capacidade de ajudar, não há nada errado em levar seu filho a um profissional, mas somente se ele ou ela estiver disposto(a).
2. Há muitas ocasiões em que você não pode proteger seus filhos, nem deve. Não subestime o valor de uma escuta amorosa.

REFLEXÕES

Nancy estava histérica por causa de uma espinha que descobriu enquanto se preparava para o baile de formatura. Sua mãe convidou Nancy para ficar na frente do espelho de corpo inteiro. A mãe tirou toda sua roupa menos a calcinha para exibir a celulite e a pele flácida e perguntou a Nancy: "Quer trocar minha flacidez por sua espinha?"

Nancy começou a rir, cobriu a espinha com maquiagem e foi ao baile.

Estilos parentais diferentes

"Meu namorado acha que eu sou mole demais com meus filhos. Ele diz que eles estão se tornando mimados e precisam de uma mão mais firme. Eu acho que ele é muito rigoroso. Estamos pensando em nos casar e estou tendo dúvidas, pois não tenho certeza se podemos ou não educar filhos juntos."

Compreender seu filho, a si mesmo e a situação

De onde tiramos a ideia maluca de que coparentalidade significa que ambos os pais têm de pensar e agir exatamente da mesma forma com os filhos? Se houver respeito mútuo em um relacionamento, ambos os pais se respeitam tanto a si mesmos como ao outro e sabem que não há problema em concordar em discordar. As crianças não têm dificuldade em aprender que o pai faz as coisas de um jeito e a mãe de outro. Isso não é confuso para as crianças. O que é prejudicial é os pais tentarem compensar demais pelo outro genitor em vez de serem eles mesmos, ou permitirem que os filhos manipulem os pais uns contra os outros e

assumam o controle da família. Uma vez que os pais aprendem a valorizar suas diferenças e a trabalhar com eles, pode haver alegria e responsabilidade compartilhada em coparentalidade. Quando falamos de coparentalidade, as ideias funcionam para famílias mistas, famílias divorciadas, famílias em que várias gerações estão ajudando a criar as crianças e famílias com os dois pais que vivem juntos.

É raro que ambos os pais concordem em tudo. Acrescente a isso um segundo e terceiro casamentos e seria difícil encontrar ideias semelhantes na criação dos filhos. Estas são as boas notícias: as crianças aprendem muito rapidamente quem pensa o quê, quem as deixará fazer isso ou aquilo, e a quem buscar quando têm certas necessidades. Seu trabalho é aprender a respeitar as diferenças um do outro e desenvolver os pontos fortes.

Sugestões

1. Saia do pensamento certo/errado e aprecie as diferenças. Veja em que cada pai/mãe contribui para a família e concentre-se nos pontos fortes. Con-

corde em discordar. Deixe o outro pai/mãe saber que, embora você não goste do jeito como ele ou ela faz alguma coisa, você está disposto/a a respeitar o relacionamento dele/a com os filhos. Se um dos pais se envolveu na disciplina de uma criança, fique de fora a menos que haja abuso. Se você não concorda com o que está acontecendo, conversem sobre isso quando as crianças não estiverem por perto e você não estiver estressado.

2. Se você acha que as crianças estão jogando vocês um contra o outro, sugira que você deixará a criança saber o que você pensa depois que falar com seu/sua parceiro/a. Se as crianças precisarem de uma decisão, diga-lhes que precisam de dois "sim" (um de cada pai/mãe) antes de poderem prosseguir.

3. Não tente compensar demais pelo outro progenitor indo na direção oposta e tornando-se muito rígido (para compensar o estilo "mole" do outro) ou muito permissivo (para compensar o estilo "malvado" do outro). Seus filhos podem aprender a lidar com estilos parentais diferentes.

4. Modele suas habilidades parentais e confie que o pai/mãe menos experiente pode aprender com você por meio da observação, em vez de sermões e reclamações.

5. Se você acha que seu/sua parceiro/a está se sentindo desanimado/a, seja generoso com abraços e palavras gentis como: "Aquilo foi difícil. Eu aposto que você está se sentindo muito chateado/a agora. Quer falar sobre isso?"

6. Não fale mal do pai/mãe na frente dos filhos nem lhes peça para levar mensagens de um para o outro. Não reclame para as crianças sobre o pai/mãe ou espere que elas o ajudem a trabalhar seu relacionamento com seu cônjuge ou ex-cônjuge.

7. Se seus filhos tagarelam sobre o pai/mãe, sugira que eles coloquem sua queixa na pauta da reunião de família ou que eles saibam que você irá com eles contar à outra pessoa a preocupação deles. Não tente consertar as coisas para as crianças sem que elas façam parte da solução.

Planejar para evitar problemas futuros

1. Antes de ter filhos, discuta a bagagem que você traz consigo sobre os papéis e responsabilidades dos pais. Participem de aulas de pais juntos, aprendam e discutam métodos que podem ser novos para vocês dois.

2. Realize reuniões de família regulares em que a família discuta questões até que todos concordem com uma solução para tentar por uma semana, coletando observações e informações sobre quão bem o plano está funcionando. Traga seus comentários na reunião de família seguinte.

3. Se você acredita que um dos pais está sendo abusivo com os filhos, deixe que o/a pai/mãe saiba que você não tolerará o abuso e, se necessário, chamará as autoridades competentes para obter ajuda.

4. Fale com as crianças e diga-lhes que você percebe que um dos pais pode ser muito permissivo ou muito rígido. Pergunte às crianças o que elas podem fazer para empoderar-se em tais situações. Ou apenas observe como as crianças são hábeis em lidar com diferentes pais de maneiras diferentes.

Habilidades de vida que as crianças podem aprender

As crianças podem aprender que as diferenças podem ser positivas em vez de negativas. Elas aprendem que não há uma maneira certa ou errada de fazer as coisas. Também aprendem a observar o comportamento humano e a procurar soluções para satisfazer suas necessidades.

Dicas para os pais

1. Se o estilo parental de seu/sua parceiro/a for muito diferente do seu, tenha clareza sobre quais são seus limites e respeite seu direito de recusar-se a ver seus filhos sendo abusados ou serem constantemente criticados.

2. Pense no que seus filhos estão aprendendo sobre resolução de conflitos a partir do relacionamento do casal. Se vocês praticam manipulação e desrespeito um com o outro, seus filhos aprenderão isso. Se vocês praticam a tomada de decisão compartilhada, a resolução conjunta de problemas e a resolução de conflitos "ganha-ganha", seus filhos aprenderão isso.

3. Se houver violência de qualquer tipo na família – como abuso físico, sexual ou de substâncias –, peça ajuda. Essas situações não se resolvem sozinhas. A maioria das comunidades tem grupos e programas destinados a ajudar as famílias com esses problemas, para que você não tenha que se sentir sozinho ou andar por aí carregando segredos que prejudicam a autoestima de todos.

REFLEXÕES

Lurene era a filha do meio. Ela estava acostumada a ser a negociadora e pacificadora, e muitas vezes se encontrava "no meio" tentando resolver as coisas entre duas forças opostas. Assim que teve filhos, ela estava constantemente tentando protegê-los do pai, que tinha um temperamento forte e gritava quando ficava realmente bravo. Não demorou muito para as crianças aprenderem a trabalhar nesse sistema. Quando Lurene não estava por perto, elas se davam bem com o pai, mas, no minuto em que ela chegava em casa, as crianças reclamavam, discutiam e imploravam que ela desfizesse acordos que haviam feito com o pai. Quanto mais Lurene tentava "proteger" as crianças, mais irritado ficava seu marido e mais ele gritava.

Um dia, Lurene ouviu por acaso seus filhos falando que iriam deixar de fazer suas tarefas. "Quando o papai disser que é hora de lavar a louça, vou começar a chorar e dizer que sempre tenho que lavar a louça e isso não é justo. Então você reclama que papai nos obriga a fazer todo o trabalho por aqui. Aposto que mamãe vai começar uma discussão com o papai e nós poderemos ir jogar *videogame*, e então mamãe vai lavar a louça para nós." Lurene não sabia se devia chorar, gritar ou sorrir. Ela decidiu esperar pelo momento certo.

Naquela noite, quando as crianças fizeram seu "truque", Lurene sorriu docemente e disse: "Tenho certeza de que vocês podem resolver isso com o papai. Eu vou ler meu livro. Venham me mostrar o que vocês fizeram na escola quando terminarem de lavar os pratos." Ela saiu quase incapaz de conter o riso enquanto os filhos olhavam para ela perplexos.

D·E·F

Exigente

"Meu filho de 3 anos queria o leite dele em um copo especial em vez daquele que eu dei a ele. Meu filho de 9 anos acha que é obrigação minha levá-lo a todos os lugares. Minha filha adolescente insiste que eu digite seus trabalhos da escola à meia-noite. Eu quero ajudar meus filhos, mas me pergunto se estou estragando-os e ensinando-os a ser exigentes e a esperar um tratamento especial dos outros. Por outro lado, se eu não respeitar seus pedidos, estou prejudicando sua autoestima, ensinando a eles que seus desejos não são importantes?"

Compreender seu filho, a si mesmo e a situação

Essa é uma excelente pergunta que poderia ser feita por todos os pais que estão interessados em desenvolver uma autoestima saudável em seus filhos. Uma das principais causas da baixa autoestima em uma criança é ela não se sentir ouvida, levada a sério e compreendida. No entanto, algumas crianças se tornam exigentes porque os pais fazem muito por elas, então as crianças desenvolvem a expectativa de que suas demandas sempre serão atendidas. É importante entender essa linha tênue entre cuidar e se tornar escravo de todas as demandas e desconsiderar os desejos das crianças ao negar sua importância.

Crianças empoderadas têm opiniões e querem se envolver na tomada de decisões. Crianças exigentes querem tudo do seu jeito. São muitas vezes chamadas de "crianças difíceis". Punir não ajuda essas crianças, nem ceder. Todas as sugestões gentis e firmes ajudam os pais a evitar disputas por poder e a usar métodos que ensinam às crianças importantes habilidades de vida, como cooperação e resolução de problemas.

Sugestões

1. Não é obrigação sua abandonar tudo e ceder às demandas de seus filhos.

Não se sinta culpado quando respeitar a si mesmo e às suas necessidades, dizendo: "Sinto muito, mas tenho outros planos." Você está fazendo um favor a si mesmo e ao seu filho. Não é respeitoso para as crianças ensiná-las que funciona ser esquecido, inconsequente e exigente.

2. Ajude seu filho a realizar seus próprios desejos, dando-lhe qualquer treinamento que precise aprender para suprir suas próprias necessidades, isto é, coloque os copos em um local acessível para que ele possa pegar um e servir seu próprio leite, crie rodízio para caronas, defina prazos para quando estiver disposto a ajudar com a digitação e cumpra-os.

3. Faça perguntas que começam com "O que" e "Como" para ajudar seu filho a descobrir o que ele pode fazer para resolver um problema.

4. Ofereça uma escolha limitada: "Você consegue pegar outro copo de leite sozinho ou gostaria da minha ajuda?", "Você gostaria de ir de bicicleta até o jogo ou ligar para a mãe do Justin para ver se ela pode levá-lo? Terei prazer em trazê-los na volta", "Se você quiser que eu digite seu artigo, posso recebê-lo até as nove da noite. Caso contrário, pode usar meu computador para digitar você mesmo."

5. Discuta o princípio de dar e receber em uma reunião de família e trabalhe em planos que permitam isso. "Estou disposto a contribuir com meu tempo e meu carro para ajudá-lo com o transporte. O que você está disposto a fazer para me ajudar?" "Eu posso digitar seu trabalho se você levar os meninos ao treino de futebol e pegá-los." "Eu posso levá-lo e pegá-lo no treino, se você lavar a louça esta noite." Esteja preparado com sugestões sobre onde você gostaria de receber ajuda.

6. Inclua a discussão do calendário em todas as reuniões de família, para que o transporte, a lição de casa etc. possam ser planejados com antecedência.

7. Encontre outras soluções além de assumir total responsabilidade. Se seus filhos estiverem usando você como motorista, crie um rodízio com outros pais, incentive as crianças a usar a bicicleta quando apropriado, verifique horários de ônibus etc.

8. Ajude seus filhos a ajudarem a si mesmos, ficando por perto enquanto eles aprendem novas habilidades, como ligar para outros pais e amigos para planejar transporte alternativo, praticar servir seu próprio leite, aprender a digitar um trabalho etc. Não espere que seus filhos façam isso sozinhos nem pense que é seu trabalho fazer isso pelo seu filho. Trabalhem juntos como um time. Demora um pouco mais, mas seus filhos desenvolverão o senso de responsabilidade por planejar com antecedência.

9. Com crianças mais velhas, simplesmente diga: "Parece um pedido razoável para mim, e aposto que você pode descobrir um jeito de conseguir o que quer." Então deixe-as fazer isso, em vez de sentir que é o seu trabalho fazer para elas.

10. Quando seu filho lhe pedir para fazer algo que ele pode fazer facilmente, sorria e diga: "Boa tentativa!" Então deixe seu filho fazer a tarefa sem sua ajuda.

Planejar para evitar problemas futuros

1. Quando seu filho é pequeno, crie soluções para problemas recorrentes. Por exemplo, se ele sempre exige um copo especial, defina um espaço em um armário baixo para seus pratos e uma prateleira baixa na geladeira com leite e suco em pequenas jarras, para que ele possa se servir.
2. Reserve um tempo para o treinamento – ensine as crianças a limpar o que derramaram e a lavar a louça antes de guardá-la no armário. Dê informações suficientes para que as crianças entendam as necessidades da situação. Por exemplo, o leite precisa ser limpo para não azedar e cheirar mal, para que possamos desfrutar de uma cozinha limpa.
3. É difícil para as crianças associar o tempo e a inconveniência dos outros às coisas que desejam. Elas precisam da sua ajuda para fazer essa conexão e planejar isso. Seja muito claro sobre quando você estará disponível para ajudar seu filho. Por exemplo, se ele pedir que você lave uma roupa no último minuto, diga-lhe que terá prazer em lavar as peças que estão no cesto de roupas sujas no dia de lavanderia. Todas as outras roupas terão que esperar, ou, se seu filho tiver idade apropriada, diga que você ficará feliz em mostrar a ele como usar a máquina de lavar roupas.
4. Confie em seu filho e verbalize encorajamento: Eu confio em você. Você consegue. Você é um bom solucionador de problemas.
5. Depois que seus filhos completam 4 anos, as reuniões de família proporcionam uma excelente oportunidade para eles aprenderem habilidades de cooperação.

Habilidades de vida que as crianças podem aprender

As crianças podem aprender que não há problema em querer o que querem, mas não é correto exigir um tratamento especial dos outros. Elas se sentem melhor quando aprendem a ser autossuficientes e respeitosos com os outros. As crianças também aprendem a planejar com antecedência para satisfazer suas necessidades e a lidar com a decepção de nem sempre conseguir o que querem.

Dicas para os pais

1. Alguns pais cedem às exigências de seus filhos em nome do amor, mas isso é uma coisa pouco amorosa para si mesmo e para seu filho. Você está ensinando a ele que amar significa fazer com que os outros cuidem de suas demandas.
2. Não há problema em traçar uma linha sobre a quantidade de caronas e ajuda

REFLEXÕES

Janet, de 12 anos, adorava ballet e decidiu que gostaria de ter aulas cinco dias por semana. A mãe de Janet estava animada pelo fato de a filha querer continuar com o ballet e se orgulhava de como ela estava indo bem. No entanto, ela trabalhava em tempo integral e sabia que não conseguiria se afastar do trabalho para levá-la ao ballet cinco dias por semana. A mãe disse a Janet que ela teria que encontrar pessoas para fazer rodízio de carona nos dias em que não pudesse pegá-la.

Janet argumentou que ninguém morava perto dela. A mãe ajudou Janet a verificar o horário dos ônibus e descobrir como pegar o ônibus para a aula. Janet não estava feliz por ter que levar todo o seu equipamento de dança para a escola e carregá-lo no ônibus juntamente com o dever de casa, ir de ônibus para o centro da cidade e esperar sempre pelo transporte público.

A mãe explicou que não estava tentando fazer Janet sofrer, mas realmente não podia deixar o trabalho para levá-la, então ela precisava pensar sobre quão importante a dança era para ela. Janet acabou pegando o ônibus. Embora fosse muito difícil, ela decidiu que o sacrifício valia a pena. Anos depois, ela percebeu que tinha adquirido habilidades e autoconfiança que vieram a calhar quando decidiu viajar pelo mundo.

Clark assumiu as tarefas domésticas de sua esposa quando ela ficou de cama se recuperando de uma cirurgia. Ele ficou surpreso ao perceber quanto tempo levava para fazer todo o trabalho e frustrado porque raramente tinha um minuto para si mesmo. Seus filhos constantemente precisavam de sua ajuda. Ele tentou ao máximo acomodar as necessidades de todos da maneira mais alegre possível, mas sua paciência estava se esgotando.

O que mais o incomodava era quando ele estava pronto para sair e seus filhos estavam correndo no último minuto, fazendo coisas que deveriam ter feito mais cedo e obrigando-o a esperar. Ele conversou com as crianças sobre isso e elas prometeram melhorar, mas nada mudou. Um dia ele perdeu o controle e disse: "Chega! Vocês dois estão de castigo no fim de semana por nos fazer chegar tarde hoje."

Seus filhos imploraram para que ele cedesse, mas Clark se manteve firme. O filho mais velho entrou em pânico porque tinha o importante compromisso de estar na festa de aniversário de seu amigo durante a noite no fim de semana, mas, não importava o quanto ele pedisse, seu pai não mudava de ideia.

O menino ligou para a avó reclamando da injustiça da situação. Ela perguntou como isso aconteceu e ele lhe contou a história, minimizando o fato de que ele e seu irmão mais novo estavam constantemente atrasados.

"Dustin", disse a avó, "seu pai está zangado e magoado porque você o trata com desrespeito e acho que ele está castigando você para ficar empatado".

> "Como estou sendo desrespeitoso, vovó? É trabalho dele cuidar de nós e nos levar a lugares. Nós não temos idade suficiente para dirigir."
>
> "Querido, seu pai está lhe fazendo um favor. Ele não deve isso a você – levá-lo aos lugares. Ele está tentando fazer algo bom para você e seu irmão, e provavelmente se sente desrespeitado porque vocês estão se aproveitando dele, mantendo-o esperando e tratando-o com desrespeito por não lhe agradecer ou fazer coisas boas para ele em troca do favor."
>
> "Talvez eu devesse dizer que sinto muito, vovó. O que você acha?"
>
> "Eu acho que ajudaria se você realmente se sente assim e se você descobrir como mostrar ao seu pai que quer mudar, em vez de apenas fazer promessas. Você pode dizer ao seu pai que percebeu que cometeu um erro e planeja melhorar a situação e perguntar se ele consideraria adiar seu 'castigo' por mais um fim de semana para que você possa manter o compromisso com seu amigo."
>
> "Eu vou tentar. E obrigado, vovó."
>
> Dustin realmente não tinha ideia de que não tinha direito às caronas e estava fazendo exigências irracionais. A conversa com a avó o ajudou a ampliar sua visão para que ele pudesse melhorar o relacionamento com seu pai.

que você está disposto a oferecer. Às vezes os pais exageram em atender às necessidades de seus filhos à custa das suas próprias necessidades.

Fazer bico, reclamar e outros comportamentos negativos

"Minha filha faz bico ou reclama quando não consegue o que quer. É muito irritante, pois eu faço muito por ela o dia todo, e tudo o que ela faz é reclamar e fazer cara feia sobre sua vida horrível e como ela 'nunca consegue fazer o que quer'. Quando eu fico brava e a lembro de todas as coisas boas que ela tem em sua vida, ela fica mais sombria e mal-humorada, faz bico e chora até eu ameaçá-la de não poder fazer algo que ela realmente gosta se ela não parar imediatamente."

Compreender seu filho, a si mesmo e a situação

Uma criança que faz bico, choraminga e é negativa geralmente tem um pai controlador ou facilmente manipulável. A criança aprendeu uma maneira insalubre de satisfazer suas necessidades ou ter algum poder sobre sua vida. Todos ficamos frustrados quando não conseguimos o que queremos. É pior quando parece que não temos qualquer controle sobre a situação. No entanto, todos precisamos aprender métodos saudáveis de controle e maneiras saudáveis de lidar com nossos sentimentos quando não conseguimos o que queremos.

Crianças mimadas muitas vezes fazem bico porque conseguem o que querem na maior parte do tempo e não sabem como lidar quando isso não acontece. As crianças que são muito controladas não aprendem a dizer o que querem ou sentem, e assim elas podem acreditar que a única maneira de conseguirem o que querem ou se sentirem poderosas é fazer bico, choramingar ou reclamar. Repreender, ameaçar, envergonhar ou punir uma criança amuada só lida com o sintoma e é desrespeitoso. Aprenda a usar métodos não punitivos que permitam que as crianças vivenciem seus sentimentos e ainda lidem com a situação sem diminuir sua autoestima.

Sugestões

1. Não repreenda, ameace, castigue ou envergonhe seus filhos xingando-os ou usando a culpa.
2. Dê uma olhada no seu próprio comportamento. Se você exigir cumprimento sem dar voz ao seu filho, aprenda métodos para estimular a cooperação respeitosamente, tentando uma das seguintes opções:
   a. "Agora que você identificou o problema, que ideias você tem para resolvê-lo?"
   b. "Eu notei que você está reclamando muito. Você só quer que eu escute ou quer que eu lhe ajude a buscar soluções?"
   c. "Estou disposto a ouvir reclamações se forem seguidas por ideias para resolver o problema."
   d. "Você gostaria de colocar esse problema na pauta da reunião de família para que todos possam ouvir seus sentimentos e, em se-

guida, todos pensem em conjunto para buscar soluções?"
3. Se seu filho fizer bico, mantenha sua rotina e acredite na capacidade dele para resolver o problema. Ignore o bico e prossiga conforme planejado. Por exemplo, vá até o carro, dizendo: "Estarei esperando no carro. Eu sei que você está decepcionado, mas tenho confiança de que você resolverá isso." Quando você lida com seu filho e a situação com dignidade e respeito, muitas vezes não leva mais do que alguns minutos para ele perceber que fazer bico não é eficaz.
4. Às vezes, ajuda apenas ouvir a queixa do seu filho. Em seguida, verbalize os sentimentos: "Eu sei que você está desapontado e chateado. Eu também me sinto assim quando as coisas não funcionam do jeito que eu gostaria." Então, use a ação em vez de palavras.
5. Diga, com gentileza e firmeza: "Eu sei que você está chateado. Eu não o culpo, mas ainda precisamos _____." Então, ofereça uma escolha limitada: "Você quer pegar suas coisas, ou você quer que eu pegue?", "Você precisa de três ou cinco minutos para se adaptar à ideia de sair?"

Planejar para evitar problemas futuros

1. Pratique métodos que permitam que as crianças tenham um poder saudável sobre suas vidas, incluindo escolhas, reuniões de família, resolução conjun-

ta de problemas e planejamento antecipado com a ajuda das crianças.

2. Quando estiver planejando uma saída, discuta-a antes de ir. Fale a que horas você vai sair. Peça ao seu filho para ajudá-lo a elaborar um plano que facilite a sua saída.

3. Durante uma reunião de família, discuta a questão de ficar desapontado quando as coisas não saem como esperamos. Peça a todos que pensem em maneiras de lidar com isso e sobre como apoiar um ao outro.

4. Outro assunto a ser discutido durante uma reunião de família é a questão dos sentimentos (ver *Choro*). Lembre a todos que, às vezes, leva tempo para experimentar sentimentos antes de decidir qual ação tomar.

5. Não mime seu filho ou seja um pai permissivo (ver *Superproteção, mimos e resgate*). Crianças mimadas desenvolvem a crença de que "Amar significa fazer os outros me deixarem fazer do meu jeito" e irão distanciar-se das pessoas em vez de desenvolver habilidades de cooperação.

6. Não use controle excessivo com seus filhos. As crianças que são excessivamente controladas em geral se tornam viciadas em agradar ou rebeldes. Fazer bico pode ser uma pequena rebeldia por parte de seu filho, se você estiver usando muito controle em vez de planejar antecipadamente e resolver os problemas com ele.

7. Apresente à família o seguinte lema: "Não estamos interessados em culpa. Estamos interessados em soluções." Evite culpar a si mesmo e ajude seus filhos a se concentrarem em soluções.

Habilidades de vida que as crianças podem aprender

As crianças podem aprender que as coisas nem sempre funcionam do jeito que querem, mas que elas podem lidar com isso. Elas podem aprender que seus sentimentos são aceitáveis, mas não podem ser usados para manipular os outros. Elas podem aprender que seus pais as apoiam ao lidar com firmeza e gentileza nas diferentes situações.

Dicas para os pais

1. É importante ajudar seus filhos a desenvolver e manter a autoestima saudável, enquanto se mantém firme sobre o que precisa ser feito.

2. Observe seu próprio comportamento. Em vez de fazer bico ou reclamar, use a autodisciplina quando seus filhos estiverem fora de controle. Em vez de reagir à provocação, aja atentamente com objetivos de longo prazo em mente. Veja o quadro geral: o importante é ajudar seus filhos a desenvolver e manter uma autoestima saudável independentemente da situação.

REFLEXÕES

A sra. Maxwell ficou exasperada com a filha de 7 anos, Jenny, que fazia bico. Ela decidiu tentar discutir o problema em uma reunião de família. Quando a sra. Maxwell falou sobre o assunto do bico, Jenny disse: "Bem, eu não gosto quando você é tão mandona."

A sra. Maxwell se sentiu na defensiva por um minuto, mas depois pensou e disse: "Acho que você está certa. Vamos colocar isso na nossa lista de possíveis soluções – para eu deixar de ser mandona. Em quais outras soluções você pode pensar?"

Uma vez que a sra. Maxwell estava disposta a admitir que era mandona, Jenny disse: "Bom, eu poderia parar de ficar tão brava com você quando você me pedir para fazer alguma coisa."

A sra. Maxwell disse: "Uau, estamos progredindo. E posso garantir que lhe pedirei respeitosamente. Que outras ideias podemos pensar para me ajudar a não ser tão mandona e você não ficar tão brava?"

Elas discutiram o planejamento futuro, permitindo que as pessoas se sentissem desapontadas e, em seguida, tivessem alguns minutos para se ajustar à mudança e verbalizar seus sentimentos respeitosamente. Elas decidiram tentar todas essas ideias. Também decidiram usar sinais não verbais para se comunicar quando estavam "se comportando mal". Quando Jenny achava que sua mãe estava ficando mandona demais, ela colocava as mãos nos quadris e piscava para a mãe. Quando a mãe achava que Jenny estava ficando muito brava e mal-humorada, colocava as mãos sobre o coração e piscava para Jenny.

Elas criaram tamanho senso de leveza e diversão em torno do problema que mal podiam esperar que a outra fosse mandona ou fizesse bico. Elas então davam seu sinal e ambas começavam a rir. Os bons sentimentos que elas criaram tornaram fácil trabalhar em conjunto e resolver o problema.

Férias

"As férias de verão parecem que nunca vão acabar. As crianças estão me deixando louco. Elas ficam entediadas e exigentes e eu gostaria que as aulas começassem amanhã. Elas estão em férias há apenas uma semana. Socorro!"

Compreender seu filho, a si mesmo e a situação

Muitos dos pais de hoje cresceram em uma época em que férias significavam dormir, brincar com os amigos e ficar com os pais em casa. Hoje, 62% das famílias têm dois pais que trabalham ou cujos lares são monoparentais. Durante as férias, os pais têm que deixar as crianças com parentes, em casa sozinhas, com babás ou em colônias de férias. Mesmo se você quiser oferecer férias para seus filhos como as que costumava ter, é quase impossível, a menos que você tenha um parente que possa cuidar das crianças ou dinheiro suficiente para contratar cuidadores. Ainda que você fique em casa, as férias não serão fáceis. Você pode pensar que é seu trabalho entreter as crianças e ter certeza de que elas se divertem (ver *Tédio*). Talvez você alterne entre tentar cuidar de todas as suas necessidades e expulsar as crianças do seu caminho para que não precise entretê-las. Independentemente da situação, as crianças precisam da sua ajuda para que as férias funcionem.

Sugestões

1. Combine e mantenha uma rotina, mesmo que seja diferente do resto do ano. Certifique-se de que as crianças estejam envolvidas no planejamento da rotina.
2. Passe algum tempo a cada dia sozinho com cada criança fazendo algo de que ambos gostem ou simplesmente fiquem juntos. Se você trabalha perto de casa, tente alternar as datas de almoço com seus filhos. Caso contrário, envolva as crianças para ajudar no jantar, de modo que você tenha tempo e energia para se divertir depois do jantar.
3. Combine um horário para as tarefas domésticas em que todos trabalhem juntos e esqueçam da limpeza durante o resto do dia. (Não é realista esperar que as crianças façam as coisas quando você não está lá para seguir adiante.) Um bom momento para as tarefas é antes do café da manhã ou antes do jantar. Geralmente todos estão juntos nesses momentos.
4. Verifique seus recursos locais para aulas, programas especiais ou atividades de verão. Certifique-se de envolver as

crianças na tomada de decisões antes de inscrevê-las.

5. Não subestime a importância do tempo livre para as crianças meditarem, contemplarem ou simplesmente descansarem. A maioria das crianças tem uma agenda bastante agitada durante o ano letivo. Lembre-se de como é bom ter um dia ou mais só para não fazer nada. Não se assuste quando as crianças passarem o dia assim.
6. Envolva seus filhos na definição de limites para assistir TV e desligue-a quando não for a hora da TV. Não deixe a TV ser uma babá para as crianças.

Planejar para evitar problemas futuros

1. Faça uma lista de ideias com as crianças para aqueles momentos em que se sentem entediadas. Então, quando as crianças se queixarem de tédio, você pode dizer: "Por que você não verifica sua lista para escolher o que fazer?"
2. As crianças precisam estar com os amigos durante as férias. Se você não confia que elas recebam amigos quando você não estiver em casa, é necessário tomar providências para que alguém fique lá, a fim de que as crianças possam brincar com os amigos. Às vezes é fácil trabalhar em um acordo com outra família, para que as crianças tenham um lugar para ficar onde há um adulto disponível.
3. Se você tiver que deixar as crianças com uma babá, informe a ela sobre as rotinas, em vez de esperar que ela re-

solva com as crianças. Não espere que as crianças mais velhas cuidem das mais novas sem serem pagas ou terem uma escolha, mas sugira que as crianças cuidem umas das outras.

4. Mesmo que seja difícil, é importante passar algum tempo com as crianças quando você chegar em casa do trabalho antes de começar a fazer as tarefas domésticas, apenas para deixá-las saber que você está feliz em vê-las e verificar como foi o dia delas. Deixe claro para elas que esse não é um momento de reclamação, mas um momento para compartilhar.

5. Planeje alguns passeios especiais e rituais para a família que aconteçam apenas nas férias.

6. Converse com as crianças para descobrir o que elas estão pensando sobre como passarão as férias. Algumas crianças esperam o ano todo para ter tempo de dominar um *videogame*, ler uma série de livros, ver filmes antigos ou simplesmente "relaxar". Não seja tão rápido para julgar como elas querem usar seu tempo nem ache que suas ideias sobre diversão nas férias são melhores do que as deles. Trabalhem juntos para descobrir os horários em que podem fazer o que é importante para eles.

7. Se você não gosta da ideia de seus filhos terem meses de folga, procure por escolas com aulas durante o ano todo. Se não houver nenhuma disponível em sua cidade ou bairro, faça *lobby* para criar uma.

Habilidades de vida que as crianças podem aprender

As crianças são capazes de aprender que podem se distrair sozinhas ou apenas se sentir entediadas. E também aprendem que só porque estão de férias não significa que podem esquecer todas as suas responsabilidades em casa. As crianças também podem aprender a esperar que seus pais as ajudem a se sentir seguras e a ter férias divertidas.

Dicas para os pais

1. Com tantos pais trabalhando, as férias não são o que costumavam ser. Muitas crianças precisam de uma pausa na escola, mas não têm oportunidade de usar esse tempo de forma produtiva. É importante planejar antecipadamente o uso produtivo do tempo (incluindo o tempo de descanso).

2. Algumas crianças ficam deprimidas durante as férias por falta de foco produtivo. Outras lidam com seu tédio envolvendo-se em furtos de lojas ou atividades de gangues. As crianças precisam de um foco produtivo para evitar essas armadilhas.

REFLEXÕES

Os EUA são a única grande nação desenvolvida que suspende o processo de aprendizado por três meses completos a cada verão, de forma que professores e alunos passam mais tempo encerrando e iniciando as atividades do que dando continuidade a elas de forma produtiva. A interrupção das aulas no verão teve início porque as crianças eram necessárias em casa para ajudar nas colheitas da estação, entretanto esse dado está desatualizado. Mantivemos a forma, mas perdemos a função. Como resultado, o período letivo das crianças é de quarenta a sessenta dias menor em comparação com as principais nações.

No futuro, os EUA podem ter educação durante o ano todo com diversas pausas curtas durante o ano (trimestres). Até então, considere conversar com seu filho sobre trabalho, voluntariado, cursos de verão especiais ou qualquer outra atividade produtiva durante o verão.

Furtar

"O dinheiro está sumindo da minha bolsa e dos cofrinhos dos meus filhos. Minha filha de 12 anos insiste que ela não pegou, mas percebo que ela está comprando batom, esmalte de unhas e guloseimas para suas amigas que ela não poderia pagar com sua mesada."

Compreender seu filho, a si mesmo e a situação

A maioria das crianças furta alguma coisa pelo menos uma vez (a maioria dos adultos também fez isso quando criança). Quando isso acontece, a maioria dos pais reage exageradamente. Em seu pânico, os pais podem acusar um filho de ser ladrão ou mentiroso. Os pais costumam cometer os erros de bater, castigar ou envergonhar, pensando que isso impedirá que seus filhos cresçam e se tornem ladrões. Mas julgar e punir crianças só piora a situação. Lidar com o furto pode dar uma oportunidade de ajudar seu filho a praticar habilidades de raciocínio, responsabilidade social e foco em soluções respeitosas.

Sugestões

1. Quando você sabe que sua criança furtou alguma coisa, não tente flagrá-la perguntando: "Você furtou isso?" Diga a ela: "Querida, eu sei que você furtou esse item. Eu fiz isso uma vez quando era pequena. Eu me senti assustada e culpada. Como você se sentiu quando fez isso?" Continue com mais perguntas sobre o que e como, em tom não ameaçador: "Você já pensou em como o dono da loja pode se sentir quando as coisas são furtadas? Quantos itens você acha que os donos de lojas precisam vender antes de ga-

nhar dinheiro suficiente para pagar os funcionários e o aluguel, e ainda ter o suficiente para suas necessidades? O que você poderia fazer para ajudar?" Muitas crianças não pensam nessas questões, e isso pode ajudá-las a se preocupar com as outras pessoas.

2. Se algo tiver sido furtado, concentre-se em um plano para repor o item ou dinheiro em vez de apontar o dedo ou xingar. Diga ao seu filho que o artigo furtado deve ser reposto, e que você precisa de sua ajuda para descobrir um jeito de fazer isso. Se necessário, dê um adiantamento da mesada para a reposição. Elabore um plano de pagamento que ele possa administrar e deduza-o de sua mesada toda semana. Mantenha um registro de pagamento, para que ele possa ver como está progredindo.

3. Apoie seu filho na devolução de bens furtados para a loja. Em vez de ser punitivo, mostre compaixão. Diga a seu filho: "Eu sei que isso pode ser assustador e embaraçoso, mas é o que temos que experimentar às vezes para corrigir um erro." Os donos de lojas geralmente apreciam muito quando as crianças admitem que cometeram um erro e tentam repará-lo.

4. Se aparecerem brinquedos que você sabe que pertencem a um amigo de seu filho, basta dizer: "Tenho certeza de que o Billy deve estar sentindo falta disso. Vamos ligar para que ele saiba que isso está sendo bem cuidado e levar de volta assim que tivermos tempo."

5. Dê às crianças a chance de repor um item furtado e manter a dignidade dizendo: "Eu não estou preocupado com quem pegou o item, apenas que ele seja devolvido. Espero que em algum momento durante a próxima hora o item seja colocado de volta ao local que ele pertence sem perguntas."

6. Se uma criança que está visitando sua casa está furtando de você, deixe-a saber que é bem-vinda para brincar em sua casa, desde que não leve seus pertences com ela. Se ela continuar furtando de você ou de seus filhos, deixe-a saber que é bem-vinda para brincar lá fora, mas não em sua casa, até que os itens desaparecidos sejam devolvidos.

7. Se suspeitar que seu filho está furtando para sustentar o vício em drogas, procure ajuda profissional. É muito difícil lidar com isso sozinho.

Planejar para evitar problemas futuros

1. Muitas crianças furtam porque acreditam que não são amadas e não têm senso de aceitação. Elas acham que têm o direito de magoar os outros, já que ninguém se preocupa com elas, e isso dói. É chamado de "ciclo de vingança". Portanto, é importante encontrar maneiras de permitir que as crianças saibam que são amadas. Faça distinção entre a ação e o agente e demonstre amor ao elaborar um plano para resolver o problema.

2. Muitas vezes as crianças furtam porque é a única maneira de conseguirem o que querem. Certifique-se de que seus filhos tenham uma mesada que seja realista para cobrir suas despesas e, ao mesmo tempo, se encaixe no orçamento familiar (ver *Mesada*).

3. Às vezes, o furto ocorre porque o dinheiro está à vista e é muito tentador. Mantenha seu dinheiro e objetos de valor fora de vista. Se você suspeitar que um dos seus filhos está furtando de outro, ajude a vítima, dando a ela uma caixa trancada para itens que ela deseja proteger.

4. As crianças podem furtar um irmão porque estão com ciúme. Pergunte aos seus filhos se eles acham que você favorece um irmão em detrimento de outro. Ouça as respostas deles em busca de pistas sobre o fato de o alvo ser você. Diga-lhes que sentir inveja é natural e que você os ama muito. Discuta o que você acha especial sobre eles e certifique-se de que seja positivo e não uma crítica.

5. Durante outra reunião de família, ajude as crianças a "explorar" as consequências do furto antes que isso aconteça. (Se o furto já ocorreu, certifique-se de que essa conversa seja amigável e genérica, em vez de focada em um indivíduo.) Faça isso usando perguntas sobre "o que", "por que" e "como": "Por que você acha que alguém pode furtar? Quais são as consequências do furto? O que precisamos fazer em nossa família para que todos possamos sentir confiança e segurança?"

6. Transmita uma mensagem de amor incondicional que não inclua resgate. Em outras palavras, deixe seus filhos saberem o que você fará em vez de tentar controlar o que eles farão. Para um adolescente que furta calotas e peças de carros para sustentar seu vício em maconha, você pode dizer: "Se você for para a prisão, eu vou te amar e vou levar biscoitos, mas não vou socorrer você." Para um filho de 10 anos que quebrou um brinquedo que ele "pegou emprestado" de um amigo, você poderia dizer: "Eu vou ajudá-lo a descobrir como resolver o problema, mas não vou resolver isso para você."

Habilidades de vida que as crianças podem aprender

As crianças podem aprender que é possível manter a dignidade e lidar com um erro sem perder o amor e o respeito de seus pais. Suas necessidades financeiras são importantes e seus pais podem ajudá-las a descobrir maneiras de conseguir o que querem sem furtar. Elas percebem que não são ruins; acabaram de cometer um erro que pode ser corrigido.

Dicas para os pais

1. Adolescentes podem furtar pela emoção e pela aceitação dos colegas. Eles podem se beneficiar se forem pegos e

se puderem restituir o que furtaram. Não os resgate ou pague fiança quando isso acontecer. Caso contrário, eles podem pensar que são invencíveis e que ninguém pode detê-los.

2. Lidar com os sentimentos feridos de uma criança e com a dor de sentir que ela não é aceita vai cessar os furtos mais rápido do que medidas punitivas.

REFLEXÕES

Rebecca chegou a uma sessão de aconselhamento extremamente perturbada. Ela suspeitava de que sua filha Julie estava furtando maquiagem dela e dinheiro de seu irmão. Quando a escola ligou e disse que itens de alimentação estavam faltando de uma arrecadação de recursos, foi a gota-d'água. Rebecca estava pronta para mandar a filha para a cadeia.

No passado, Rebecca lidara com incidentes de furto ao confrontar sua filha. Julie respondia insistindo que era inocente, mesmo quando o dinheiro ou os itens estavam em seu quarto. Então, Rebecca ficava com raiva e a chamava de mentirosa, além de colocá-la de castigo por uma semana.

Rebecca decidiu lidar com as coisas de maneira diferente desta vez. Ela disse a Julie que a escola havia ligado para dizer que estavam faltando itens de alimentação arrecadados. Rebecca disse que ficaria feliz em adiantar para Julie o dinheiro necessário para compensar a diferença e retirá-lo de sua mesada toda semana até que a conta fosse paga. Rebecca perguntou a Julie se ela poderia lidar com setenta e cinco centavos ou um dólar por semana.

Julie foi pega completamente desprevenida. Ela começou a dar desculpas, e sua mãe disse: "Querida, vamos descobrir como restituir os itens." Julie respondeu: "Está bem, que tal um dólar por semana?"

A mãe de Julie continuou: "Alguém disse que viu você compartilhando com seus amigos o que eles achavam que eram os itens que estavam faltando."

Julie começou a se defender. No passado, Rebecca teria dito a sua filha que ela estava mentindo e uma cena feia se seguiria. Desta vez, Rebecca disse: "Julie, tenho certeza de que seus amigos gostam de você por quem você é, não pelo que você dá a eles. Se você quiser entreter seus amigos, por que não os convida para fazer biscoitos e vir aqui jogar?"

Julie disse: "Sim, talvez", e deu um grande abraço na mãe ao sair do quarto.

Julie parou de furtar quando soube que seria responsabilizada e teria que pagar pelo que furtou. Sua mãe fechou a rota de fuga da defesa e das disputas por poder quando demonstrou amor incondicional e parou de rotular e envergonhar Julie, enquanto lidava diretamente com o problema. Ela também lidou com questões subjacentes, como melhorar o relacionamento entre elas, aumentar a autoestima de Julie e a importância de focar em soluções em vez de culpa.

Hábitos

"Nossa filha está constantemente pigarreando, e isso me deixa louco. Eu disse a ela que a avisaria quando ela estivesse fazendo esse barulho, então ela ficaria ciente disso e pararia. Mas isso não está funcionando."

Compreender seu filho, a si mesmo e a situação

Se você tentar não pensar em elefantes, o que acontece? Você pensa em elefantes. O mesmo se aplica aos hábitos irritantes. Quanto mais lembramos, mencionamos, importunamos e sugerimos, mais o hábito piora. A limpeza da garganta, o dedo no nariz e outros hábitos que podem ser irritantes para os adultos geralmente começam de forma bastante inocente e ganham força à medida que seu filho é lembrado mil vezes para não fazer isso. Alguns pais temem que seus filhos estejam reagindo ao estresse e, com frequência, dão mais atenção. Quanto mais atenção as crianças recebem em relação ao seu hábito, mais elas persistem. As crianças não planejam maus hábitos para manter os adultos ocupados com elas, mas ficam dispostas a jogar esse jogo quando os adultos o iniciam.

Sugestões

1. Ignore o hábito e deixe que as crianças decidam se ou quando querem parar. Saia da sala, se isso o ajudar a ignorar isso.

2. Informe às crianças que você entende que elas podem não ser capazes de evitar fazer um barulho específico ou ter um hábito em particular. Diga-lhes também que é difícil para você estar por perto quando elas fazem isso e que, se você se sentir incomodado, irá para algum outro lugar por um tempo.

3. Se seus filhos estão preocupados com um hábito e querem sua ajuda para lidar com ele, assegure-os de que você os ama do jeito que eles são. Se você tiver uma sugestão, compartilhe com eles. Alguns que roem unhas param quando mantêm suas unhas lixadas e com esmalte. Crianças que carregam paninhos para qualquer lugar muitas vezes deixam seus pais guardá-los em um lugar especial certas horas do dia até que queiram usá-los novamente. Crianças que colocam os dedos no nariz podem aceitar substituir seus dedinhos por um lenço de papel, especialmente se ganharem seu próprio pacotinho de lenços para usar.

4. Encoraje seus filhos a expressar seus sentimentos enquanto você simplesmente ouve como uma forma indireta de lidar com o estresse que pode estar contribuindo para o hábito.

Planejar para evitar problemas futuros

1. O pigarro e outros hábitos que fazem barulho podem estar relacionados a uma condição física. Seria útil fazer um exame geral no seu filho sem chamar a atenção apenas para a garganta.

2. Se as crianças roerem as unhas ou se envolverem em outros hábitos que o

incomodam, não se refira a eles como problemas nem reclame dos comportamentos. Se você puder pensar nesses hábitos como fofos e adoráveis, eles provavelmente se dissiparão com o tempo.

3. Informe a seu filho que existem alguns comportamentos que são privados e que devem ser feitos longe de outras pessoas porque os outros podem se sentir desconfortáveis (ver *Masturbação*).

4. Se você está criando estresse em seu filho ao fazer exigências excessivas e irracionais de alto desempenho na escola, música ou esportes, pare.

5. Lembre-se de que as crianças podem experimentar estresse que não tem nada a ver com você, por isso não leve o comportamento delas para o lado pessoal. Tente descobrir o que está incomodando seus filhos por meio de discussões, jogos, dramatizações e perguntas. As melhores perguntas são aquelas que parecem bobas. Seu filho vai lhe falar tudo o que realmente está acontecendo quando você faz uma pergunta ou comentário realmente "estúpido". Por exemplo, se seu filho está lidando com o estresse roendo unhas, você poderia dizer: "Eu me pergunto se você está roendo as unhas porque está tentando afiar os dentes..." A maioria das crianças vai olhar para você como se você fosse muito estranho e dizer-lhe o real motivo para roer as unhas.

Habilidades de vida que as crianças podem aprender

As crianças podem aprender que não são ruins ou neuróticas. Elas têm alguns hábitos especiais com os quais podem escolher lidar de maneira diferente quando outras pessoas não as pressionam. Elas podem perceber que, mesmo que outras pessoas não gostem de seu comportamento, apenas elas podem decidir mudar.

Dicas para os pais

1. As crianças querem saber que são aceitas e são especiais. Você pode passar essa mensagem a elas amando-as por quem são e passando tempo com elas – ou elas podem se sentir especiais porque recebem muita atenção por meio de reclamações, repreensões ou pessoas que tentam controlar um dos seus hábitos. As crianças vão chamar a atenção de qualquer forma, mas podem decidir que não são amadas e que não são aceitas quando recebem atenção negativa. Muitas vezes elas são apanhadas em um círculo vicioso para buscar atenção de formas cada vez mais negativas.

2. Importunar as crianças que chupam os polegares dizendo-lhes que terão que usar aparelho ou que estragarão a boca causa mais danos ao espírito do que à boca. O amor incondicional e a fé nelas para gerenciar suas vidas reduzem seu estresse e aumentam as chances de que possam fazer escolhas diferentes.

REFLEXÕES

Betsy, de 4 anos, gostava de cuspir. Toda vez que alguém dizia: "Olá, Betsy", ela sugava a saliva e se preparava para borrifar a pessoa com uma nuvem de saliva. Seus pais ficavam envergonhados e não conseguiam entender como ela desenvolveu um hábito tão "ruim". Ambos eram pessoas muito respeitosas e não entendiam onde Betsy tinha aprendido a fazer algo tão "perverso e repugnante". Todos os esforços para que Betsy parasse não surtiram efeito.

Um dia eles visitaram um amigo da família e, quando Betsy se preparou para cuspir, o amigo abriu um sorriso e disse: "Betsy, aposto que você ama cuspir. Vamos cuspir no banheiro. Eu também acho que isso é divertido."

Os pais de Betsy assistiram com uma mistura de vergonha e espanto quando Betsy pegou seu amigo pela mão e os dois desapareceram no banheiro. Depois de alguns minutos, eles voltaram e Betsy parou de cuspir. O que os pais de ela: perceberam é que eles estavam criando uma disputa por poder ao tentar controlar o comportamento de Betsy. Agora eles tinham uma opção e podiam dizer a ela: "Tudo bem cuspir, desde que você faça isso no banheiro." Não demorou muito para Betsy desistir de seu "hábito".

Imparcialidade e ciúme

"Meu filho mais velho sempre reclama que sua irmã recebe mais atenção do que ele e é tratada melhor. Ele diz que não estou sendo justa. Eu tento fazer tudo igual, mas ele ainda acha que eu amo mais sua irmã e que ela é mimada e ele é desfavorecido."

Compreender seu filho, a si mesmo e a situação

Muitos pais trazem problemas de imparcialidade consigo desde o seu próprio crescimento. Nós os chamamos de problemas de justiça. Os nossos problemas de justiça podem ser transmitidos aos nossos filhos e criar mais problemas se não nos apercebermos deles. Quanto mais os pais tentam ser justos, mais as crianças fazem questão de justiça. A imparcialidade é uma ideia muito pessoal e seletiva – o que é justo para uma pessoa pode parecer injusto para outra. É normal que as crianças se comparem com seus irmãos ou sintam ciúme. Isso não significa que o trabalho dos pais seja consertar tudo ou tentar controlar a família para que a criança nunca sinta esses sentimentos.

Sugestões

1. Quando as crianças dizem "não é justo", ouça os sentimentos delas e os valide. Evite a tentação de fazer mais. Apenas sentir-se validado pode ser o suficiente. Diga aos seus filhos: "Você está com ciúme e magoado porque acha que alguém está ganhando mais

do que você. Você gostaria de estar sendo tratado da mesma maneira." As crianças avisarão se não for isso que as incomoda.

2. Encoraje um nível mais profundo de compartilhamento fazendo perguntas curiosas: você pode me falar mais sobre isso? Você pode me dar alguns outros exemplos de quando pensou que as coisas não eram justas? Há mais alguma coisa que está incomodando você? Algo mais? Esta última pergunta pode ser repetida até que a criança diga não. Novamente, muitas vezes é suficiente apenas ser realmente ouvido.

3. Use o senso de humor. Por exemplo, se seu filho disser: "Ele fica acordado até mais tarde e isso não é justo", você pode dizer: "É claro que ele fica acordado até mais tarde. Isso é porque ele tem mais sardas do que você." Então dê um grande abraço no seu filho. Outra resposta é: "Boa tentativa! Agora vamos para a cama. Vejo você pela manhã."

4. Deixe as crianças dizerem por que elas acham que as coisas são injustas e como elas as consertariam para torná-las justas. Sugira que elas finjam que têm uma varinha mágica que pode tornar tudo justo. Se elas mexessem a varinha, como as coisas mudariam? Você pode ou não desejar agir de acordo com suas ideias.

5. Pergunte ao seu filho: "Se você fosse o pai, o que faria sobre essa situação?" E ouça atentamente as ideias.

6. Explique seu raciocínio para as decisões que você tomou sem sentir que precisa justificá-las.

7. Coloque o problema na pauta da reunião de família e deixe as crianças decidirem como fazer as coisas justas. Algumas ideias podem incluir deixar as crianças se servirem, deixar uma criança dividir os itens e a outra escolher primeiro, ou fazer as crianças escolherem um número ou uma mão atrás das costas. Deixe as crianças debaterem por uma solução com a qual todos possam conviver. (Ver o quadro *Reflexões* a seguir com um exemplo.)

Planejar para evitar problemas futuros

1. Realize reuniões de família regulares para que as crianças possam colocar na pauta itens importantes para elas. Na reunião, pergunte aos seus filhos se eles apenas querem reclamar ou se gostariam de ter a resolução de problemas com a família. As duas opções são boas.

2. Explore seus próprios problemas de justiça. Pense em coisas que você achava que eram injustas quando era criança e veja se está ensinando seus filhos a terem as mesmas opiniões. Pergunte a si mesmo se é isso que você quer fazer.

3. Se você tem um "botão da justiça", pode querer se livrar dele. As crianças sabem como apertar seus "botões".

Habilidades de vida que as crianças podem aprender

As crianças podem aprender que igual não significa o mesmo e que é mais importante entender as diferenças do que aceitar a noção de uma pessoa do que é justo. Elas também podem aprender habilidades de resolução de problemas e uma variedade de maneiras de fazer escolhas e decisões quando há diferenças de opinião.

Dicas para os pais

1. É mais importante tentar entender por que seus filhos pensam dessa maneira e quais são seus problemas do que tentar corrigir a situação ou impedir que ocorram injustiças.

2. "Não é justo" deixa de ser uma expressão que manipula os pais para consertar as coisas ao se deparar com qualquer curiosidade ou com a volta do problema para as crianças. Um pai interrompeu as reclamações sobre imparcialidade simplesmente dizendo: "Eu não faço justiça."

REFLEXÕES

Três crianças, de 5, 7 e 8 anos, estavam sempre brigando sobre quem se sentaria perto das janelas no banco de trás da van. Não importava quantas vezes o pai lhes explicasse por que era justo que eles se revezassem, sempre havia sentimentos de mágoa e reclamações por parte do que precisava sentar-se no meio. Um dia, exasperado, o pai disse: "Eu tenho confiança em vocês três para elaborar um plano com o qual todos possam conviver para se sentar perto das janelas sem brigar. Por favor, elaborem um plano quando eu não estiver por perto. Eu também não quero saber o que é. Apenas me avisem quando estiverem prontos para compartilhar as janelas sem brigar, e todos nós tentaremos novamente."

Alguns dias depois, as três crianças foram até o pai e disseram: "Temos um plano para o banco de trás e estamos prontos para tentar novamente." O pai disse que estava bem e observou quando entraram e afivelaram os cintos de segurança no lugar de sua escolha. Durante semanas as crianças, como por magia, se alternaram com base em algum tipo de sistema misterioso que o pai nunca imaginou.

Um dia, as crianças começaram a brigar pelas janelas novamente, e o pai delas disse: "Seu plano de compartilhamento parece quase perfeito, mas ainda tem algumas falhas. Resolvam os problemas e me avisem quando estiverem prontos para eu começar a dirigir." Então, o pai sentou-se no carro lendo sua revista. Em dois minutos o problema foi resolvido, e, a partir daquele dia, a troca de assentos funcionou sem problemas.

Muitas vezes, como adultos, pensamos que somos os únicos que podem fazer as coisas justas, mas, até que a imparcialidade se adéque ao senso de justiça de nossos filhos, que pode ser muito diferente do nosso, a queixa e a luta persistem. Tenha confiança em seus filhos para resolver muitos dos problemas que você acha que apenas um dos pais pode administrar.

Lição de casa

"Toda noite acontece uma batalha em nossa casa por causa da lição. Nosso filho está atrasado na escola e a professora disse que, se ele não começar a fazer o trabalho de casa, pode repetir de ano. Como podemos conseguir que ele faça a lição de casa?"

Compreender seu filho, a si mesmo e a situação

Quanto mais você tornar a lição de casa um compromisso seu, menos os seus filhos tornarão a lição de casa trabalho deles. As crianças que pensam que a lição de casa é mais importante para os seus pais do que para elas não assumem a responsabilidade por si mesmas. Por medo e frustração, os adultos continuarão tentando o que não está funcionando, apesar da esmagadora prova de que seus métodos estão falhando. Se forçar as crianças a fazer a lição de casa fosse eficaz, não teríamos tantos alunos desanimados que abandonam o ensino médio ou tantas crianças que acham que seu valor depende do sucesso ou fracasso (que passam a vida como viciados em aprovação, à procura de alguém para agradar). Se funcionasse, não teríamos tantas crianças que resistem às instruções para manter algum senso de si mesmas. Se funcionasse, não teríamos tantos pais que se sentem desencorajados, culpados e fracassados se não conseguem alcançar o que os professores não conseguem realizar.

Sugestões

1. Muito do que você pode fazer para ser eficaz requer planejamento antecipado. Leia a seção *Planejar para evitar problemas futuros* primeiro.

2. Se o professor lhe enviar um bilhete ou lhe telefonar, pergunte ao seu filho se a lição de casa é um problema para ele e, em caso afirmativo, o que ele pretende fazer a respeito. Coloque-o no telefone com o professor em vez de pensar que você tem que lidar com o problema, ou peça ao professor para organizar uma reunião com todos vocês (professor, pai/mãe e filho).

3. Quando seu filho aguarda até o último minuto para realizar uma tarefa, ouça com empatia, mas não resgate. Permita que ele experimente as consequências de suas escolhas – que podem incluir a reprovação.

4. Evite a tentação de dizer: "Parece que você deveria ter começado quando sugeri" ou "Pena que você não aproveitou quando eu estava disponível para lhe ajudar" (ver o item 3 de *Planejar para evitar problemas futuros*). Sermões desse tipo são muito desrespeitosos. Eles sugerem que seu filho é burro e não entendeu as condições que você estabeleceu. Seu filho aprenderá muito mais com o acompanhamento gentil e firme do que com sermões.

5. Outra possibilidade quando o seu filho se queixa de estar atrasado é ouvir com empatia. Você pode dizer: "Isso deve

ser muito frustrante para você." Novamente, evite a tentação de fazer sermão ou resgatar. Você pode acrescentar: "Eu me pergunto o que aconteceu." Seu filho pode ou não lhe contar suas desculpas. Seja o que for que ele diga, continue ouvindo com empatia.

6. Você também pode buscar resolver problemas juntamente com seu filho. Ouça e entenda os problemas dele, além de expressar os seus, e depois, juntos, procurem encontrar uma solução que funcione para vocês dois. Não peça relatórios de progresso do professor, a menos que você e seu filho tenham concordado sobre isso antecipadamente como forma de resolver o problema. Se o seu filho acha que solicitar relatórios de progresso ajudam, apoie-o, mas apenas nessas circunstâncias.

7. Use a honestidade emocional para dizer aos seus filhos o que você pensa, sente e deseja, sem exigir que eles pensem, sintam ou queiram o mesmo. Isso pode soar como "Educação é importante para mim, e eu me sinto assustada quando não parece importante para você. Eu realmente espero que você explore o valor de bons hábitos de estudo. Se você quiser minha ajuda, por favor me avise."

Planejar para evitar problemas futuros

1. É apropriado estabelecer uma rotina em sua casa com uma hora do dia reservada para um trabalho tranquilo, sem TV ou rádio e quando todos estiverem envolvidos em alguma forma de aprendizado. (Seu filho pode ou não optar por fazer a lição de casa nesse momento, mas ainda é importante criar o espaço para a reflexão.) Envolva seu filho na escolha do melhor horário e também do local onde ele quer se sentar para fazer a lição de casa.

2. Antes de buscar qualquer solução, sente-se e observe o que seu filho faz em relação à lição de casa por pelo menos uma semana. Então, sente-se com ele e lhe diga o que você percebeu, o que deseja e o que fará para ajudar. Por exemplo: "Eu notei que você não começou a trabalhar na sua lição de casa até a hora de dormir todas as noites na semana passada. Eu gostaria que você começasse mais cedo. Terei prazer em ajudar você a analisar sua programação para ver quando seria um horário melhor, ou até mesmo sentar e ler meu livro ou trabalhar no computador enquanto você faz sua lição de casa, se quiser companhia. Eu também estou disponível para ajudar entre 18h30 e 20h30, mas, depois disso, é tarde demais para eu me concentrar." Envolva seu filho no planejamento da hora do dia que é melhor para ele fazer a lição de casa, e onde ele quer fazer, por exemplo, na mesa do seu quarto ou na mesa da sala de jantar.

3. Diga aos seus filhos que você não vai mais importunar ou relembrá-los sobre os trabalhos escolares e, em seguida, siga em frente mantendo a boca fecha-

da. Deixe-os experimentar a consequência na escola do que acontece se o seu trabalho não é feito. Ligue para os professores e diga-lhes que você está fazendo isso porque acha que a escola é responsabilidade dos seus filhos (ver *Superproteção, mimos e resgate*).

4. Informe seus filhos que você está disposto a ajudar se eles pedirem, mas somente se você puder ajudar sem assumir o trabalho ou entrar em uma batalha – e apenas durante os horários que você agendou com antecedência. Por exemplo, você pode dizer: "Estou disponível para ajudar com a lição de casa às terças e quintas-feiras, das 19 às 20h."

5. Programe as necessidades especiais antecipadamente, como uma ida à biblioteca ou uma compra de material. Deixe que seus filhos saibam que é responsabilidade deles informá-lo antecipadamente sobre suas necessidades.

6. Não compare seus filhos. Em vez de motivar as crianças mais lentas, isso as desencoraja.

7. Algumas crianças nunca vão gostar da escola e se saem melhor em programas mais individualizados. Não acredite no mito de que a única maneira de ser bem-sucedido é ter um diploma universitário. Também saiba que algumas crianças são tardias. Elas podem abandonar a escola e decidir mais tarde que querem um diploma universitário. Informe seus filhos de que eles não serão fracassados se não se saírem bem na escola e que, algum dia, poderão se sentir motivados para tentar novamente.

8. Permita diferentes estilos de aprendizado. Algumas crianças estudam com o rádio e a televisão ligados; outras precisam de completo silêncio. Algumas crianças não precisam estudar nada e têm o dom de entender o material. Esteja ciente de que seu filho pode precisar de ajuda extra. A maioria não vai bem em todas as matérias – não espere isso do seu filho. Se o trabalho for muito difícil para você ajudar, peça ajuda a um professor ou amigo.

9. Encontre maneiras de apoiar a escola e o processo de aprendizagem do seu filho sem interferir em seu trabalho escolar – seja voluntário na escola se tiver tempo, faça cursos, participe da Associação de Pais e Mestres e leia livros.

Habilidades de vida que as crianças podem aprender

As crianças são capazes de aprender que podem pensar por si mesmas e assumir a responsabilidade pelas consequências de suas escolhas, e que seus pais as apoiam quando elas assumem a responsabilidade de pedir sua ajuda. Elas podem descobrir que os erros são oportunidades maravilhosas para aprender, saber como resolver problemas, sentir-se bem consigo mesmas e ter coragem e confiança para lidar com as situações que a vida apresenta.

Dicas para os pais

1. Cuidado – é fácil assumir a responsabilidade pelo trabalho do seu filho e

depois viver sob a ilusão de que a criança está sendo responsável porque o trabalho foi realizado.

2. Acredite que seus filhos podem aprender grandes coisas com o fracasso, em vez de envergonhar, punir ou humilhá-los por isso.

3. Lembre-se de que seu filho não é estúpido – apenas não está interessado, ou está desencorajado ou sem esperança. Esse mesmo filho provavelmente nunca precisa de um lembrete para fazer o que ama ou algo em que é bom.

REFLEXÕES

Frank, de 16 anos, teve que frequentar um curso de verão uma vez por causa da falta de créditos para a graduação. Seus pais não o humilharam nem fizeram o trabalho dele. Em vez disso, planejaram seu verão e prosseguiram sem ele. No meio do verão, eles perguntaram o que Frank pensava sobre o valor de estar preparado e fazer sua lição de casa com antecedência no futuro. Ele disse: "Não gostei de ter perdido tanto neste verão. Eu não quero que isso aconteça de novo, então pretendo manter o ritmo no ano que vem."

Desde aquele verão, Frank mantém seu plano. Seus pais nunca mencionam o dever de casa para ele, a não ser para perguntar se ele precisa de ajuda, para que ele saiba que estão interessados.

Embora isso possa parecer estranho, vários pais de pré-adolescentes encontraram uma solução para a lição de casa oferecendo-se para fazer a lição de seus filhos por eles. Um pai explicou como funcionava: "Eu disse à minha filha que percebi que ela nunca fazia nenhuma das lições de casa e que eu estava preocupado com isso e estava disposto a fazer as lições por ela. Ela olhou para mim como se eu fosse louco, e então sorriu e disse: 'Claro. Não tem problema.' Eu disse que ela precisava sentar comigo todos os dias às 17h30 para repassar as tarefas comigo e me mostrar o que eu deveria fazer, e depois sentar e me fazer companhia, para o caso de eu ter alguma pergunta. Na primeira noite, fizemos isso, e eu fiz a maior parte do trabalho e tive poucas perguntas. Na noite seguinte, eu tive que perguntar a ela regularmente onde certas informações poderiam ser encontradas, ou se o professor dela havia explicado como fazer um certo cálculo matemático para que eu pudesse concluir o trabalho corretamente. Antes que percebesse, ela estava fazendo a maior parte do trabalho sozinha, e eu estava ajudando em trechos nos quais podia ver claramente que ela não tinha os conceitos. E nós estávamos nos divertindo."

Manipulação

"Meu filho é muito manipulador e não hesita em mentir para conseguir o que quer. Ele não parece se importar com o que os outros pensam ou querem. O que realmente me preocupa é que ele começou a manipular seus amigos e professores."

Compreender seu filho, a si mesmo e a situação

A manipulação é um comportamento aprendido. Muitos pais não percebem que ensinam a manipulação "em nome do amor". Eles fazem isso quando pensam que estão fazendo um favor a seus filhos ao ceder às suas demandas por mais uma história, ou ao comprar um brinquedo em resposta a um pedido ou um ataque de birra. As crianças não usariam o comportamento manipulativo se não fosse eficaz. Quando os pais cedem à manipulação várias vezes, não leva muito tempo para as crianças adotarem a crença de que "Eu sou aceito apenas quando as coisas acontecem do meu jeito" ou "Amar significa fazer com que outras pessoas façam o que eu quero".

Algumas crianças podem tentar manipular porque se sentem impotentes e não sabem como satisfazer suas necessidades – ou elas podem se sentir magoadas e tentar manipular como uma tática de vingança. Outras crianças que usam manipulação podem estar desencorajadas porque não aprenderam que são capazes de lidar com a decepção ou não aprenderam a buscar soluções ganha-ganha com outras pessoas. Crianças desencorajadas precisam do tipo de encorajamento que ensina as muitas alternativas respectivas que não envolvem a manipulação.

Sugestões

1. Às vezes, as crianças manipulam porque sabem que, se pedirem por tempo suficiente aos pais ou se fizerem uma birra, um "não" se transformará em um "sim". Pare de permitir que a manipulação funcione e seus filhos deixarão de tentar manipulá-lo. Não diga não a menos que queira, e depois, com gentileza e firmeza, mantenha sua decisão. Um "abraço não" pode ser muito eficaz.

2. Quando estiver se sentindo manipulado, dê um abraço no seu filho e diga: "Vamos nos acalmar." Isso pode ser o suficiente para evitar a manipulação. Ou tente colocar a mão em seu ombro enquanto evita as tentativas de manipulação, para mostrar que você se importa, mas não será manipulado. Depois de ensinar às crianças que não há problema em perguntar diretamente o que elas querem, sem joguinhos, responda à manipulação dizendo: "Vou esperar por um pedido respeitoso."

3. Nomeie o que está acontecendo: "Parece-me que você está tentando me manipular (implorando, fazendo birra, exigindo atenção, mentindo). Eu permiti que isso funcionasse no passado. Agora acredito que podemos encontrar uma solução ganha-ganha. Alguma ideia?"

4. Quando seu filho implorar por mais uma história antes de dormir, não diga

uma palavra. Dê um beijo nele e saia do quarto. Se ele vier implorando atrás de você, com gentileza e firmeza (e com os lábios fechados), segure-o pela mão e leve-o para a cama quantas vezes for necessário. Ou, se o seu filho pedir um brinquedo na loja, pergunte: "Você tem dinheiro suficiente guardado da sua mesada?" Se a criança disser: "Não", diga: "Vamos para casa descobrir quanto tempo levará para você economizar para comprar este brinquedo" (ver *Mesada*).

5. Quando as crianças lhe disserem que o seu cônjuge disse que elas poderiam fazer algo, diga: "Mamãe (ou papai) e eu discutiremos isso em particular e depois daremos uma resposta." Então arrume tempo para se reunir com o seu cônjuge, para que as crianças não aprendam a jogar umas contra as outras. Você também pode informar seus filhos de que eles precisam de dois votos sim (um de cada pai/mãe) antes que uma decisão possa ser tomada.

Planejar para evitar problemas futuros

1. Em uma reunião de família, mencione que você está ciente dos comportamentos de manipulação e que gostaria de debater outras maneiras como as pessoas podem atender às suas necessidades ou encontrar soluções respeitosas.

2. Peça desculpas por sua parte em ensinar habilidades de manipulação. Você pode dizer: "Eu cometi um erro.

Pensei que estivesse mostrando amor por você quando deixei você fazer do seu jeito. Eu não estava ensinando a você que sei que pode lidar com o desapontamento, ou criar um plano para conseguir o que você precisa, ou encontrar soluções que sejam respeitosas para todos. Pode não ser fácil para nós mudarmos, mas será mais amoroso para nós dois."

3. Se você acha que seu filho está manipulando porque está magoado e quer magoá-lo de volta, pergunte-lhe com o que está chateado. Se ele não sabe ou não pode dizer, adivinhe. Por exemplo: "Será que você sente que o bebê está recebendo mais atenção do que você recebe?", "Será que você sente que as outras pessoas mandam em você demais e essa é a sua maneira de se sentir poderoso?", "Você se sente magoado porque sua mãe (ou pai) e eu nos divorciamos e você precisa de mais certeza de que o amamos?"

4. Se você notar uma criança manipulando seu irmão ou amigo, não intervenha durante o conflito. Mais tarde, pergunte ao irmão ou amigo se ele gostaria de alguma ajuda para descobrir como lidar com o manipulador.

5. Peça aos seus filhos para ajudá-lo a criar quadros de rotinas para dormir e rotinas matinais (ver *Estabeleça rotinas*, na Parte I) e, em seguida, deixe o quadro ser o chefe. Quando as crianças tentarem manipular, pergunte: "O que vem a seguir em nosso quadro de rotinas?"

6. Você é muito rápido para dizer não ou "Vamos falar sobre isso mais tarde?"

Às vezes, as crianças tornam-se manipuladoras porque não chegam a lugar algum quando tentam lidar honesta e abertamente com um dos pais.

Habilidades de vida que as crianças podem aprender

As crianças podem aprender que suas necessidades e sentimentos são importantes e que os pais as ajudarão a descobrir como satisfazer suas necessidades sem manipular. Elas podem aprender que às vezes não podem ter o que querem e que conseguem lidar com o desapontamento. Elas também podem aprender que não podem escapar de rotinas importantes, como ir para a cama nos horários apropriados.

Dicas para os pais

1. Às vezes, a melhor abordagem é cuidar do que lhe diz respeito e ficar fora do relacionamento do seu filho com os outros. Ele vai descobrir o que está acontecendo e lidar com isso, ou se disporá a ceder a uma criança por motivos próprios.

2. Você está dando um exemplo de manipulação para conseguir o que quer? Se assim for, seja mais direto sobre suas próprias necessidades. Peça o que você quer e esteja disposto a aceitar um não como resposta. Seus filhos verão seu comportamento e a manipulação deixará de ser uma maneira de resolver problemas.

REFLEXÕES

Brett, de 10 anos, disse a seu pai, Sam: "Mamãe disse que eu posso passar a noite na casa de Skip e que eu não tenho que ir para o meu jogo de beisebol amanhã de manhã." Sam ficou furioso e disse: "Você vai estar naquele jogo, e não me importo com o que sua mãe falou."

Mais tarde naquele dia, a mãe de Brett, Helen, disse a Sam: "Por que você disse a Brett que ele não pode dormir na casa de Skip?"

Sam perguntou: "Por que você deu permissão a Brett para faltar em seu jogo de beisebol?"

Helen ficou perplexa. "Sam, por que eu diria uma coisa dessas? Achei que tínhamos enfatizado o quanto era importante estar em todos os jogos se as crianças decidissem jogar bola."

"Bem, eu também acho isso", respondeu Sam.

"Acho que alguém está se aproveitando de nós e é hora de pararmos Brett. Vamos dizer a Brett que ele tem que conseguir dois 'sim' antes que possa fazer o que está pedindo. Se você acha que ele está inventando histórias, traga-o até mim enquanto ele pede o segundo sim."

Masturbação

> Sam sorriu e disse: "Eu gosto dessa ideia. Acho que esses jogos deveriam parar."
> Mais tarde naquele dia, Brett se aproximou de seu pai e disse: "Mamãe disse que eu posso ir à loja sozinho. Até mais, pai."
> "Espere um minuto, filho. Vamos verificar isso. Tudo bem pra mim se você for até a loja sozinho, mas vamos juntos ver o que a mamãe diz."
> "Mas, papai, mamãe sempre me deixa ir à loja."
> "Ótimo. Então isso não será um problema."
> Brett parecia envergonhado enquanto relutantemente seguia seu pai.
> "Helen, Brett diz que está tudo bem para você se ele for até a loja. Está tudo bem para mim também."
> "Desculpe", exclamou Helen. "Eu acabei de dizer a Brett que ele tem que limpar seu quarto antes que possa ir a qualquer lugar. Quando ele terminar de arrumar o quarto, ele pode ir à loja, se também estiver tudo bem para você."
> Brett sorriu e disse: "Foi o que eu quis dizer, pai." Ele subiu as escadas para começar a limpar seu quarto, enquanto Helen e Sam riram baixinho.

Masturbação

"Isso é muito embaraçoso. Minha filha de 3 anos brinca consigo mesma enquanto assiste à TV. Ela não parece se importar que todos possam ver o que ela está fazendo. Como faço para que ela pare?"

Compreender seu filho, a si mesmo e a situação

Os pais acham que é muito fofo quando seus bebês descobrem seus dedos das mãos e dos pés. No entanto, muitos pensam que seus filhos podem ter algum desvio sexual quando descobrem seus genitais. Alguma forma de masturbação (em geral crianças estão meramente explorando seus genitais) é normal para crianças de 6 meses a 6 anos de idade. A maioria das crianças perde o interesse pelos genitais entre as idades de 6 e 10 anos. Em algum momento, por volta dos 11 anos, o interesse volta e, durante toda a adolescência, a maioria das crianças experimenta a masturbação.

Sugestões

1. Para as idades de 2 a 6 anos, ignore e provavelmente o interesse passará, assim como o interesse em outras partes do corpo irá diminuir. Tornar a masturbação um problema pode fazer isso piorar. Se você disser aos seus filhos que é ruim brincar com seus dedos, eles provavelmente desenvolverão fixação pelos dedos.

2. Se ignorar for muito difícil para você (as mensagens que você recebeu quando criança podem ser difíceis de superar), ofereça uma escolha: "Eu gostaria que você desligasse a TV e fosse para o seu quarto a fim de ter privacidade ou parasse de acariciar seus ge-

nitais enquanto está perto de outras pessoas." As crianças geralmente preferem ter companhia nessa idade, então parar será a melhor escolha.

3. Outra possibilidade é ensinar a adequação social. Quando seu filho brincar com seus genitais em público, diga: "Não é apropriado acariciar suas partes íntimas em público."

4. Não diga a seus filhos que vão crescer pelos nas palmas das mãos se eles se tocarem de "maneira inapropriada".

5. Normalmente, as crianças de 6 a 10 anos não estão interessadas em masturbação, por isso não crie problemas que não existem fazendo ameaças ou usando técnicas para assustar. Se você tiver fortes visões religiosas sobre esse assunto, lembre-se de que as táticas de culpa, vergonha e medo provavelmente vão produzir mais resultados duradouros negativos do que positivos. Você se sairá melhor com abertura e honestidade. Use as frases "Eu sinto _____ porque _____ e desejo que _____" para compartilhar seus pensamentos e sentimentos (ver *Desenvolva um vocabulário de sentimentos,* na Parte I).

6. Para as idades de 10 a 18 anos, permita que seus filhos tenham privacidade em seus próprios quartos. Não entre lá à noite para ver se estão dormindo com as mãos fora das cobertas.

7. Ensine as crianças a usar a máquina de lavar e de secar e deixe-as encarregadas de lavar seus próprios lençóis e fazer suas próprias camas.

Planejar para evitar problemas futuros

1. Certifique-se de que não há um problema, como falta de limpeza, que possa criar irritação e coceira.

2. Ajude seu filho a desenvolver atividades interessantes. A masturbação geralmente ocorre quando as crianças estão entediadas.

3. Se você está preocupado com o fato de que o interesse do seu filho em masturbação parece excessivo depois de ler esta seção, pode querer consultar um terapeuta. Em alguns casos, a masturbação excessiva pode ser um sinal de possível abuso sexual.

Habilidades de vida que as crianças podem aprender

As crianças podem aprender que têm o direito de descobrir o que é melhor para elas sexualmente, desde que não estejam prejudicando ninguém. Elas não são más por causa da exploração normal de seus corpos.

Dicas para os pais

1. Evite a preocupação excessiva.

2. Pesquisas mostram que 98% dos homens admitem que se masturbam. Especialistas acreditam que os outros 2% estão mentindo.

3. Tentar forçar suas convicções religiosas ou morais sobre seus filhos pode criar rebeldia ou dissimulação. Não é útil ensinar às crianças que elas são

REFLEXÕES

Gostaríamos de citar o Dr. Fritz Redlich, da Universidade de Yale, sobre esse assunto. Ele oferece, em seu livro *The Inside Story – Psychiatry and Everyday Life*,[8] os seguintes argumentos possíveis para ignorar essa atividade quando ela ocorre.

"Primeiro, não há perigo de seu filho sofrer dano físico por causa de uma quantidade limitada de masturbação. As 'histórias da carochinha' sobre causar cegueira, insanidade, má aparência... foram cientificamente refutadas. Em segundo lugar, há algum perigo de que uma proibição parental emocionalmente carregada sobre a criança se tocar possa resultar em tal repressão do desejo sexual da criança que, quando adulta, ela pode não ser capaz de funcionar normalmente a esse respeito. Em terceiro lugar, existe um perigo comparável de a criança desenvolver uma autor-repugnância terrível e falta de confiança ao descobrir que não consegue (quando meio adormecida) afastar-se por completo de fazer o que lhe foi tão vigorosamente dito que é antinatural e vil. Se nunca assustarmos nosso filho com relação à masturbação, ele pode se sentir à vontade para nos dizer quando, e se, os amiguinhos da escola fazem investidas físicas (o que os colegas de escola às vezes fazem), permitindo-nos, assim, protegê-lo."

ruins por fazer algo que é um comportamento humano normal.

Materialismo

"Estou preocupado com o materialismo de meus filhos. Eles não conseguem viver sem roupas de marca, óculos de sol, carros caros e mais guloseimas do que minha família poderia pagar quando eu era criança ou adolescente."

Compreender seu filho, a si mesmo e a situação

Nossos filhos vivem em uma era de consumo em que a mídia retrata um mundo de coisas novas, excitantes, maravilhosas – e geralmente caras. É fácil para as crianças entenderem que elas estão sendo privadas se não tiverem essas coisas. Os pais muitas vezes dão muito a seus filhos por causa da noção equivocada de que seus filhos não deveriam ficar sem – e porque também são materialistas. Os pais frequentemente se deparam com o argumento de seus filhos, "Todos os meus amigos têm", e cedem à pressão, não querendo ser diferentes dos outros pais. Você priva os filhos da oportunidade de aprender habilidades essenciais quando lhes dá coisas que eles poderiam obter (ou pelo menos obter parcialmente) por si mesmos.

Sugestões

1. Se você puder pagar, não diga "Eu não posso pagar". Seja sincero. Diga "Não

estou disposto a gastar meu dinheiro dessa maneira. Quando você ganhar seu próprio dinheiro, pode decidir como quer gastá-lo".

2. Não aceite promessas – exija que o trabalho ou a economia sejam concluídos antes de obter o item desejado. Isso ensinará paciência e gratificação adiada.

3. As crianças não devem ter permissão para escolhas abertas. Para as idades de 3 a 5 anos, escolha dois pares de calçados que se ajustem ao seu orçamento e praticidade e permita que seu filho escolha qual ele gostaria. Para filhos de 5 a 8 anos, diga-lhes qual é o seu limite: "Vamos para a loja e você pode escolher um par de sapatos dentro do seu limite."

4. Pergunte: "O que é que você precisa?" e "Como isso é diferente do que você quer?" (A criança pode precisar de sapatos novos, mas quer uma marca cara.) Para filhos de 8 a 12 anos, diga: "Estou disposto a comprar a melhor qualidade por um preço razoável pelos itens que você precisa. Se você quiser algo mais do que isso, então preciso saber o que você vai fazer para contribuir para pagar a diferença." (Algumas ideias são: colaborar mais no sábado, economizar sua mesada ou fazer entregas.)

5. Para filhos de 12 a 16 anos, ensine princípios de orçamento por meio de conversas regulares, relativas às necessidades presentes e futuras. Forneça um orçamento de vestuário acordado (ver *Mesada*). Permita que as crianças aprendam com seus erros, não julgando e não as resgatando.

6. Para filhos de 16 a 18 anos, inicie o processo de "desmame". Discuta o que você tem oferecido e seu desejo de oferecer menos agora que eles são capazes de fazer mais.

Planejar para evitar problemas futuros

1. Ajude as crianças a desenvolver uma atitude de gratidão. Reserve um tempo durante as reuniões de família ou na hora do jantar para que os membros da família possam compartilhar coisas pelas quais são gratos.

2. Evite a tentação de dar aos seus filhos tudo o que eles querem. Isso pode levá-los a pensar que amar significa obter coisas materiais dos outros.

3. Ajude as crianças mais velhas a planejar o futuro, discutindo suas necessidades para coisas como carros, gasolina, encontros e poupança e o que elas podem fazer para atender a essas necessidades. Crianças pequenas podem economizar para tomar sorvete ou para comprar um brinquedo. Deixe por conta delas o máximo possível. (Resista ao seu desejo de resgatar.)

4. Quando as crianças cometem erros, pergunte: "O que aconteceu? Quais escolhas ou decisões de sua parte levaram ao que aconteceu? O que você acha que vai fazer da próxima vez?"

5. Incentive seus filhos a servir aos outros de maneira altruísta por meio do trabalho de caridade, como cuidar de

crianças, ajudar os que não têm família, comprar brinquedos nas férias para as crianças necessitadas e visitar asilos.

6. Preste atenção em exemplos da vida, da mídia e dos livros em que o serviço aos outros possui um valor mais alto do que o materialismo. Enfatize essas histórias por meio de apreciação pessoal e discussão com seus filhos.

7. Resista à pressão dos outros pais ao ignorar a pergunta: "O que os outros pais vão pensar de mim?" Pergunte-se: "Como posso ensinar melhor as habilidades de vida de que meus filhos precisam?"

8. Assista à TV, leia anúncios com seus filhos e discuta como os anunciantes trabalham para criar o desejo por coisas de que realmente não precisamos.

9. Não tenha medo de viver de maneira simples. Seus filhos aprenderão muito com o que você faz, e não apenas com o que você diz.

Habilidades de vida que as crianças podem aprender

As crianças podem aprender a entender a diferença entre desejos e necessidades, bem como ter confiança em sua capacidade de satisfazer alguns desses desejos e necessidades por meio de seus próprios esforços (às vezes com a ajuda de seus pais). Elas podem aprender que felicidade e realização não advêm de quanto você compra ou possui.

Dicas para os pais

1. Ao longo da história, os pais tentaram tornar abundante para os filhos aquilo que era menos abundante para eles à medida que cresciam. Quando conseguem, eles geralmente acabam criticando seus filhos por não apreciarem "todas as coisas que nós oferecemos para você". O apreço vem do trabalho duro, não das doações.

M · N · O

REFLEXÕES

Nós estimulamos o materialismo ao ensinar às crianças que elas podem ter praticamente tudo o que quiserem se elas nos incomodarem o suficiente. Fazemos isso ao estabelecer limites que não respeitamos e ao ameaçar as crianças com coisas que não fazemos. Costumamos dizer coisas que não queremos dizer, como "não posso pagar". Mas o que "não posso pagar" significa para as crianças que nunca passaram por privações e descobriram que a maioria das coisas que querem vem sem esforço?

Quando uma criança diz que quer uma bicicleta nova e seu pai responde que não pode pagar, ela se pergunta: "O que será que o papai está querendo dizer para mim?" Ela reflete sobre sua experiência e lembra: "Nas últimas três vezes que o papai disse que ele não podia pagar, eu insisti até conseguir o que queria. Então ele deve estar querendo dizer que eu não insisti o suficiente."

O pai diz: "Eu não posso pagar."

E ela diz: "Por favor, por favor."

Ele reafirma: "Não, querida, eu realmente não posso pagar desta vez."

E ela diz: "Insista, insista, insista."

Finalmente, ele diz: "Olha, a única maneira de pagar é no meu cartão de crédito, e está estourado."

Ela pensa: "Agora estamos progredindo. Ele está pensando em maneiras de conseguir isso para mim. Estou muito perto." Então ela continua insistindo.

A última arma do pai é dizer: "Se eu comprar isso para você, você ficará sem sua mesada por três anos."

Ela pensa consigo mesma: "Bem, da última vez que eu concordei em ficar sem mesada por dois anos, eu não perdi nem um centavo até agora, então isso não é grande coisa."

Ela prossegue insistindo e, finalmente, o pai cede.

Qual é a percepção que a criança desenvolve sobre como conseguir o que ela quer? Deseje, insista por tempo suficiente, até anular e vencer o "Eu não posso pagar por isso."[9]

2. As crianças aprendem seus valores ao observar o que você faz, mais do que ao ouvir o que você diz. Se você tem um estilo de vida materialista, não se surpreenda se seus filhos seguirem o exemplo.

Mau perdedor

"Meu filho de 6 anos não suporta perder. Eu sofro ao vê-lo ficar tão chateado. Ele costuma abandonar os esportes competitivos assim que começa a perder. Chega, às vezes, a trapacear para ganhar. Eu deixo ele ganhar quando jogamos, mas não sei como protegê-lo de perder quando ele joga com os outros. E eu não quero que ele passe a vida trapaceando."

Compreender seu filho, a si mesmo e a situação

Podemos adivinhar que essa criança adotou a crença: "Sinto que sou aceito e sou importante apenas se for a primeira ou a melhor."[14]

Muitas crianças participam de esportes coletivos em uma idade muito precoce e adoram aprender as habilidades e jogar. Elas prosperam fazendo parte de uma equipe. Quando há muito foco dos pais ou treinadores em vencer em vez de jogar, ou quando as crianças são comparadas umas com as outras, muito da diversão se perde e as crianças sentem vontade de desistir.

Para algumas crianças, isso também pode ser um problema de desenvolvimento. Antes dos 8 ou 9 anos, há crianças que não estão interessadas ou não são capazes de apreciar o significado e o propósito das regras. Quando crianças de 5 e 6 anos brincam ou jogam, é normal que elas brinquem por diversão e criem as regras, embora possam se sentir frustradas se todos os outros jogadores não estiverem seguindo as mesmas regras.

Sugestões

1. Evite superproteger seu filho e permita que ele experimente a decepção quando perde. Não faça sermões ou tente discutir sobre seus sentimentos. Valide seus sentimentos dizendo: "Eu posso ver que você está realmente desapontado por ter perdido. Não há problema em se sentir assim." Isso o ajuda a aprender que o desapontamento faz parte da vida e que ele pode lidar com isso.

2. Até que ele seja mais velho, tente jogar jogos por diversão – sem as regras tradicionais. Divirta-se inventando regras conforme joga. Ou jogue jogos que não tenham vencedores e perdedores – todos ganham.

3. À medida que ele cresce, quando você propositalmente perde todas as vezes, você dá ao seu filho a falsa ilusão de que ele sempre pode vencer. Isso lhe trará uma grande decepção quando ele sair para o mundo. Quando você ganha algumas vezes, ele pode experimentar perder em um ambiente seguro, porque você acredita na capacidade dele de lidar com a decepção.

4. Sugira que seu filho faça uma pausa para se acalmar se ele estiver sofrendo demais. Quando ele estiver mais calmo, você pode fazer perguntas com "o que" e "como". "O que você achou mais divertido no jogo?", "Como você se sentiu sobre sua participação? Como você acha que os outros se sentiriam ao brincar com você se eles sempre perdessem? O que você pode fazer para aproveitar o jogo, quer perca ou ganhe? Como você avaliaria o desempenho de sua equipe?" Perguntar "o que" e "como" de maneira amigável elimina a defesa que os sermões criam.

5. Decida o que você fará. "Eu realmente gosto de estar com você, mas não é divertido jogar quando você espera que eu seja o perdedor todas as vezes. Deixe-me saber quando você estiver pronto para aproveitar o jogo, ganhar ou perder, e eu vou gostar de brincar com você."

Planejar para evitar problemas futuros

1. Converse sobre espírito esportivo, fazendo perguntas que estimulem seu filho a encontrar respostas dentro de si mesmo, em vez de dar sermões. "O que você acha que significa ser um bom perdedor? Como você se sente sobre maus perdedores? Qual é a coisa mais importante que você acha que um mau perdedor poderia fazer para se tornar um bom perdedor? Quais são suas responsabilidades quando você faz parte de uma equipe?"

2. Olhe para a sua própria competitividade. Você está forçando seu filho a ganhar? Você está enviando a mensagem de que não aceitará nada além de ser o melhor? Você está gritando com os treinadores ou dirigindo o time do lado de fora? Você faz sermão para seu filho depois de um jogo, apontando os erros? Tenha em mente quem está jogando – você ou seu filho.

3. Acredite que seus filhos podem aprender a lidar com o desapontamento com elegância ao longo do tempo. Compartilhe com eles a maneira como você lidou bem com as decepções. Diga-lhes o que você aprendeu com a experiência e como você acha que isso lhe ajudou na vida.

4. Jogue jogos cooperativos com seus filhos, que não envolvam vitória ou derrota. Há muitos livros com ideias para atividades não competitivas.

5. Convide as crianças a pensar em aperfeiçoamento pessoal em vez de competir com os outros. Encontre histórias de vencedores olímpicos que compartilham seu desejo de continuar fazendo seu melhor – seja ganhando ou perdendo.

Habilidades de vida que as crianças podem aprender

As crianças podem aprender que não há problema em ficarmos desapontados quando não ganhamos e que podemos lidar com isso. Elas podem ser estimuladas a pensar sobre como os outros se sentem quando perdem, e quão respeitoso é perder com elegância. Elas podem experimentar a alegria de trabalhar juntas como parte de um time.

Dicas para os pais

1. Mostre gratidão e alegria ao participar de jogos apenas por diversão.

REFLEXÕES

Mark é o filho mais velho e, aos 8 anos, não suportava perder nos jogos. Seu pai estava contribuindo para a atitude de Mark ao deixar que ele sempre ganhasse no xadrez porque não gostava de ver Mark chateado e chorando.

Depois de aprender sobre a ordem de nascimento, o pai percebeu que era importante permitir a Mark alguma experiência de perda, então ele começou a ganhar pelo menos metade dos jogos. Mark ficou chateado no começo, mas o pai apenas deixou que ele vivenciasse seus sentimentos. Logo Mark aprendeu que perder não era o fim do mundo e começou a ganhar e perder com mais elegância. O pai sentiu que um marco havia sido alcançado no dia em que ele estava jogando com Mark e fez uma jogada ruim. Em vez de ficar chateado por perder a bola, ou culpar seu pai pelo mau lance, Mark usou seu senso de humor ao comentar: "Boa jogada, pai. Lance ruim, Mark."

2. Alguns treinadores e equipes são mais destrutivos do que benéficos para seus filhos quando enfatizam a importância de vencer. Não hesite em tirar seu filho de tal experiência, se é isso que ele quer.

Médicos, dentistas e cortes de cabelo

"Sempre que levo meu filho ao médico ou ao dentista, ou para cortar o cabelo, quero me esconder de vergonha e esperar que ninguém saiba que ele é meu filho. Ele grita, esperneia e se recusa a passar pela porta a menos que seja arrastado. Isso é um comportamento normal?"

Compreender seu filho, a si mesmo e a situação

É natural que a criança tema o desconhecido. E, uma vez que ela tenha consultado um médico ou dentista, se houver dor associada à visita, faz sentido que seu filho não deseje visitas futuras. Você sabe que seu filho precisa receber os devidos cuidados, mas não gosta de vê-lo sofrer. Você não pode proteger seu filho de fazer o que for necessário, mas há coisas que pode fazer para tornar as visitas menos dolorosas e menos difíceis para todos os envolvidos.

Sugestões

1. Faça da visita o máximo de aventura possível. Combine-a com uma ida à loja, à padaria ou ao parque dizendo: "Primeiro vamos ao dentista e depois vamos à livraria", ou "Depois de terminar de cortar o cabelo, podemos parar na padaria e comprar o seu pão favorito para fazer sanduíches de queijo grelhado para o almoço."

2. Explique ao seu filho que a injeção realmente dói, mas é rápida, e isso ajuda a mantê-lo seguro para o futuro.

3. Não há problema em dizer ao seu filho que você entende que ele não queria cortar o cabelo ou escovar os dentes, mas essa não é uma opção. Seja gentil e firme e faça o que for necessário.

4. Permita que seu filho chore e ofereça conforto para seus sentimentos. Não há problema em não gostar de receber uma picada ou tratar uma cárie. Ao terminar a visita, seu filho pode querer falar sobre os seus sentimentos, mas provavelmente tudo será esquecido. Não prolongue a provação sentindo pena de seu filho.

5. Tire fotos. Coloque as fotos em um álbum especial para o seu filho a fim de que vocês possam falar sobre a ocasião e como ele se sentiu sobre isso.

6. Se você tiver uma criança com uma doença crônica que precise de muitos cuidados médicos, faça as visitas da maneira mais natural possível. Anote as visitas em um calendário familiar para que seu filho possa se preparar mentalmente com antecedência. Aprenda a seguir com a medicação e, sempre que possível, ensine seu filho a tomar o remédio enquanto você observa.

7. Deixe que a avó ou o avô levem a criança para a visita, se você estiver se sentindo muito emotivo.

Planejar para evitar problemas futuros

1. Escolha médicos, dentistas e outros profissionais de saúde que se especializaram no trabalho com crianças e compreendem as suas necessidades especiais. Eles terão equipamentos amigáveis e especiais, bem como técnicas que podem melhorar a visita.
2. Ajuste sua atitude. A mãe de uma criança diabética decidiu que nunca deixaria a doença de seu filho impedi-la de fazer atividades com ele.
3. Uma das situações mais difíceis ocorre quando a criança tem que tomar medicação como uma questão de vida ou morte, como injeções para controlar o diabetes. Certifique-se de não fazer disso uma disputa por poder. Concentre-se em soluções que envolvam o seu filho, para que ele seja motivado a cuidar de si mesmo.
4. Se você tiver dificuldade em abrir mão e estiver criando disputas por poder sobre medicamentos necessários, como as injeções de diabetes, procure ajuda. Isso pode significar envolver seu filho com um mentor que seja capaz de evitar disputas por poder ou um grupo de apoio infantil em que as crianças compartilham as soluções que funcionaram para elas.
5. Diga ao seu filho que é seu trabalho como pai ou mãe mantê-lo seguro.
6. Trabalhe na higiene dental entre as visitas para eliminar cáries e placa.
7. Pratique uma vida e uma alimentação saudáveis para minimizar as visitas ao médico.
8. Pratique com antecedência usando dramatização e "faz de conta" para que seu filho saiba o que esperar e como se comportar. Use palavras como "Veja o que fazemos no consultório do dentista" ou "Quando Molly corta o seu cabelo, você pode se sentir tão quieto que ela nem vê seu nariz enrugar ou seus olhos se moverem."

Habilidades de vida que as crianças podem aprender

Há ocasiões em que o desconforto do momento é necessário para evitar problemas piores no futuro. Seu filho pode aprender que é capaz de lidar com as coisas difíceis.

Dicas para os pais

1. Não evite fazer o que é necessário para o bem-estar do seu filho porque você não gosta de ir ao médico ou ao dentista, ou de cortar o cabelo.
2. Lembre-se de que as crianças captam a energia de sua atitude. Se você sentir medo, é provável que o medo deles aumente. Se você se sentir calmo e natural, isso será reconfortante. Sua tranquilidade pode não eliminar por completo o medo da criança, mas ajudará.

REFLEXÕES

A mãe levou Brian, de 2 anos, para seu primeiro corte de cabelo. Como Brian estava com medo, ela o fez sentar-se em seu colo e o cabeleireiro colocou a capa sobre os dois. Brian ainda se mexia e virava muito a cabeça. O cabeleireiro cortou as partes de cabelo que conseguiu e Brian acabou com um corte não tão perfeito. Brian amou o pirulito que o cabeleireiro lhe deu.

Na ida seguinte ao cabeleireiro, Brian sentou-se no colo da mãe e ficou muito quieto. Ele acabou com um corte muito fofo e outro pirulito. Na vez seguinte ele disse a sua mãe que poderia se sentar na cadeira do barbeiro sozinho e que queria dois pirulitos – antes do corte de cabelo. Com um pirulito em cada mão, ele se revezava lambendo-os enquanto o cabeleireiro trabalhava, mas ficava um pouco frustrado com os pedaços de cabelo que entravam em sua boca. Agora Brian aguarda ansiosamente os cortes de cabelo e os pirulitos – depois do corte.

.

No acampamento de diabéticos, as crianças são ensinadas a aplicarem injeções em seu próprio abdome. Todo mundo tem medo, mas a equipe do acampamento faz uma brincadeira. Eles colocam todas as crianças juntas – as que têm diabetes e as que não têm e querem participar de algumas das "brincadeiras". Os pais também estão incluídos. Então a equipe pergunta: "Quantas pessoas nunca se deram uma injeção no estômago?" Todas as mãos se levantam. Então eles perguntam: "Quem é a pessoa mais corajosa aqui?" Mais uma vez todas as crianças levantam as mãos. Então a enfermeira procura um voluntário. Muitos meninos levantam as mãos, e um é escolhido.

No dia em que o neto de 9 anos de Marti se ofereceu, ela ficou muito orgulhosa ao vê-lo. Primeiro ele observou como a enfermeira estava na frente do grupo e se deu uma injeção de solução salina no estômago, dizendo: "Isso não dói. É preciso apenas coragem." Justin empurrou a seringa em sua barriga e disse: "Ela está certa. Não faz mal nenhum." Em pouco tempo, todas as crianças, pais e funcionários davam injeções em suas barrigas, enquanto todos gritavam e riam de alívio.

Medos (filhos)

"Meu filho tem pesadelos e reclama de monstros em seu quarto. Ele parece muito frágil em comparação com outras crianças da sua idade. Ele tem medo de sair do meu lado. Isso não parece normal para mim."

Compreender seu filho, a si mesmo e a situação

"Um joelho machucado pode curar, mas a coragem machucada dura a vida toda."[6] Às vezes, as crianças têm medo porque não as ajudamos a lidar com o desconhecido, mostrando-lhes como fazer as coisas com pequenos passos. A maioria das crianças tem alguns medos, mas estes se tornam maiores quando os outros zombam delas, as chamam de bebês ou dizem que não é bom ter medo ou chorar, ou as rotulam como "excessivamente sensíveis". Os medos também aumentam quando os pais sentem pena das crianças e tentam superprotegê-las. Aí as crianças não desenvolvem a confiança de que podem lidar com algum desconforto.

O medo é geralmente sobre o desconhecido (é por isso que o medo do escuro é comum e geralmente passa). No entanto, em outros momentos as crianças têm boas razões (como agressões ou abuso sexual) para ter medo. É seu dever saber quando proteger seus filhos e quando ajudá-los sem superprotegê-los.

Sugestões

1. Não ria, minimize, julgue ou desconsidere os medos dos seus filhos. Por outro lado, não exagere ou superproteja, nem tente explicar os medos do seu filho.
2. Ouça quando seus filhos lhe disserem do que eles têm medo. Valide seus sentimentos, dizendo: "Você tem medo de cachorro porque ele pode morder você, e você queria que o cachorro fosse embora e o deixasse em paz." Às vezes, apenas ter seus sentimentos validados é suficiente para diminuir o medo.
3. Ajude seus filhos a encontrar maneiras de lidar com situações em que estão com medo. Ajude-os a explorar várias possibilidades para que eles sintam

que têm algumas opções. Você pode perguntar: "O que lhe ajudaria mais agora – uma lanterna, um ursinho de pelúcia, uma luz noturna?" Dizer para eles não terem medo não ajuda; buscar soluções ajuda.

4. Não seja manipulado pelos medos de seus filhos. Ofereça conforto, mas não lhes dê um tratamento especial ou tente resolver seus sentimentos por eles. É importante que as crianças aprendam que podem lidar com seus medos, mesmo que seja desconfortável. Ajude-as a resolver o problema (como mencionado) para que elas aprendam que podem lidar com seus próprios medos. Deixar as crianças dormirem com você quando estão com medo é uma maneira sutil de dizer: "Você não pode lidar com isso. Deixe-me resolver para você."
5. Encoraje seus filhos a lidar com situações difíceis com passos pequenos. Se tiverem medo do escuro, ponha uma luz noturna no quarto. Se eles acharem que não conseguem dormir em seus próprios quartos, encha suas mãozinhas com seus beijos e diga a eles que, toda vez que sentirem sua falta, beijem suas mãos e peguem um beijo seu. Se eles acham que há monstros no armário ou debaixo da cama, faça uma busca com eles antes de dormir e deixe-os dormir com uma lanterna.
6. Ouça com atenção. Seus filhos estão tentando lhe dizer que alguém os está machucando ou que você está fazendo algo que os assusta? Leve a sério o que eles dizem.

7. Às vezes os medos das crianças são irracionais e elas não conseguem explicá-los. Elas podem precisar de seu apoio e confiança até que o medo desapareça.

Planejar para evitar problemas futuros

1. Existem muitos livros infantis maravilhosos que lidam com medos. Você pode lê-los com seus filhos para que eles vejam que não estão sozinhos.
2. Se houver um programa assustador na televisão ou um filme de terror, discuta antecipadamente com o seu filho se é uma boa ideia para ele assistir. Se ambos concordarem que ele está pronto para assistir, discuta como você pode apoiá-lo (ver o quadro *Reflexões*).
3. Não coloque seus medos em seus filhos. Se seus filhos decidirem que estão prontos para tentar alguma coisa, trabalhe com eles em pequenos passos para torná-los seguros e, em seguida, solte-os em vez de impedi-los de fazer as coisas que você tem medo de fazer. Se você tem muito medo, combine com um amigo ou parente para fazer a atividade com seu filho.
4. Não há problema em compartilhar seus medos, mas não espere que seus filhos tenham os mesmos que você. Dizer aos seus filhos sobre um medo que você superou pode acalmá-los. Isso irá assegurar-lhes de que os medos são normais.
5. Pergunte a seus filhos se eles estariam dispostos a tentar coisas assustadoras

duas ou três vezes antes de decidir se têm medo delas.

6. Não force seus filhos a fazer coisas que eles temem, como nadar ou andar a cavalo. Alguns pais insistem que seus filhos façam essas coisas apesar de seus medos e criam temores neles para a vida toda, assim como um forte sentimento de inadequação.
7. Desligue a TV e pare de mergulhar seus filhos em noticiários recheados de violência e desastres naturais. O excesso de TV tem sido o gatilho para muitos medos das crianças, com razão.

Habilidades de vida que as crianças podem aprender

As crianças podem aprender que está tudo bem em sentir medo, mas que elas não precisam ficar imobilizadas por ele. Há alguém que as levará a sério e as ajudará a lidar com seus medos para que eles não sejam tão esmagadores. Elas aprendem que podem confiar em seus pais para protegê-las dos perigos com os quais elas não conseguem lidar sozinhas.

Dicas para os pais

1. Se seus filhos tiverem medo de sair do seu lado, passe tempo com eles, mas também crie situações em que eles possam ficar longe de você por curtos períodos. Muitas professoras de creches tiveram que puxar crianças que gritavam e se agarravam nas pernas de seus pais. Minutos depois, com os pais longe, vemos as crianças calmas

e brincando alegremente com os colegas.

2. Não obrigue seus filhos a situações que lhes sejam opressivas para que eles sejam corajosos. Algumas crianças aprendem pulando na piscina, e outras assistem do lado de fora durante um verão inteiro antes de colocar o rosto na água. Respeite suas diferenças e tenha confiança.

REFLEXÕES

Lisa, de 10 anos, decidiu que queria assistir a *Halloween III*, um filme extremamente assustador. Seus pais disseram que achavam o filme muito assustador, mas ela insistiu em assisti-lo. Ninguém em sua família queria assistir ao filme com ela, então Lisa decidiu que iria assistir sozinha. Os pais dela disseram que estariam na sala ao lado e, se ela se assustasse, poderia ir até lá buscar tranquilização.

A mãe de Lisa fez uma tigela de pipoca para ela, e o pai ajudou-a a carregar seus bichinhos de pelúcia e a colcha especial. Ele apagou todas as luzes a pedido de Lisa e saiu da sala quando o filme começou.

Cerca de dez minutos depois, Lisa entrou na sala de estar e disse: "Acho que não estou com vontade de assistir ao filme esta noite. Talvez eu assista em outra ocasião."

Algumas crianças fazem o que na verdade não querem fazer para vencer a disputa por poder com seus pais. Os pais de Lisa apoiaram-na para que aprendesse por si mesma o quanto ela poderia suportar.

Medos (pais)

"Vivemos em um mundo muito perigoso. Preocupo-me todos os dias com a possibilidade de o meu filho ser sequestrado, ou molestado, ou baleado na rua ou até mesmo na escola. Como posso proteger meu filho de tanto perigo?"

Compreender seu filho, a si mesmo e a situação

Embora seja verdade que o mundo mudou, uma das maiores mudanças é o fato de que ouvimos mais sobre os problemas do que costumávamos por causa da cobertura excessiva da mídia. O perigo sempre esteve presente, e qual pai não se preocupou com a segurança de seu filho? Nenhum pai quer sobreviver a um filho ou viver com a terrível incerteza que se segue a um desaparecimento. Mas seria injusto para as crianças segurá-las com tanta força a ponto de elas sufocarem ou murcharem por causa dos seus medos. É preciso coragem para criar filhos e desenvolver o entendimento a fim de saber a diferença entre o que está sob seu controle e o que não está.

Sugestões

1. Seu trabalho é empoderar seus filhos e ensiná-los a cuidar de si mesmos. Trabalhe todos os dias na construção de habilidades e coragem neles.
2. Fortaleça seus músculos da coragem permitindo que seus filhos façam sozinhos aquelas coisas que eles se sentem prontos para fazer. Seja um treinador e um líder de torcida. Fique a uma distância segura para ajudar quando necessário, mas dê aos seus filhos o espaço para tentarem cometer erros do tipo que gera aprendizado, sem sofrer muito. Quando você observa seus filhos antes de "resgatá-los", pode se surpreender com a capacidade deles para lidar com muitas situações.
3. Ensine a seus filhos que nem todas as pessoas são boas e que algumas pessoas podem fazer coisas para machucar as crianças. Saiba com quem seus filhos estão brincando e em que casa eles estão. Pense em uma senha familiar – se alguém se aproximar das crianças na escola ou em qualquer outro lugar e disser "Sua mãe e seu pai me disseram para buscá-lo", eles podem pedir a senha à pessoa. Se não a obtiverem, devem fugir e buscar ajuda.
4. Verifique na internet* para descobrir se um agressor infantil estabeleceu residência no seu bairro. Certifique-se de que seus filhos entendem exatamente como se manter seguros, discutindo o fato de que há um molestador de crianças na vizinhança. Mostre-lhes a foto da pessoa e explique quão importante é evitar qualquer contato. É uma boa ideia solicitar a seus filhos que andem em pares ou grupos.

Planejar para evitar problemas futuros

1. Trabalhe nas escolas e vizinhanças para desenvolver práticas seguras e atividades comunitárias que enfatizem o que é positivo. Conheça seus vizinhos e os professores de seus filhos. Mantenha-se envolvido.
2. Observe o que você está lendo e assistindo na TV. Atualmente, muitos livros para pais sugerem que você superproteja seus filhos e fazem você se sentir culpado se não agir assim. Faça disso uma política para aprender o máximo possível sobre empoderamento, para que evitar a codependência.
3. Faça um curso para pais e ouça as histórias que outros pais contam para descobrir que você não está sozinho e que seus medos são naturais. Isso não significa que você deve agir de acordo com seus medos, mas reconhecê-los e validá-los ajuda.
4. Fale com pais mais velhos e peça-lhes para lembrá-lo de como eles cresceram. Não faz muito tempo que mesmo as crianças novas estavam trabalhando para ajudar suas famílias, pegando ônibus, caminhando sozinhas até a

---

* No Brasil não existe esse tipo de serviço, mas você procurar ajuda em https://www.mdh.gov.br/informacao-ao-cidadao/disque-100.

escola e ajudando na fazenda. Não estamos sugerindo que podemos voltar no tempo, mas ajuda ter um senso de história para colocar seus medos em perspectiva.

5. Dê pequenos passos com seus filhos para ajudá-lo a desenvolver a confiança. Quando seus filhos se sentirem prontos para tentar alguma coisa, você poderá observar de uma pequena distância para ver se eles realmente estão prontos.

6. Cuidado para não expressar muita preocupação perto de seus filhos. Eles podem ir na direção oposta e se tornar audazes e extremistas apenas para provar que você está errado. Muitos filhos não querem ouvir sobre as suas preocupações, pois isso reduz a autoconfiança deles. Em vez disso, conte suas preocupações para um amigo.

Habilidades de vida que as crianças podem aprender

As crianças podem aprender que seus pais confiam nelas para resolver problemas, serem fortes, assertivas e capazes. Elas também podem aprender que os medos de seus pais são simplesmente isso. São sentimentos, não fatos.

Dicas para os pais

1. Não há problema em sentir medo, mas é um problema transformar seu filho em alguém medroso só porque você é assim.

2. Só porque você fez coisas malucas quando criança, não significa que seu filho seguirá seus passos ou terá os mesmos resultados e experiências se o fizer.

REFLEXÕES

A vovó Lynnie e seu neto Zachy, de 2 anos, adoram andar de trem BART* em São Francisco. Se a avó chega muito perto da linha amarela, Zachy fica na frente dela e a move para trás alguns passos para mantê-la segura. Esse é o trabalho dele, e ele o leva muito a sério.

Stan foi criado por uma mãe que constantemente expressava seus medos. "Tenha cuidado ao andar de bicicleta para não cair e quebrar os dentes." "Você é muito pequeno para montar no pônei." "Tenha cuidado quando estiver nadando para não se

---

* N. T.: BART é um sistema público de transporte rápido que serve parte da área da baía de São Francisco, na Califórnia, incluindo as cidades de São Francisco, Oakland, Berkeley, Daly City, Richmond, Fremont, Hayward, Walnut Creek e Concord.

afogar." "Nunca mais toque a tampa do vaso, e lave as mãos para ter certeza de que não tem germes." Stan ouviu uma constante enxurrada de medos. Como adulto, Stan tem muitas fobias. Ele tem medo de se sentar em um cinema ou em qualquer auditório a menos que o assento fique próximo ao fundo. Ele tem pavor de voar. A única vez que voou, teve que usar um balão de oxigênio antes de o avião decolar. Ele não viaja de avião desde então e já perdeu muitos eventos familiares especiais. Quando obteve seu doutorado, teve suor noturno porque estava com medo de ter que sentar-se no meio de uma fileira - e, finalmente, decidiu receber seu diploma pelo correio.

Lembre-se de que as crianças estão sempre tomando decisões. Tenha cuidado para não criar oportunidades para desenvolver crenças e medos que as enfraqueçam para a vida toda.

3. Tenha cuidado para não criar uma profecia autorrealizadora ao colocar muita energia negativa em seu mundo.

Mentir ou inventar

"Eu não sei como fazer meu filho parar de mentir. Nós tentamos arduamente ensinar altos padrões morais. Quanto mais eu o castigo, mais ele mente. Estou realmente preocupado."

Compreender seu filho, a si mesmo e a situação

Pesquisamos repetidamente e não conseguimos encontrar nenhum adulto que nunca tenha mentido quando era criança. Na verdade, não podemos encontrar muitos adultos que nunca mentem agora. Não é interessante como os pais ficam chateados quando as crianças não dominam uma virtude que eles não dominam? Nós não tocamos nesse ponto para justificar a menti-

ra, mas para mostrar que as crianças que mentem não são imorais. Precisamos lidar com as razões pelas quais as crianças mentem antes de podermos ajudá-las a desistir da necessidade de mentir. Normalmente as crianças mentem pelas mesmas razões que os adultos – elas se sentem presas, têm medo de punição ou rejeição, sentem-se ameaçadas ou simplesmente pensam que mentir tornará as coisas mais fáceis para todos. Muitas vezes mentir é um sinal de baixa autoestima. As pessoas acham que precisam parecer melhores porque não sabem que são boas o bastante do jeito que são.

Inventar é uma parte normal da primeira infância conforme a fantasia e a realidade tendem a se fundir. Aproveite e torne-se parte da história sempre que possível – você pode descobrir que tem um filho criativo.

Sugestões

1. Pare de fazer perguntas retóricas que convidem a mentir. Uma pergunta

retórica é aquela para a qual você já sabe a resposta: "Você limpou seu quarto?" Em vez disso, diga: "Percebi que você não limpou seu quarto. Você gostaria de trabalhar em um plano para limpá-lo?" Concentre-se nas soluções, em vez de culpá-los. "O que podemos fazer para você realizar as tarefas domésticas" em vez de "Você fez suas tarefas domésticas?"

2. Uma ligeira variação na forma de dizer o que você percebe quando o que seu filho está dizendo soa mais como invenção do que como mentira é dizer o que você pensa: "Isso soa como uma boa história. Você tem uma imaginação muito boa. Diga-me mais sobre isso."

3. Seja honesto. Diga: "Isso não parece a verdade para mim. A maioria de nós não diz a verdade quando estamos nos sentindo presos, assustados ou ameaçados de alguma forma. Eu me pergunto como posso estar fazendo você se sentir para que você não ache seguro dizer a verdade. Por que não fazemos uma pausa agora? Mais tarde estarei disponível se você quiser compartilhar comigo o que está acontecendo com você."

4. Lide com o problema. Suponha que seu filho lhe diga que não comeu quando você sabe que ele comeu. Por que ele diria que não comeu? Ele ainda está com fome? Se ainda está com fome, importa se ele comeu ou não? Trabalhe com ele em uma solução para lidar com sua fome. Ele só quer um pouco de atenção? Lide com sua necessidade de atenção, trabalhando

juntos para encontrar algum tempo que vocês possam passar um com o outro. Ele só quer contar uma história? Deixe-o contar uma história. Identifique-a pelo que é: "Parece uma boa história. Conte-me mais."

5. Outra possibilidade é ignorar a mentira e ajudar seu filho a explorar a causa e o efeito por meio de perguntas "curiosas". Quando ele diz que não comeu o dia todo, pergunte: "O que aconteceu? Algo mais? Como você se sente com isso? Que ideias você tem para resolver o problema?" Essas perguntas só podem ser eficazes se você estiver realmente curioso sobre o ponto de vista da criança. Não use essas perguntas para pegá-lo em uma mentira. Se em algum momento você achar que é uma invenção, volte à sugestão 2.

6. Respeite a privacidade de seus filhos quando eles não quiserem compartilhá-la com você. Isso elimina a necessidade de mentirem para proteger sua privacidade.

7. Lembre-se de que às vezes uma invenção é uma história inofensiva. Pode ser divertido explorar a história o máximo que puder e até mesmo ajudar seu filho a escrever uma história sobre isso.

Planejar para evitar problemas futuros

1. Ajude as crianças a acreditar que os erros são oportunidades para aprender, para que não acreditem que são ruins e que precisam encobrir seus erros.

2. Deixe as crianças saberem que são amadas incondicionalmente. Muitas crianças mentem porque temem que a verdade desaponte os pais.
3. Mostre apreço. "Obrigado por me contar a verdade. Eu sei que foi difícil. Eu admiro o jeito como você está disposto a enfrentar as consequências, e sei que você pode lidar e aprender com elas."
4. Pare de tentar controlar as crianças. Muitas crianças mentem para descobrir quem são e fazer o que querem fazer. Ao mesmo tempo, elas estão tentando agradar seus pais, fazendo-os pensar que estão fazendo o que devem fazer enquanto estão fazendo o que querem fazer.
5. A maioria das histórias, mesmo inventadas, tem um elemento de verdade. Procure os significados mais profundos e converse com seu filho se achar que há um problema.

Habilidades de vida que as crianças podem aprender

As crianças podem aprender que é seguro dizer a verdade. Mesmo quando esquecem disso, elas são lembradas com gentileza e amor. Elas podem aprender que os pais se importam com seus medos e crenças equivocadas e as ajudarão a superá-los.

Dicas para os pais

1. A maioria de nós mentiria para se proteger da punição ou da desaprovação. Os pais que punem, julgam ou dão sermões aumentam as chances de seus filhos mentirem como um mecanismo de defesa. Todas as sugestões citadas são projetadas para criar um ambiente não ameaçador, no qual as crianças podem se sentir seguras para dizer a verdade.
2. Muitas crianças mentem para se proteger do julgamento e da crítica porque acreditam quando os adultos dizem que elas são ruins. Claro que elas querem evitar esse tipo de dor.
3. Lembre-se de que quem é seu filho agora não é quem seu filho será para sempre. Se seu filho disser alguma mentira, não reaja excessivamente ao comportamento chamando-o de mentiroso. Ele não é um mentiroso, mas uma pessoa que contou uma mentira. Há uma enorme diferença.
4. Concentre-se em desenvolver proximidade e confiança no relacionamento, em vez de focar o problema de comportamento. Essa é geralmente a maneira mais rápida de diminuir o comportamento que você acha questionável.

REFLEXÕES

Quando tinha 4 anos, Harold temia o escuro. Sua irmã de 3 anos costumava provocá-lo e humilhá-lo. Uma noite, eles estavam hospedados em um lugar onde tinham que atravessar uma varanda para chegar ao banheiro. O vento soprava e a noite parecia bastante assustadora para Harold. Finalmente, seu medo de molhar-se superou seu medo da "viagem" ao banheiro, então ele partiu para a outra extremidade do alpendre. No meio da varanda, ele pisou na luz de um poste da rua e foi surpreendido por sua grande sombra "poderosa".

Na mente infantil de Harold, ocorreu-lhe que, se ele fosse grande e poderoso como sua sombra, ele sempre se sentiria seguro. A partir daí, desenvolveu-se um padrão ao longo da vida em que Harold tentou parecer maior que a vida para se sentir seguro e aceito. Quando as pessoas ficavam incomodadas com suas invenções, ele se sentia mais inseguro e desenvolvia outra. Finalmente, alguém olhou para além das invenções para ver o que elas significavam para Harold e o ajudou a ver que ele era muito melhor que qualquer sombra – não importava quão grande fosse.

Lembre-se de que o polvo, quando ameaçado, libera uma nuvem de tinta maior do que é para se esconder e escapar por trás dela. Um gambá acredita que, quanto mais fedor puder criar, mais seguro estará. Então, os "invencionistas" têm companheiros no reino animal.

Mesada

"Devo dar mesada aos meus filhos para eles fazerem suas tarefas domésticas?"

Compreender seu filho, a si mesmo e a situação

A mesada dá às crianças a oportunidade de aprender muitas lições valiosas sobre dinheiro. Quanto mais seus filhos entenderem sobre como ganhar, economizar e administrar seu dinheiro, menor será a probabilidade de resolverem seus problemas no futuro por meio de birras, mendicância, furto, venda de drogas ou empréstimo de dinheiro seu mediante promessas de devolver que nunca cumprirão. A quantia que você dará a eles deve depender do seu orçamento. Se o dinheiro for usado para pu-

nição ou recompensa, as lições serão negativas, porque isso cria uma arena para disputas por poder, vingança e manipulação. As lições são positivas quando se permite que as crianças tenham mesadas regulares e no mesmo valor para que possam aprender habilidades para a vida. Tarefas domésticas são uma questão separada e não devem estar relacionadas à mesada (ver *Tarefas domésticas*).

Sugestões

1. Não resgate seus filhos quando eles ficarem sem dinheiro. Aprenda a dizer não com dignidade e respeito quando eles tentarem convencê-lo a dar-lhes mais dinheiro após cometerem o erro de usar todo o que tinham. Diga: "Eu sei que é desagradável e difícil esperar

quando a gente fica sem dinheiro, mas o dia da mesada é sábado."

2. Seja empático sem tentar consertar as coisas. Você pode dizer: "Tenho certeza de que você está se sentindo desapontado por não ter dinheiro suficiente para ir ao jogo."

3. Ofereça seus serviços como consultor financeiro, mas não dê conselhos a menos que sejam solicitados.

4. Ajude seus filhos a explorar o que aconteceu, o que causou isso, o que aprenderam com isso e como eles usarão essa informação no futuro. Isso só é efetivo se eles concordarem em explorar as consequências de suas escolhas, e somente se você estiver realmente curioso sobre suas percepções. Não é eficaz tentar disfarçar um sermão com perguntas que mais parecem um sermão.

5. Você pode optar por oferecer a seus filhos um empréstimo quando ficarem sem dinheiro e discutir as condições de como eles o pagarão. (Isso não é o mesmo que resgatar.) Mostre-lhes como configurar um plano de pagamento e façam juntos um acordo sobre qual valor você poderá deduzir da mesada. Não estipulem uma quantia tão alta que seu filho não consiga administrar durante a semana. Outra possibilidade é fazer uma lista de trabalhos especiais a fim de ganhar dinheiro para itens extras ou para ajudar a pagar o empréstimo. Não faça novos empréstimos até que o primeiro seja pago.

6. Não ameace tirar ou limitar a mesada do seu filho como uma tática para prevenir ou punir o mau comportamento.

Planejar para evitar problemas futuros

1. Durante as reuniões de família, promova discussões periódicas sobre dinheiro nas quais você compartilhe alguns dos seus erros com dinheiro e o que aprendeu (sem dar sermão ou lição de moral). Permita que os outros façam o mesmo. Crie um clima divertido para que todos possam rir enquanto aprendem.

2. Para crianças de 2 a 4 anos, dê moedas e um cofrinho. Para cada ano de idade, adicione mais algumas moedas. As crianças gostam de colocar moedas no cofrinho e estão começando um hábito de poupança antes que percebam.

3. Para crianças de 4 a 6 anos, leve seu filho e o cofrinho ao banco e abra uma conta poupança. Dali a um a três meses, leve seu filho ao banco para fazer um depósito. Pode ser divertido ver o saldo crescer. (Isso pode inspirar os pais a se animarem a desenvolver o hábito de economizar, se ainda não fazem isso.)

4. Ajude seus filhos a começar uma lista de desejos – coisas que eles gostariam de ter, e para isso precisam economizar dinheiro. Eles podem ter um cofrinho separado para economizar para essa lista de desejos. Sempre que vocês

estiverem fazendo compras e eles disserem "Posso comprar isso?", você poderá dizer: "Você quer colocar isso na sua lista de desejos e economizar dinheiro para comprar?" (Raramente eles querem o item o suficiente para economizar seu dinheiro para comprá-lo, mas querem o suficiente para que você gaste seu dinheiro agora.) Você pode até se oferecer para pagar metade do valor se eles economizarem a outra metade. É incrível quantos conflitos na hora das compras isso evita quando você é gentil e firme com sua oferta.

5. Para idades entre 6 e 14 anos, programe uma sessão de planejamento com seu filho para decidirem juntos quanto dinheiro ele precisará e quanto deve ser destinado para a poupança, para as necessidades semanais como almoços e para diversão. Você também pode incentivar seu filho a economizar para doar a instituições carentes e àqueles que precisam.

6. Defina diretrizes, como "A mesada será dada apenas uma vez por semana durante o horário da reunião de família. Se você gastar tudo antes disso, terá a oportunidade de aprender como e o que fazer a respeito, como ficar sem ou encontrar um serviço para ganhar dinheiro extra."

7. Defina a frequência de prazo (uma vez por ano ou a cada seis meses) em que a mesada pode ter um reajuste com base no aumento da necessidade à medida que as crianças crescem. Algumas famílias aumentam a mesada de todos os filhos no aniversário de cada um.

8. Para filhos entre 14 e 18 anos, adicione um valor para a compra de roupas a fim de que os adolescentes possam aprender a planejar seus gastos. As crianças que aprendem a lidar com dinheiro desde cedo podem lidar com um valor para vestuário muito mais cedo. No começo, em vez de lhes dar dinheiro, diga-lhes o valor total que podem gastar em roupas e depois desconte suas compras do total que você estipulou. Eles rapidamente descobrem que, se gastam muito em algumas peças, não têm mais dinheiro suficiente para um guarda-roupa adequado. O valor para compra de roupas pode ser dado mensalmente, trimestralmente ou duas vezes por ano.

Habilidades de vida que as crianças podem aprender

Quando você começa a dar mesada aos seus filhos, eles têm a oportunidade de aprender a ganhar dinheiro, a gastar o que têm em vez de endividar-se, a pagar suas contas em dia, a economizar para o que é importante para eles, a pagar empréstimos e a sentir o senso de poder que vem da habilidade de administrar suas próprias finanças. As crianças desenvolvem suas habilidades de julgamento tomando decisões boas ou ruins sobre dinheiro e aprendendo com as consequências de suas escolhas sem punição ou humilhação. Elas aprendem a fazer orçamento, uma habilidade que usarão por toda a vida.

Dicas para os pais

1. Usar dinheiro para punir ou recompensar é uma solução de curto prazo. Dar mesada como uma oportunidade para ensinar às crianças sobre dinheiro é a criação em longo prazo que desenvolve nas crianças habilidades de vida.

2. Se você não tiver habilidade para administrar dinheiro, precisará encontrar recursos para ajudá-lo a aprender a fim de que possa ensinar seus filhos. O livro *Chores Without Wars* (Lynn Lott e Riki Intner, Taylor Trade Publishing) é uma excelente fonte para ajudá-lo a fazer isso.

REFLEXÕES

Um pai conta: "Quando minha filha corre para mim e diz: 'Pai, preciso de um jeans de marca', aprendi a dizer: 'Olha só, filha, eu entrei nesse negócio para cobrir seu corpo, não para decorá-lo, e eu posso fazer isso com pouco dinheiro em muitas lojas de departamentos. O que você precisa é de modéstia, e o que você quer é estilo. A diferença exigirá alguma contribuição da sua parte, porque eu tenho muitas outras pressões e problemas a respeito das finanças."

Houve um tempo nos EUA em que as crianças usavam jeans porque os pais eram pobres – agora os pais são pobres porque as crianças usam jeans.

.

O pai de uma criança de 6 anos percebeu que faltava dinheiro em sua carteira e na cômoda. Sua filha trouxe um recipiente cheio de dinheiro e disse que o encontrou. O pai ficou muito chateado e se perguntou por que a filha estaria roubando dele.

Após uma discussão mais aprofundada, descobriu-se que os pais disseram à filha que ela poderia comprar uma bicicleta nova quando tivesse 30 dólares para a compra. Sua mesada semanal era de cinquenta centavos de dólar, e não demorou muito para ela descobrir que teria que esperar para sempre pela bicicleta. Em sua ingenuidade, ela descobriu uma maneira de conseguir sua bicicleta mais rapidamente.

Não querendo que a filha de 6 anos começasse uma vida de crime, os pais decidiram aumentar sua mesada para US$ 2 por semana. Eles lhe disseram que, se ela poupasse metade da mesada toda semana para a bicicleta, eles igualariam o valor. Depois se sentaram com um calendário e mostraram-lhe quanto tempo levaria para poupar 30 dólares. Eles disseram que, se ela não quisesse esperar tanto tempo, poderia fazer trabalhos especiais remunerados de uma lista que eles colocaram na cozinha. Em um mês, a criança trabalhadora economizou US$ 30 e os roubos nunca mais ocorreram.

Mexer nas coisas

"Eu disse cem vezes ao meu filho de 7 meses para não mexer na TV, mas ele simplesmente não escuta. Contar até três não funciona; nem bater na mão dele. O que devo fazer?"

Compreender seu filho, a si mesmo e a situação

É normal que as crianças queiram mexer nas coisas enquanto exploram seu mundo. É uma pena puni-las por fazerem o que é normal. A mais recente pesquisa do cérebro nos diz que punir as crianças por fazerem coisas que estão de acordo com sua fase de desenvolvimento pode impedir o desenvolvimento ideal do cérebro. E a punição provavelmente lhes dará uma sensação de dúvida e vergonha em vez de um saudável senso de valor próprio.

Isso não significa que eles podem tocar qualquer coisa que quiserem. Significa que precisamos usar métodos gentis e firmes, *não* punitivos, para ensinar às crianças em que elas podem ou não podem mexer.

Sugestões

1. Ações falam mais alto que palavras com uma criança pequena (e com as mais velhas). Se você não quer que seu filho mexa em alguma coisa, diga a ele apenas uma vez para não mexer. Assim que ele mexer de novo, gentil e firmemente afaste-o do objeto e mostre em que ele pode mexer.
2. Mostre ao seu filho como tocar um item sem quebrá-lo ou se machucar,

isto é, "Podemos cheirar as flores, não pegá-las" ou "Você pode empurrar a torneira no bebedouro assim que eu puser um copo embaixo dela".

Planejar para evitar problemas futuros

1. Tornar a casa segura para crianças pode reduzir as broncas e otimizar o desenvolvimento do cérebro. Ponha objetos de valor fora do alcance, coloque tampas sobre tomadas elétricas e retire itens que seu filho possa danificar ou machucar-se. Coloque os itens que seu filho pode pegar nas prateleiras inferiores.
2. Estabeleça uma área para brincadeiras onde seja seguro para o seu filho brincar, como um cercadinho ou um armário de cozinha cheio de coisas interessantes que seu filho pequeno possa tirar e deixar pelo chão. Longos períodos de confinamento em um cercadinho ou cadeirão não são saudáveis para crianças pequenas.

Habilidades de vida que as crianças podem aprender

As crianças podem aprender que algumas coisas estão fora dos limites e que elas são tratadas com respeito enquanto aprendem quais são. Seus pais respeitam suas necessidades ao preparar a casa com itens de segurança "à prova de crianças" para tornar a exploração segura.

Dicas para os pais

1. Muitos pais sentem que seus filhos devem aprender a não mexer nas coisas e se recusam a fazer mudanças na decoração quando as crianças chegam à família. Isso indica que os pais não entendem o desenvolvimento da criança e o comportamento adequado à idade, e isso diz às crianças que suas necessidades não são importantes e que elas estão atrapalhando.

2. Ao mostrar aos seus filhos o que eles *podem* fazer em vez do que eles não podem fazer, você elimina as disputas por poder. Muitos itens que parecem interessantes em uma idade logo perdem o interesse quando seu filho fica um pouco mais velho.

REFLEXÕES[19]

"Nós protegemos nossa casa 'à prova de crianças' quando Brett era um bebê. Eu arrumei minha coleção de cristais e guardei-a por um tempo. À medida que ele crescia, eu pensava em colocá-los de volta, mas sempre havia alguma razão para não fazê-lo – o andar desajeitado dele aos 2 anos, brincadeiras brutas aos 4 anos, depois as bolas de beisebol, futebol e basquete. Quando ele foi embora para a faculdade, coloquei algumas peças de volta na estante de livros. Meu marido quebrou uma enquanto corria para pegar o dicionário durante um jogo de palavras cruzadas. Eu quebrei outra enquanto espanava. Agora nós temos netos. Eu acho que um termo melhor para essa proteção seria 'à prova de pessoas'. Se você quiser desfrutar de seus objetos de valor frágeis, coloque-os em uma caixa com frente de vidro, mesmo que seus filhos tenham crescido e ido embora."

Mordidas

"Como posso fazer minha filha parar de morder seus amiguinhos? Ela provavelmente não terá nenhum em breve. Sempre que está frustrada, ela simplesmente morde."

Compreender seu filho, a si mesmo e a situação

Esperamos que isso ajude você a saber que morder é um comportamento temporário em algumas crianças desde a dentição até por volta dos 3 anos. Mesmo que morder seja embaraçoso para os pais do mordedor e aborreça os pais da criança que é mordida, não se trata de um mau comportamento na maioria das vezes, mas sim falta de habilidade. As crianças que mordem muitas vezes o fazem quando se sentem frustradas em situações sociais e não sabem como se expressar de maneira aceitável. Algumas crianças podem morder porque essa é a sua maneira de explorar:

"Eu me pergunto qual o gosto da Suzie e o que ela sente."

As crianças também podem morder os pais e pensar que é uma brincadeira. É importante lidar com mordidas de uma maneira que não deixe problemas residuais, como crianças que se sentem más ou que decidem que não há problema em machucar crianças menores do que elas porque os adultos as punem machucando-as.

Sugestões

1. Não morda a criança "de volta" nem lave sua boca com sabão. Machucar uma criança não a ajuda a aprender a parar de machucar os outros.
2. Se o seu filho tem um histórico de mordidas, supervisione-o de perto. Intervenha rapidamente quando as disputas começarem (ver *Brigas [amigos]*).
3. Observe a criança de perto por alguns dias durante as brincadeiras com outras crianças. Toda vez que ela parecer pronta para morder, retire-a da cena e diga: "Não pode morder as pessoas. Use suas palavras." Ela pode não entender o que você está dizendo, mas entenderá suas ações. Se a criança é pré-verbal, depois de dizer que não pode morder, ofereça uma escolha para distraí-la: "Você quer brincar no balanço ou com os blocos?"
4. Quando o seu filho morder antes que você possa intervir, acalme-o primeiro e depois o leve para que ele possa ajudar a confortar a criança que foi mordida. Dê-lhe um abraço e diga: "Olha. A Sally está chorando. O que poderíamos fazer para ajudá-la a se sentir melhor? Vamos colocar gelo na sua mordida e você pode me ajudar a dar um abraço nela." Algumas pessoas se opõem a essa ideia, mas pense no que você está modelando. Você o está ensinando a se concentrar em consolar outra criança em vez de machucar. Ele não vai entender sermões; ele não vai entender punição; mas sentirá a energia da compaixão e ajudará alguém. Quando seu cérebro se desenvolver o suficiente para compreender, ele se lembrará da compaixão em vez da vergonha e da dor.
5. Peça desculpas ao pai da criança que foi mordida. Seja honesto com seus sentimentos. "Eu me sinto muito envergonhada com isso e farei tudo que puder para ajudar meu filho a parar de morder. No entanto, eu não acredito que a punição resolva alguma coisa." Confortar a criança que foi mordida, depois de confortar o mordedor, modela formas amorosas de lidar com as pessoas.
6. Se você está lidando com outro pai que acha que deve punir seu filho, mantenha sua posição. "Eu posso ver que temos filosofias diferentes e que não seria respeitoso para nenhum de nós tentar mudar o outro." Depois, saia com dignidade e respeito por si mesmo e pela outra pessoa. Seu filho é mais importante do que o que os outros pensam a seu respeito.

Planejar para evitar problemas futuros

1. Brinque de "Vamos fazer de conta" com seu filho. Faça de conta que vocês dois estão brigando por causa de um brinquedo e que você vai mordê-lo. Pare e pergunte: "Como você se sentiria se eu mordesse você? O que você gostaria que eu fizesse em vez disso?" Então finja que você está brigando por um brinquedo e deixe-o tentar o que ele sugeriu fazer em vez de morder.

2. Pense em outras maneiras de lidar com problemas. Se ele não tiver ideias sobre o que fazer em vez de morder, ensine-o a a usar suas palavras. Você pode sugerir coisas, como dizer à outra criança "Estou com raiva de você" ou "Deixe eu dar uma volta" ou "Eu vou buscar outro brinquedo e vamos trocar" ou pedir a um adulto para ajudar a resolver o problema. Em seguida, brinque de "Vamos fazer de conta" para que ele possa praticar essas ideias.

3. Use a honestidade emocional: "Eu me sinto mal quando você morde outras pessoas porque não gosto de ver as pessoas se machucarem. Gostaria que você encontrasse outra coisa para fazer além de morder as pessoas." Ou "Não me sinto seguro perto de você agora porque você está mordendo. Vou para algum lugar seguro até que você esteja pronto para tentar novamente."

4. Se seu filho é pré-verbal, é importante aceitar o fato de que ele precisa de supervisão cuidadosa e distração gen-

til e firme até que aprenda formas socialmente aceitáveis de lidar com a frustração. Console-se ao saber que ele terá parado de morder quando chegar à pré-escola – ou até antes disso.

5. Quando você estiver supervisionando de perto, será capaz de entender o que seu filho está tentando realizar. Verbalize a intenção dele antes de mostrar outra maneira de agir: "Estou vendo que você quer a bola. Não pode morder para pegar a bola. Vamos encontrar outra."

6. Se o seu filho estiver na fase da dentição e continuar a querer morder, ofereça um bicho de pelúcia, um pano ou um mordedor para ele morder. Ajude-o a encontrar alívio para as gengivas doloridas ao oferecer uma barra de suco congelada.

Habilidades de vida que as crianças podem aprender

As crianças podem aprender que não é aceitável machucar outras pessoas. Elas podem aprender que seus pais as amam não importa o que elas façam, e os adultos as ajudarão a encontrar maneiras aceitáveis de resolver os problemas. Em vez de desenvolver uma mentalidade de vítima ou agressor (o que geralmente acontece se você consola a criança que foi ferida enquanto envergonha o mordedor), as crianças podem aprender que são capazes de resolver problemas de maneiras que não machuquem outras pessoas, e que seus pais permanecem gentis e firmes enquanto elas aprendem.

Dicas para os pais

1. Algumas pessoas acham que confortar uma criança que acabou de morder outra é recompensar o mau comportamento. Não é. Abraçar dá à criança a certeza de seu amor enquanto não aceita o comportamento dela. O abraço ajuda a criança a se sentir aceita e ajuda a reduzir a necessidade de se comportar mal. Também mostra à criança uma maneira aceitável de se comportar – amar a outra pessoa e dizer a ela o que você não gosta.

2. Alguns pais acreditam que você deve morder de volta a criança para ensiná-la como os outros se sentem. Crianças com menos de 3 ou 4 anos não conseguem entender um conceito abstrato como a empatia. Elas compreendem exemplos concretos e imitam o que você faz. Ao mordê-las de volta, você está realmente ensinando que morder é uma maneira aceitável de se comportar – mesmo que doa. Morder de volta modela vingança (o que os pais honestos admitiriam é o que eles realmente querem) e violência. Lembre-se dos resultados em longo prazo do que você faz. Você quer ensinar vingança e violência ou soluções respeitosas? Aprender leva tempo, seja ler, dirigir ou habilidades sociais.

REFLEXÕES

Susan e seu novo namorado, Frank, passaram muito tempo discutindo perto de Betsy, filha de Susan, de 2 anos. Sempre que os dois discutiam, Betsy caminhava até Frank e o mordia. Frank achava que Susan estava sendo leniente com a filha; Susan achava que Betsy estava tentando expressar sua opinião sobre as brigas. O que Susan e Frank concordaram era que estava na hora de ajudar Betsy a encontrar outra maneira de se expressar. Primeiro eles decidiram discutir em outro lugar. Então os dois concordaram em realmente prestar atenção, pois eles poderiam perceber quando Betsy estivesse prestes a morder. Ela ficava com um brilho nos olhos, jogava a cabeça para trás e abria bem a boca. Nessa hora, quem quer que estivesse mais próximo afastava Betsy de Frank e dizia: "Não se pode morder as pessoas. Se você quiser morder, mamãe lhe dará um brinquedo de borracha para fazer isso." Levou apenas alguns dias para Betsy parar de morder Frank.

Morte e luto

"Meu filho e eu assistimos ao noticiário e vimos uma história que envolvia morte. Meu filho parecia agitado e confuso. Como abordo essa questão?"

Compreender seu filho, a si mesmo e a situação

A morte é uma parte inevitável da vida, mas nesta cultura muitas vezes evitamos ou negamos a questão. A mídia pode fazer com que a morte pareça tão terrível e violenta que se tornará descaracterizada. Mesmo quando a morte vem como um processo natural para os avós, que estão envelhecendo, geralmente acontece fora de casa e exclui as crianças. Essas questões dificultam que as crianças tenham uma compreensão e uma perspectiva saudáveis sobre a morte. Falar sobre a morte, apesar de desafiador, é uma parte importante da parentalidade, que pode fornecer informações, apoio e conforto. É também uma maneira de descobrir o que seus filhos já sabem e quais podem ser seus erros de concepção.

Sugestões

1. Não tente esconder das crianças a morte e o processo de morrer. Dê a elas permissão para falar sobre a morte e o processo de morrer por sua habilidade de fazer o mesmo. Ajude-as a aprender a participar, falando abertamente sobre pessoas que estão morrendo e incentivando as crianças a conversar com essas pessoas. Prepare as crianças para o que elas encontrarão se as visitarem. Se as visitas não forem permitidas, deixe seu filho telefonar ou enviar cartões e cartas. Quando alguém morre, não mande seu filho para longe. Ele precisa de conforto também.

2. Quando perder alguém próximo a você, não esconda sua dor de seus filhos. Deixe-os ver que não há problema em ficar triste.

3. Permita que as crianças participem ativamente do reconhecimento da morte, especialmente das pessoas próximas a elas, para que possam alcançar uma sensação de conclusão. Isso inclui ir a funerais, velórios e cerimônias fúnebres, plantar uma árvore ou criar uma caixa de memória que sirva para todos desfrutarem. Prepare as crianças antecipadamente para o que elas verão e permita que elas escolham se participarão ou não. Deixe-as ajudar no planejamento de aniversários de morte.

4. Quando um animal de estimação morre, envolva as crianças no planejamento de um funeral e enterro apropriados. Use isso como uma oportunidade para discutir suas percepções da morte como parte de vida. Incentive as crianças a expressarem gratidão pelo tempo que tiveram juntos.

5. Quando as crianças são expostas à morte violenta, discuta abertamente seus medos e apreensões. Ajude-as a identificar recursos para que elas não precisem se sentir tão vulneráveis. Esses podem incluir orar, escrever em um diário, desenhar e conversar com pessoas, incluindo professores e amigos.

6. Não espere que seus filhos entendam sobre a morte em uma conversa. Crianças de diferentes idades têm experiências de vida distintas, então você pode precisar abordar o assunto com frequência. Algumas crianças podem lidar com a tristeza por cinco minutos, enquanto outras podem apegar-se a medos sobre a própria mortalidade ou preocupar-se com a possibilidade de

perder ambos os pais e não ter ninguém para cuidar delas.

7. As crianças podem ser muito literais, então não use palavras como ele foi dormir, ele nos deixou, ele está feliz agora, nós o perdemos, ele ficou doente e morreu, ele morreu porque está velho. Essas frases evocam todos os tipos de fantasias e medos sobre o que significa morrer.

8. Explique que pessoas diferentes têm crenças distintas sobre a morte e o que acontece quando uma pessoa morre. Saliente que todas as visões são dignas de respeito.

9. Quando alguém próximo aos seus filhos morre, equilibre a expressão da dor falando sobre os tempos felizes e as boas lembranças. Não remova fotos da pessoa que morreu nem trate a morte como se a pessoa nunca tivesse vivido.

Planejar para evitar problemas futuros

1. Converse com as crianças sobre a preparação para desastres naturais que podem acontecer em sua área. Certifique-se de que elas estejam preparadas com uma prevenção contra incêndios, terremotos ou plano de segurança em caso de tornados ou furacões para sua casa. Isso pode ajudá-las a se sentir menos vulneráveis quando souberem o que fazer. Se as crianças estiverem preocupadas com eventos internacionais que possam levar à guerra, incentive-as a escrever cartas para seus congressistas e para o presidente.

2. Procure sinais de que seu filho está sofrendo com uma perda e esteja preparado para confortar e consolar. Se o seu filho perguntar quando você vai morrer, garanta a ele que você provavelmente viverá muito tempo e que, se algo acontecer com você, há muitas pessoas que o amam e que cuidarão dele. Não há problema em dizer: "Eu não tenho todas as respostas."

3. Se seu filho está se sentindo culpado ou achando que ele causou a morte, mantenha a comunicação aberta. Ouça e tranquilize.

4. Tenha cuidado ao comparar filhos vivos com aqueles que morreram. Nenhum ser vivo pode competir com um "anjo".

5. Incentive seus filhos a fazer livros de recordações, álbuns de fotos ou manter diários para registrar seus sentimentos.

6. Quando seu filho tiver sofrido uma perda, lembre-se de que o sofrimento leva tempo. Não suponha que uma ocasião para expressar dor e cuidado ou uma cerimônia é suficiente.

Habilidades de vida que as crianças podem aprender

Eles podem aprender que a morte é parte da vida e que podem enfrentar seus medos sobre o futuro com ajuda e coragem. Eles têm muitos recursos pessoais para lidar com eventos traumáticos. Também podem aprender a valorizar mais a vida quando sabem que a morte é parte dela.

Dicas para os pais

1. Trabalhe por meio de suas próprias atitudes sobre a morte e o processo de morrer.

2. Compartilhe seus próprios pensamentos e medos sobre a imortalidade.

3. Dê as boas-vindas a cada dia como um presente e compartilhe isso com seus filhos.

REFLEXÕES

Uma garotinha e sua irmã morreram em um acidente de carro. Seus colegas de classe realizaram uma reunião e foram convidados a celebrar como essa menininha os havia tocado. Cada aluno teve a chance de compartilhar seu apreço pela menina que havia morrido. Então a professora perguntou aos alunos: "Quais são suas preocupações agora?" Alguns deles estavam com medo de ir para casa. Muitos nunca haviam lidado com a morte antes e não sabiam o que fazer. Eles fizeram um *brainstorming* e encontraram várias sugestões. Uma delas era montar um "grupo" para que eles pudessem ligar uns para os outros, mesmo no meio da noite. Eles criaram uma lista de pessoas com quem poderiam conversar durante o dia. Muitas crianças tinham pessoas diferentes com as quais sentiam que podiam conversar durante o horário escolar: zeladores, bibliotecários, um supervisor de lanchonete, conselheiros, professores, o diretor e um ao outro. Foi decidido que qualquer um poderia conseguir permissão para ir falar com alguém sempre que sentisse necessidade. Eles decidiram fazer broches com a foto da menina, que usaram por uma semana em sua memória. Eles plantaram uma árvore, que compraram e a cultivaram ao longo do ano, também em memória da menina. As crianças tornaram-se modelos para o pessoal adulto da escola pelas muitas maneiras alternativas de lidar com o luto.

·

Susan, uma mãe solteira, e seu filho pequeno, Drew, estavam preocupados sobre quem morreria primeiro, então eles fizeram um pacto. O pacto era que quem morresse primeiro voltaria de algum modo e deixaria a outra pessoa saber que estava bem, fosse em sonhos ou por meio de um sinal especial.

Quando uma das amigas de Susan perdeu um bebê, Susan a confortou dizendo: "Eu tenho uma teoria sobre bebês que morrem. Eu acho que todos os bebês trazem amor, e todos eles têm uma missão. Às vezes passam anos e anos neste planeta para realizar esse amor e essa missão, e às vezes isso é realizado enquanto ainda estão no útero. Eu acredito que quando eles nos deixam cedo é porque vieram, cumpriram sua missão e nos ensinaram uma lição. Agora é nosso trabalho descobrir qual é a lição."

> Quando o amigo de Drew desde o segundo ano se matou, a teoria de Drew foi de que, embora ele estivesse realmente triste pelo fato de o amigo não estar mais aqui, agora ele tinha um anjo da guarda pessoal. Drew tinha certeza de que tinha outros anjos da guarda, mas que ele não os conhecia pessoalmente. Agora, quando algo bom ou excitante acontece na vida de Drew, ele imagina seu amigo – seu anjo da guarda – sorrindo e ajudando lá de cima.

Mudanças

"Temos que nos mudar para outro estado. Meu filho de 8 anos está arrasado. Ele sobreviverá?"

Compreender seu filho, a si mesmo e a situação

Mudar de casa pode ser muito estressante, mas também pode ser uma oportunidade para fortalecer sua família trabalhando juntos, planejando juntos e encorajando uns aos outros. Mudar é algo muito significativo para as crianças – mas elas sobrevivem. Pode ser difícil abandonar lugares e pessoas com os quais estão familiarizadas, conhecer novas pessoas e se acostumar com novos lugares. Demonstrar empatia, combinada com as sugestões a seguir, ajudará você e seus filhos a vivenciar a mudança de forma mais alegre.

Você também pode estar lidando com sua própria perda e, portanto, estar se sentindo mais desafiado ao tentar ajudar seu filho. O processo de luto por uma mudança pode ser semelhante ao de uma perda por morte. Entenda isso e permita que o processo siga seu curso. Por outro lado, existem famílias que se mudam regularmente e as crianças encaram isso como parte da vida, estão bastante acostumadas a mudanças e não as veem como uma desvantagem. É melhor não fazer suposições. A mudança pode ser difícil para você e fácil para o seu filho ou vice-versa, por isso verifique como um membro da família se sente e não presuma que você sabe tudo.

Sugestões

1. Compartilhe sua dor e sua emoção. Também compartilhe seus planos para lidar com sua dor. Dessa forma você modela para seus filhos que não há problema em se sentir triste e agitado.
2. Disponha de tempo para estar ciente dos sentimentos de seus filhos, para ouvi-los e ajudá-los a processar seus sentimentos. Muitas vezes, apenas ouvir é suficiente.
3. Evite ficar tão concentrado na mudança a ponto de negligenciar seus filhos. Quanto mais você os envolver, menos mal eles se sentirão.
4. Inclua seus filhos na organização e permita que cuidem das coisas que são importantes para eles. Não é hora de discutir com seus filhos sobre coisas que eles querem guardar. Deixe o "desapego" para outra hora.

5. Compre revistas [ou consulte sites especializados] de decoração para que cada filho possa ter ideias para decorar seu quarto novo.
6. Quando chegar ao novo destino, ajude seus filhos a explorar a nova vizinhança. Leve-os para a biblioteca para obter seus cartões de sócio. Explore o bairro em passeios de bicicleta. Encontre os parques e áreas de lazer mais próximos para ver quais são as atividades oferecidas. Informe-se sobre as características especiais da nova vizinhança. Leve seus filhos para o *shopping center* e o cinema mais próximos. (Não demorará muito para que eles tenham amigos e para que seus filhos adolescentes não queiram ser vistos com você nesses lugares.)

Planejar para evitar problemas futuros

1. Durante uma reunião de família, faça uma sessão de *brainstorming* em que todos possam contribuir com sugestões para facilitar essa adaptação.
2. Ajude seus filhos a decidir como se manter conectados com o local antigo. Esses planos fornecem uma ponte até que as crianças façam novos amigos e percam o interesse pela antiga casa. Plante uma árvore, planeje visitas e coloque-as na agenda, dê aos amigos dez envelopes endereçados e selados para encorajar a escrita, dedique uma pequena verba para o celular, deixe seus filhos terem seus próprios endereços de e-mail. Encoraje-os a fazer

um álbum, incluindo fotos de sua casa, lugares favoritos e amigos.
3. Discuta as experiências anteriores de seus filhos com mudanças, como começar um novo ano na escola, fazer um novo amigo ou ir a algum lugar novo nas férias. Enfatize o que foi ganho com a experiência. Em seguida, explore o que eles podem ganhar com a mudança.
4. Se possível, inclua seus filhos na procura de uma nova casa ou apartamento.

Habilidades de vida que as crianças podem aprender

Os filhos podem aprender que não há problema em sentir-se triste com a perda e a mudança. Eles também podem aprender que trabalhar e planejar juntos os ajuda durante os períodos de transição e fortalece os laços de família.

Dicas para os pais

1. Evite ser excessivamente responsável pelo sofrimento e pelos sentimentos da criança. Mostre aceitação e compreensão, mas evite resgatá-la.
2. Compartilhe com seus filhos algumas das transições que você fez quando enfrentou medo e incerteza a princípio, mas acabou crescendo e aprendendo. Fale de sua experiência pessoal, não dê um sermão.
3. Evite subornos e chantagens como formas de resolver conflitos; demonstre aceitação e cooperação em vez de manipulação.

REFLEXÕES

Jocelyn gosta de acumular coisas. Ela não consegue jogar nada fora, mesmo que odeie todas as pilhas em sua casa e as prateleiras e armários sobrecarregados. Um dia, ela decidiu conversar com seu conselheiro sobre esse problema para que pudesse procurar maneiras de fazer algumas mudanças. Seu conselheiro pediu-lhe para relembrar algum momento de quando ela era criança. Imediatamente, Jocelyn lembrou-se de quando sua família se mudou para o outro lado do país depois que o pai perdeu o emprego. Sua mãe fez toda a mudança, inclusive jogou fora todas as lembranças que Jocelyn havia guardado ao longo dos anos. Ninguém perguntou o que ela queria guardar ou permitiu que ela participasse da organização da mudança. De repente, Jocelyn teve uma ideia. "Uau", ela disse, "acho que quero garantir que ninguém jogue fora minhas lembranças de novo. Eu nunca percebi que o meu comportamento presente está ligado a algo que aconteceu há muito tempo. Acho que poderia me desapegar de algumas coisas agora, pois desta vez eu estou no comando do que mantenho e daquilo de que devo me desfazer."

4. Reuniões de família, rituais e tradições fornecem estruturas que ajudam nas transições e fortalecem sua família.

Não! (*ver também* Escutar e Terríveis 2 anos)

"Meu filho pequeno está sempre dizendo não. Não importa se eu peço com carinho para ele fazer algo ou se eu gritar, ele diz que não. Ele diz não até mesmo quando eu peço a ele para escolher um livro de histórias. Ouvi falar dos terríveis 2 anos de idade, mas acho isso ridículo."

Compreender seu filho, a si mesmo e a situação

Muitas vezes a palavra *cooperar* significa *fazer o que eu digo*! Se seus filhos disserem não ou se recusarem a fazer o que você quer, isso não significa que eles não cooperam. Às vezes, para crianças muito pequenas, "não" é simplesmente uma palavra curta, direta e divertida de se falar. Elas podem até não querer dizer não – não transforme isso em uma disputa por poder. Ou o seu filho pode estar passando por um processo normal de individuação – tomando medidas para separar-se de você como um indivíduo -, ou ele tem opiniões diferentes. Em vez de desencorajar a autonomia, esse é um momento para aprender mais sobre quem é seu filho. Se as crianças são prejudicadas pelo controle excessivo ou punição quando tentam afirmar sua autonomia, elas podem desenvolver um sentimento de dúvida e vergonha sobre si mesmas. Há uma distância, no entanto, entre criar um agressor e ajudar seu filho nesse processo de individuação. O equilíbrio está em apren-

der a nutrir e apoiar o processo de individuação, estabelecendo fronteiras respeitosas
e seguras para que isso não se transforme
em uma disputa por poder.

Sugestões

1. Ignore a palavra *não*. Quando possível,
   simplesmente saia de cena. Se a ação
   for necessária, aja sem palavras. Por
   exemplo, se seu filho precisar ir para
   a cama, pegue-o pela mão e leve-o
   para o quarto.
2. Dê escolhas que não possam ser respondidas por um sim ou não. "Você
   quer usar seu pijama amarelo ou seu
   pijama azul?", "Você quer uma história longa ou uma curta?" Não faça
   perguntas que possam ser respondidas
   com sim ou não. Em vez disso, ensine:
   "Primeiro nós _____ e depois
   nós _____", ou "Quero ver se
   você consegue ser rápido para sentar
   na cadeirinha do carro."
3. Dê poder ao seu filho, pedindo sua
   ajuda e convidando-o a tomar decisões.
   "Eu preciso de ajuda para limpar essa
   bagunça. Qual parte você quer fazer
   e qual parte você quer que eu faça?"
4. Redirecionar funciona bem, seja mu-
   dando de assunto ou passando para
   uma nova atividade.
5. Ouça os sentimentos e identifique-os.
   Diga: "Você está chateado porque não
   pode mais brincar lá fora. Bem que
   você queria. Eu queria que você também pudesse, mas é hora de jantar.
   Vamos arrumar a mesa."

6. Celebre. "Oba! Você está começando
   a pensar por si mesmo e a decidir o
   que é importante para você." Uma
   criança de 2 anos pode não entender
   o que você está dizendo, mas vai ajudá-lo a lembrar como é importante que
   seu filho se torne um indivíduo.

Planejar para evitar problemas futuros

1. Aprenda sobre o comportamento adequado à idade, para que você não espere que seu filho faça coisas (ou evite coisas) que não sejam adequadas ao
   desenvolvimento. Com esse conhecimento, você entenderá a importância
   de usar métodos gentis e firmes que
   ensinem habilidades de vida e estimulem a cooperação em vez da rebeldia.
2. Evite exigências e ofereça escolhas. "É
   hora de sair do parque e entrar no carro. Você gostaria de me ajudar, carregando minhas chaves ou minha bolsa?", "É hora de ir para a cama. O que
   vem a seguir no quadro de rotinas na
   hora de dormir?" Dê ao seu filho muitas oportunidades para tomar decisões
   e escolhas que lhe deem uma sensação
   de poder e importância em vez de rebeldia.
3. Cuidado com o "monstro do não".
   Você está dizendo não sem pensar toda
   vez que seu filho lhe faz uma pergunta ou faz um pedido? Você diz "não"
   toda vez que seu filho pequeno toca
   em um objeto proibido? Muitos pais
   dizem não constantemente e se per-

guntam por que os filhos seguem o exemplo. Quando as crianças são muito novas, use a distração para mostrar o que elas podem fazer em vez de dizer não. Quando forem mais velhas, encontre uma maneira de dizer "sim". Por exemplo, quando seu filho disser "não quero fazer o que você diz", responda com "Sim, eu posso entender isso. Que tal colocar o item na pauta da reunião de família ou me contar sua ideia do que você acha que funcionaria melhor para que eu possa pensar sobre isso?"

4. Muitas vezes, crianças em idade pré-escolar dirão não a tudo, apenas porque gostam da palavra. Se você não acha isso fofo e adorável, pare de fazer perguntas que possam ser respondidas com um sim ou um não.

5. Nunca diga "menino malvado" ou "menina malcriada". As crianças podem fazer coisas inaceitáveis, mas não são pessoas más.

6. Não subestime o quanto seu filho realmente entende. Converse com ele e explique as coisas e, em seguida, espere e veja se ele ou ela compreende o conceito. Por exemplo, você poderia dizer: "O controle pode quebrar se você apertar forte os botões. Se você quer música, venha me chamar e nós vamos colocar juntos."

Habilidades de vida que as crianças podem aprender

As crianças podem aprender que seus pais as respeitam como indivíduos e as ajudarão a ter tanta autonomia quanto puderem lidar. Elas podem aprender que os pais não insistirão no controle total, mas estimularão o envolvimento e estarão lá para apoiar e orientar.

Dicas para os pais

1. Pense em seu filho como fofo e adorável quando ele busca autonomia. Isso ajudará você a evitar reagir e provocar uma disputa por poder. Lembre-se de que esse processo é necessário – as crianças que não passam pela individuação de forma bem-sucedida podem se tornar adultos viciados em aprovação.

2. Não entenda o não literalmente, nem transforme isso em uma disputa por poder – seu filho pode até não querer dizer não. Algumas crianças pequenas usam a palavra não para tudo, então ouça atentamente e certifique-se de colocar a palavra no contexto.

REFLEXÕES

A sra. Knight ficou aliviada ao saber do processo de individuação. Ela estava envolvida em uma forte disputa por poder com seu filho. Ela achava que era seu dever

> fazê-lo se importar com ela e fazer o que ela lhe dissesse para fazer. Quanto mais ela dizia: "Sim, você vai", mais seu filho dizia: "Não, eu não vou."
>
> Ela começou a usar o humor. Na ocasião seguinte em que ele disse não, ela lhe deu um forte abraço e disse: "O que você quer dizer? Não? Eu vou fazer cócegas em você até ouvir um sim." Logo eles estavam rindo e a disputa por poder foi esquecida.
>
> Outras vezes, quando o filho dizia não, ela falava: "Na verdade era isso que eu quis dizer." Então ela cantava: "Não, não, mil vezes não." Novamente a disputa por poder era diluída e ela gentilmente o levava a fazer o que precisava ser feito.

Não fale comigo

"Meu filho de 11 anos não fala comigo. Eu tento mostrar a ele que estou interessado quando ele chega da escola e eu pergunto sobre o seu dia. Eu geralmente recebo respostas com uma palavra: 'Tudo bem.' 'Nada.' 'Sim.' 'Não.' 'Legal.' Se eu tiver sorte, obtenho três palavras, 'Eu não sei'. Ele costumava falar comigo. Agora acho que ele me odeia."

Compreender seu filho, a si mesmo e a situação

Você tem um filho pré-adolescente normal. Ele não odeia você, mas odeia a *inquisição*. Isso é o que questionar parece para as crianças dessa idade. Algumas de suas razões incluem: proteger sua privacidade repentina e preciosa; medo da sua desaprovação; turbulência interior enquanto tentam resolver o que pensam, sentem e querem; e mudar sua lealdade da família para os amigos. Às vezes as crianças mais novas não ouvem porque aprenderam que os pais não estão falando sério até que eles gritem. Outras não ouvem porque os pais são muito controladores e não ouvir é uma forma passiva de ter algum po-

der. Algumas crianças podem ser introvertidas e nunca serão grandes conversadoras. Aceitar seus filhos incondicionalmente é crucial nesse momento incerto de suas vidas.

Sugestões

1. Com adolescentes e pré-adolescentes, não leve para o lado pessoal. Saiba que é normal e que, se você aprender boas habilidades de escuta, pode passar.

2. Quando seu filho falar, escute. Faça perguntas sobre o que ele está falando, mesmo que seja sobre um *videogame* ou algo sobre o que você não sabe muito, e mostre que você está interessado nas coisas sobre as quais ele quer falar. Muitas crianças param de falar porque os pais respondem rápido demais com olhares ou sermões de desaprovação. Aprenda a ouvir com os lábios fechados. Tente limitar suas respostas a "Um-hmm. Hum. Hmm." Você ficará surpreso com a forma como seu filho às vezes continua falando quando se sente ouvido.

3. Se você estiver gritando, pare. Fale com dignidade e respeito e depois es-

pere. As crianças aprendem o que veem modelado pelos adultos.

4. Use o humor. Com crianças mais novas, comece mexendo os dedos na sua frente e vá atrás delas dizendo: "Lá vem o monstro das cócegas para brincar com filhos/filhas que não respondem à mãe deles."

5. Outra possibilidade é parar de falar e experimentar a linguagem de sinais ou bilhetes.

Planejar para evitar problemas futuros

1. Em algum momento durante a noite, convide seu filho a sentar-se com você no sofá "porque eu preciso de um tempo só para estar com você". Não faça perguntas. Permita que seu filho sinta seu amor e aceitação incondicionais.

2. Faça reuniões de família regulares em que as crianças tenham a oportunidade de aprender habilidades de comunicação e resolução de problemas com base no respeito mútuo.

3. Entre no mundo do seu filho. Quando ele fala, tente entender o que ele quer dizer além do que está falando. Tente parafrasear: "Você está dizendo _____?"

4. Torne-se um ouvinte discreto. Simplesmente apareça onde seus filhos estão e mantenha a boca fechada. Uma mãe senta-se à beira da banheira pela manhã enquanto a filha se prepara para a escola. Ela não faz perguntas. Em pouco tempo a filha está contando sobre sua vida. Um pai abaixa o jornal quando o filho entra na sala e diz: "Oi." Ele mantém o jornal abaixado e resiste à tentação de fazer perguntas. Às vezes seu filho se senta no sofá e eles disfrutam de um companheirismo silencioso. Às vezes seu filho começa a falar sobre seu dia. Outra possibilidade é estar lá com biscoitos depois da escola e não fazer perguntas. Dar carona é outra grande oportunidade de estar disponível para ouvir.

5. Seja curioso. Faça apenas os tipos de perguntas que estimulam a falar mais: "Não tenho certeza se entendi o que você quer dizer", "Você poderia me contar mais?", "Que exemplo você poderia me dar sobre isso?", "Quando foi a última vez que isso aconteceu?", "Mais alguma coisa?" Ter uma atitude de curiosidade verdadeira é essencial.

Habilidades de vida que as crianças podem aprender

As crianças podem aprender que são amadas incondicionalmente. Quando sentirem vontade de falar, serão ouvidas, levadas a sério e validadas por seus pensamentos, sentimentos e ideias. Elas têm um lugar seguro para crescer, mudar e explorar quem são.

Dicas para os pais

1. É essencial para o desenvolvimento da autoestima saudável que as crianças tenham seus pensamentos, sentimentos e ideias ouvidos e levados a sério

REFLEXÕES

Sam resistiu a participar de "conversas" com a mãe, uma conselheira de casais, família e filhos especializada em aconselhamento para adolescentes. Sua mãe reclamou: "Sam, outros adolescentes gostam de conversar comigo e estão dispostos a pagar por esse privilégio."

Sam explicou: "Se você falasse comigo do jeito que fala com eles, eu provavelmente iria gostar também."

Tudo o que a mãe conseguiu dizer foi: "Touché!"

— mesmo quando seus pais não concordam com eles.

2. As crianças escutarão você somente se se sentirem escutadas.

Nova família

"Eu tenho dois filhos e me casei recentemente com uma mulher que tem três. Nossos filhos não parecem se ajustar muito bem. Dois dos filhos dela parecem se ressentir comigo a maior parte do tempo, e meu filho parece se ressentir com ela também. Isso está causando muita tensão em nosso relacionamento. Nós não sabemos o que fazer."

Compreender seu filho, a si mesmo e a situação

A união de famílias é um processo que leva tempo. Em virtude das complexidades de múltiplos relacionamentos cambiantes, juntamente com a logística do dia a dia, que pode ser esmagadora, uma certa quantidade de estresse é inevitável. As crianças precisam se acostumar com novos papéis e diferentes estilos parentais. Os adultos geralmente se sentem comparados aos ex-cônjuges ou excluídos da tomada de decisões. Pais e novos padrastos precisam descobrir como mesclar seus estilos parentais e lidar com a responsabilidade. Acrescente a todos esses relacionamentos em mudança o fato de que todo dia pode trazer a visita de um grupo diferente de crianças, e você tem um conjunto complicado de dinâmicas para lidar. Se você tem uma mentalidade de Brady Bunch* e acha que todos ficarão felizes em ser uma grande família feliz imediatamente, estará se preparando para muita decepção.

Sugestões

1. Dê tempo para que o processo se desdobre. Espere alguma raiva, ciúme, rivalidade e luto, mas saiba que isso não durará para sempre se for tratado com sensibilidade. O simples fato de

---

* N. T.: *The Brady Bunch* (A Família Dó-Ré-Mi), série americana sobre uma família grande, com seis filhos.

saber que o ajuste à mudança leva tempo pode aliviar a frustração.

2. Permita que seus filhos (e seu cônjuge) expressem seus sentimentos sem críticas ou julgamentos. Mostre compreensão, em vez de dizer a eles que não devem sentir o que sentem. Seja um bom ouvinte, mas não tente consertar as coisas interferindo na relação entre os seus filhos e o novo/a padrasto/madrasta.

3. Se houver problemas sérios que não possam ser resolvidos por meio da escuta, combine momentos para discuti-los quando todos estiverem presentes. Deixe seus filhos saberem que você ajudará na discussão se eles se sentirem muito intimidados para fazê-lo, mas que não discutir problemas com as pessoas envolvidas não é uma opção.

4. Quando os filhos passarem tempo com os outros pais, dê-lhes tempo para se adaptar quando eles se mudarem de uma casa para a outra. Você pode levá-los para comer hambúrguer ou deixá-los passar tempo com seus amigos ou no quarto deles. Evite fazer perguntas, mas esteja disponível para ouvir se eles sentirem vontade de falar.

5. Seja flexível e criativo na maneira como atribui tarefas para acomodar as várias agendas (ver *Tarefas domésticas*).

Planejar para evitar problemas futuros

1. Honre a necessidade de seus filhos amarem seus pais biológicos. Não diga coisas ruins sobre eles. Não os faça sentir que precisam escolher. É mais fácil para os filhos amar dois grupos de pais do que ter que escolher entre seus pais.

2. É importante que os casais concordem que têm igual responsabilidade de amar e disciplinar todos os filhos. Algumas pessoas pensam que apenas os pais originais devem educar. Outras pensam que o padrasto/a madrasta deve usar sua autoridade para educar. Esses dois cenários criam divisão em vez de parcerias respeitosas. É útil ter uma frente unida. Quando a disciplina não é punitiva, e os filhos são incluídos no processo de solução de problemas, eles ficam menos ressentidos.

3. As crianças vão copiar sua atitude. Uma atitude saudável é "Eu sei que isso é difícil. Eu entendo por que você se sente magoado e bravo. Esse novo relacionamento é importante para mim, e eu sei que, com o tempo, podemos criar uma família saudável e amorosa."

4. É um erro para ambos os pais colocar os filhos antes de seu cônjuge ou antes dos filhos de seu cônjuge. Isso não é saudável para o relacionamento ou para os filhos. Os filhos precisam saber que seus pais e padrasto/madrasta valorizam seu relacionamento e são leais uns aos outros. Os filhos precisam saber que são amados mas que não podem manipular seus pais uns contra os outros.

5. Agende reuniões de família regulares em que todos possam debater para

resolver problemas e criar novas rotinas. (Algumas crianças se ressentem com a palavra *família*, então você pode desejar chamá-las de reuniões ou sessões de planejamento.) Reconheça que as coisas eram diferentes nas famílias originais e expresse a necessidade da ajuda deles para criar novas diretrizes que funcionem para a nova família.

Habilidades de vida que as crianças podem aprender

As crianças podem aprender que não há problema e é normal que tenham mágoa e raiva quando a ordem em suas vidas é modificada. Elas podem lidar com essa mágoa e raiva de maneiras produtivas.

Dicas para os pais

1. Quando a disciplina é não punitiva, gentil e firme ao mesmo tempo, tanto os pais biológicos como o padrasto/madrasta podem lidar respeitosamente com a disciplina.
2. Se você, como pai/mãe biológico, estiver se sentindo envergonhado pelo modo como seus filhos estão tratando a pessoa que você ama, tenha fé em seu novo cônjuge e em seus filhos para resolverem as dificuldades sem que você interfira ou proteja seu cônjuge.

REFLEXÕES

Quando José e Marie se casaram, cada um trouxe três filhos para sua família recém--formada. As seis crianças tinham entre 6 e 14 anos. Obviamente, houve muitos ajustes a serem feitos.

Marie trabalhava fora. Ela realmente gostava de sua nova família e ficava ansiosa para chegar em casa depois do trabalho - exceto por um problema. A primeira coisa que ela notou foi a bagunça. As crianças voltavam da escola e deixavam seus livros, suéteres e sapatos por toda a casa. A isso eles adicionavam migalhas de biscoito, copos de leite vazios e brinquedos.

Marie começava a importunar e insistir. "Por que você não pode pegar suas coisas? Você sabe que isso me aborrece. Gosto de estar com vocês, mas fico com tanta raiva quando vejo toda essa bagunça que me esqueço da alegria." As crianças pegavam suas coisas, mas Marie ficava chateada e descontente com elas e consigo mesma.

Marie finalmente colocou o problema na pauta da sua reunião de família regular de segunda-feira à noite. Ela admitiu que era problema dela. Obviamente, as crianças não se incomodavam em ter a casa bagunçada, mas ela pediu que elas a ajudassem com esse problema.

As crianças criaram um plano para um "cofre". O cofre era uma caixa de papelão grande, que colocariam na garagem. Qualquer coisa que fosse deixada nos cômodos comuns, como a sala de estar, a sala de TV e a cozinha, poderia ser levada por qualquer pessoa ao cofre. O objeto teria que ficar lá por uma semana antes que o proprietário pudesse pegar de volta.

O plano funcionou lindamente. O problema da desordem foi resolvido e o cofre ficou entupido de coisas. Como eles criaram as regras juntos, eles as seguiram, mesmo quando uma das crianças ficou com seus sapatos presos no cofre e teve que usar os chinelos de quarto para ir à escola por uma semana. Eles se aproximaram ao se envolver na solução de problemas.

Obediência

"Meu filho é muito desobediente. Estou preocupado que, se eu poupá-lo, vou estragar a criança, mas, quanto mais eu o puno para fazê-lo obedecer, mais desobediente ele se torna."

Compreender seu filho, a si mesmo e a situação

É muito importante pensar em seus objetivos de longo prazo quando você pensa em obediência. Ensinar as crianças a serem obedientes pode ser perigoso na sociedade de hoje. As crianças que aprendem a obediência podem se tornar "viciadas em aprovação" e ser obedientes a quem quer que exerça controle sobre elas – primeiro a família, depois grupos de colegas, gangues, cultos e talvez cônjuges autocráticos ou abusivos. Algumas crianças se recusam a perder o senso de poder e se tornam rebeldes. Os pais que não entendem isso aumentam seus esforços para forçar a obediência e criam uma feroz disputa por poder. É

melhor ensinar às crianças cooperação, habilidades para resolver problemas e respeito por si mesmas e pelos outros. Eruditos bíblicos nos dizem que a vara não era usada para acertar ou punir, mas para guiar. As crianças precisam de orientação, não de punição.

Sugestões

1. Para as idades de 2 a 4 anos, use as várias ferramentas sugeridas ao longo deste livro: acompanhamento; fazer perguntas curiosas; pausa positiva; investir tempo para treinamento; e tarefas adequadas à idade para ensinar responsabilidade, cooperação e o valor de fazer uma contribuição.

2. Para as idades de 4 a 18 anos, use as ferramentas parentais citadas e acrescente reuniões de família e encontros individuais para buscar uma solução para o problema, para ensinar habilidades de resolução de problemas, honestidade emocional e desapego para ensinar às crianças respeito mútuo e

habilidades para a vida. Aqui está a versão curta de como fazer isso: pergunte ao seu filho sobre seus desejos; conte a ele seus desejos; veja se vocês concordam. Se não concordarem, façam uma lista de ideias e sugestões e escolham uma para experimentar por uma semana; reúnam-se no final da semana para comparar os progressos sobre como a questão está se desenvolvendo.

Planejar para evitar problemas futuros

1. Ajude seus filhos a aprender a lidar com regras arbitrárias que possam encontrar no mundo exterior. Ensine-os a aceitar o que é apropriado e benéfico, bem como a tentar respeitosamente mudar o que é inadequado e desrespeitoso. Isso pode ser feito na hora do jantar ou durante as discussões nas reuniões de família, nas quais você explora as possibilidades e as consequências de seguir, desafiar ou alterar regras.

2. Não exigir obediência cega não significa permissividade. Há momentos em que é apropriado trabalhar soluções em conjunto e há momentos em que a ação é mais importante do que a discussão. Decida com antecedência o que você fará e siga com dignidade e respeito. Se seus filhos correrem para a rua, segure suas mãos e aguente firme. Diga: "Eu soltarei sua mão quando você estiver pronto para ficar ao meu lado." Se eles correrem pelo su-

permercado, leve-os até o carro e sente-se em silêncio até que estejam prontos para tentar novamente (lembre-se de que você deve avisá-los com antecedência sobre isso). Tudo isso é feito com gentileza e firmeza – sem sermões ou humilhações.

Habilidades de vida que as crianças podem aprender

As crianças podem aprender autodisciplina, responsabilidade, cooperação, resolução de problemas e respeito por si mesmas e pelos outros.

Dicas para os pais

1. A obediência pode ter sido uma característica importante e necessária para a sobrevivência em sociedade muitos anos atrás. Atualmente, os indivíduos, para que sejam bem-sucedidos, felizes e membros contribuidores da sociedade, precisam de autocontrole e habilidades de vida que formem um bom caráter em vez da obediência.

2. Quando os pais usam punições e recompensas com a intenção de ensinar os filhos a serem obedientes, o que eles acabam ensinando é que os filhos precisam ser obedientes apenas quando os pais estão por perto. Os pais assumem a responsabilidade de checar se os filhos estão sendo bonzinhos, dar-lhes recompensas e pegá-los se comportando mal e puni-los. E o que acontece quando os pais não estão por perto?

3. Os pais se enganam frequentemente quando usam a punição porque o comportamento para no momento e eles acham que conseguiram a obediência. Eles podem se chocar ao entender o que os filhos estão aprendendo na verdade. As crianças, quando são punidas, costumam tomar uma destas cinco decisões:
   - Ressentimento: "Isso é injusto. Não posso confiar nos adultos."
   - Vingança: "Dessa vez eles ganharam, mas eu vou me vingar."
   - Rebeldia: "Vou fazer exatamente o oposto para provar que eu não preciso fazer o que eles querem."
   - Dissimulação: "Eles não me pegam na próxima vez."
   - Baixa autoestima: "Eu sou uma pessoa má e não consigo pensar por mim mesmo. Se eu não fizer o que me mandam, não serei amado nem terei valor."

REFLEXÕES

Nos "bons e velhos tempos" havia muitos modelos de submissão. Até o pai obedecia ao chefe para que ele não perdesse o emprego, e a mãe obedientemente fazia o que o pai dizia - ou pelo menos dava a impressão de que fazia - porque era a coisa culturalmente aceitável a ser feita. Grupos minoritários também aceitavam um papel submisso (obediente). As crianças tinham muitos modelos de submissão.

É difícil agora encontrar modelos de submissão para as crianças. Atualmente, grupos minoritários reivindicam ativamente seus direitos a plena igualdade, dignidade e respeito. A maioria das mulheres quer um casamento de parceria em vez de submissão. Muitos homens querem uma esposa que contribua financeiramente em vez de alguém que precise ser cuidado. Os homens não querem um papel de segunda classe mais do que as mulheres, e formaram muitos grupos para avaliar seus papéis e afirmar seus direitos. Como Rudolf Dreikurs apontou: "Quando o pai perdeu o controle da mãe, ambos perderam o controle dos filhos." As crianças simplesmente seguem os exemplos ao seu redor. Hoje em dia, ensinar as crianças a serem responsáveis e morais é mais importante que a obediência.

O psiquiatra Rollo May[11] disse certa vez: "O que os EUA deveriam fazer seria erigir uma estátua da responsabilidade no porto de São Francisco para compensar a Estátua da Liberdade no porto de Nova York, para nos lembrar constantemente que sem uma não podemos ter a outra."

Obesidade

"Estou constantemente ouvindo sobre a epidemia de obesidade infantil. Meus filhos parecem estar bem até agora, mas estou pensando se preciso me preocupar ou me preparar para esse problema no futuro."

Compreender seu filho, a si mesmo e a situação

Segundo nossa pesquisa, 300 milhões de pessoas no mundo são obesas, embora a obesidade seja um dos dez riscos de saúde mais evitáveis, de acordo com a Organização Mundial da Saúde. Só nos Estados Unidos, 9 milhões de crianças com 6 anos ou mais são obesas. Isso significa que essas crianças têm uma grande quantidade de gordura corporal extra, não apenas alguns quilos extras ou alguma gordura de bebê que ainda permanece. Elas estão comendo mais calorias do que queimam.

Você tem motivo para se preocupar se seus filhos estão em risco. Como você sabe? Além do peso, faça as seguintes perguntas: Eles são sedentários? Eles comem muitos alimentos processados e guloseimas ricos em gordura, açúcar e sal? Eles bebem muito refrigerante ou outras bebidas açucaradas? Se assim for, eles podem estar a caminho de sérios problemas de saúde, incluindo sobrecarga extra nas articulações, ossos que quebram facilmente, problemas respiratórios, apneia do sono, pressão alta, colesterol alto, doença hepática e diabetes tipo 2. Além disso, eles geralmente sofrem problemas sociais e emocionais que acompanham o excesso de peso.

A obesidade não é um problema genético ou físico tanto quanto é uma questão de conscientização sobre estilo de vida e saúde. Os principais fatores que podem reduzir e eliminar a obesidade infantil são o aumento da atividade física, hábitos alimentares mais saudáveis e melhor educação sobre saúde.

Sugestões

1. Quando seus filhos implorarem por refrigerante e guloseimas, apenas diga não. Seja gentil e firme. Deixe as crianças terem seus sentimentos e valide-os. "Deve ser difícil ver outras crianças comendo guloseimas quando você não pode."

2. Se você decidiu que seus filhos podem comer guloseimas uma vez por semana (talvez terça-feira) e eles querem em outro momento, pergunte: "Qual é a nossa regra sobre quando podemos comer guloseimas?" Se eles continuarem implorando, apenas escute sem falar nada.

3. Quando tiver tempo, responda aos pedidos por guloseimas convidando seu filho a pesquisar junto com você na internet para encontrar informações sobre o motivo de você dizer não.

Planejar para evitar problemas futuros

1. Comece a envolver seus filhos no aprendizado sobre nutrição e o teor de gordura, açúcar e sal dos alimentos. Leia os rótulos e ensine seus filhos a fazer o mesmo.

2. Assine uma revista ou compre um livro de culinária especializado em alimentação saudável. Cozinhe com seus filhos pelo menos uma vez por semana, usando receitas saudáveis.

3. Faça uma caminhada ou uma atividade física como andar de bicicleta, caminhar, nadar, jogar bola ou brincar

com seus filhos todos os dias, mesmo que sejam apenas dez minutos.

4. Desligue a TV e limite o tempo gasto no computador.
5. Participe na escola para sugerir cardápios de almoço ou opções de lanches mais saudáveis.
6. Torne as porções menores.
7. Nunca force as crianças a comer nem seja um membro do Clube do Prato Limpo.
8. Não use comida como recompensa ou punição.
9. Sempre que possível, faça as refeições em família e não na frente da TV. Prepare a mesa, sirva a comida e participe de conversas sobre o dia, atualidades ou tópicos não relacionados ao quanto alguém está ou não está comendo.
10. Não compre refrigerantes ou bebidas açucaradas. Tente manter jarras de água com frutas frescas cortadas na geladeira. Você pode incentivar o consumo de água se mantiver uma jarra na mesa em todas as refeições. Também tente fazer chá gelado descafeinado, colocando três saquinhos de chá em uma jarra de água e deixando-a descansar durante a noite. O suco é quase sempre muito açucarado; limite seus filhos a um copo pequeno uma vez por dia.
11. Sirva frutas frescas, carnes magras, verduras e legumes. Corte uma bandeja de verduras frescas (com a ajuda do seu filho) e deixe-a para fora quando eles chegarem da escola e estiverem procurando um lanche.
12. Se o almoço ou lanche da escola forem ricos em gordura, ensine seus filhos a preparar seus próprios almoços. Faça a comida ou lanche à noite em vez de pela manhã. Permita que seus filhos escolham lanches no supermercado que eles possam levar para a escola. Sempre tenha petiscos com pouca gordura, como biscoitos, iogurtes e frutas.
13. Combine um dia por semana no qual seus filhos possam comer doces.
14. Disponha de tempo para cozinhar e comerem juntos, em vez de comprar alimentos pré-fabricados ou embalados que contenham muito mais gordura e calorias. Limite as saídas para comer fora a um dia por semana.
15. Ande em vez de dirigir, use escadas em vez de elevadores, coma metade e se exercite o dobro.
16. Quando seus filhos disserem que estão entediados, mande-os brincar lá fora. Inscreva seus filhos em esportes ou atividades físicas. Verifique clubes locais ou parques e programas de recreação e atividades físicas de baixo custo.

Habilidades de vida que as crianças podem aprender

As crianças podem aprender a ter um senso de controle sobre seus corpos e o valor de uma alimentação saudável e um estilo de vida ativo. Elas também podem aprender que passar um tempo fazendo compras, cozinhando, limpando, fazendo exercícios ou comendo pode ser uma experiência positiva. Os valores são formados pela primeira vez na família, para que as crianças aprendam o valor do tempo em família.

Dicas para os pais

1. Você tem uma grande influência no futuro da saúde de seu filho ao lidar com alimentos e exercícios. Pense no futuro em vez de ceder a sentir-se bem com *fast-food* em curto prazo, alimentos preparados e um estilo de vida sedentário.

2. Se precisar de ajuda, não hesite em se envolver em uma aula de culinária, um programa de perda de peso para você ou seu filho ou um grupo de exercícios.

3. Evite tratar problemas de peso com medicação. Seu médico pode não saber muito mais sobre nutrição do que você, mas há recursos em toda parte para ajudá-lo a ajudar seus filhos. Use-os.

4. As escolhas que as crianças fazem podem durar uma vida inteira, por isso é sua responsabilidade reverter hábitos não saudáveis de seus filhos.

REFLEXÕES

Uma mãe reclamou: "Minha filha não come nada além de batatas fritas."

A facilitadora de sua turma de pais perguntou: "Onde ela consegue as batatas fritas?"

A mãe explicou: "Bem, eu as compro porque é só isso que ela come."

Temos certeza de que você pode descobrir o que há de errado com essa situação.

•

A família Marker criou um ritual que acontecia nas tardes de domingo, quando eles se sentavam juntos e planejavam os cardápios de jantar da semana. Todos na família sugeriam ideias para o jantar, que o pai escrevia em um grande calendário semanal. Por exemplo, no domingo à noite o pai cozinhava suas famosas costelas. Segunda-feira podiam pedir pizza. Na terça-feira a mãe faria frango, enquanto Júnior se ofereceu para fazer cachorros-quentes na quarta-feira. Jesse disse que ele faria a caçarola de atum na quinta-feira. Os membros da família acharam que a sexta-feira poderia ser o dia das "sobras" e, no sábado, a família sairia para comer fora. Depois que os cardápios foram decididos, a mãe fez uma lista de compras para que todos os ingredientes necessários estivessem à disposição durante toda a semana, evitando, assim, intermináveis idas ao supermercado ou decisões de última hora para pedir comida ou comer *fast-food* em vez de comprar comida.

Quando a lista de compras ficava pronta, a mãe reunia a família. Cada pessoa tinha um pedaço de papel e uma caneta que usava para escrever os ingredientes que desejava comprar. Antes de saírem de casa, alguém ajustava o cronômetro para ver se eles conseguiam concluir a compra em uma hora.

> Os membros da família entravam no carro e se dirigiam ao supermercado. Quando chegavam lá, cada pessoa pegava um carrinho e ia em uma direção diferente. Cerca de vinte minutos depois, eles se encontravam no caixa e descarregavam as compras. Depois voltavam para casa, onde todos ajudavam a descarregar o carro, guardar as compras e dobrar as sacolas. Sem fôlego, a família checava o cronômetro para ver como eles tinham se saído. Se você está balançando a cabeça em descrença ao ler este cenário porque parece impossível, não poderia estar mais longe da verdade. A família Marker criou um evento tão divertido para o dia das compras que os amigos das crianças sempre pediam para ir junto e ajudar. (De Lynn Lott e Riki Intner, Chores without wars.)

Pais solteiros

"Eu me sinto culpada por ser mãe solteira. Receio que meu filho se sinta carente por não ter dois pais – eu simplesmente não tenho tempo para ser mãe e pai. Eu me sinto egoísta quando disponho de tempo para mim. Quanto meu filho sofrerá por causa da minha incapacidade de fazer tudo?"

Compreender seu filho, a si mesmo e a situação

É um mito pensar que as crianças são mais carentes porque vivem com um(a) pai(mãe) solteiro(a). Eles podem ficar muito pior com dois pais infelizes que ficam juntos "por causa dos filhos" e dão o exemplo de um relacionamento doentio. É comum ouvir pais solteiros serem culpados quando as crianças se metem em encrencas, mas muitas pessoas bem-sucedidas foram criadas por pais solteiros. Não é o seu estado conjugal que tem o maior efeito sobre seus filhos, mas sua atitude e seus métodos parentais.

Sugestões

1. Você não precisa compensar seu filho por ser mãe solteira – ou tentar ser mãe e pai. Um pai/mãe efetivo é suficiente. Desenvolva uma boa atitude sobre ser solteiro. "É assim que é, e podemos tirar o melhor proveito disso e até mesmo nos beneficiar." As crianças aprenderão a energia poderosa de sua atitude.

2. Não caia nas tentativas dos seus filhos de manipular você por meio de comparações com o pai ou a mãe. Use honestidade emocional para compartilhar seus sentimentos e declarar sua posição com confiança. "As pessoas fazem as coisas de maneira diferente. Juntos, podemos decidir respeitosamente como as coisas serão feitas em nossa casa."

3. Ajude seus filhos a lidar com o desapontamento por terem apenas um dos pais ou a raiva deles se tiver havido um divórcio. Ajude-os a expressar seus sentimentos e, em seguida, faça planos

sobre o que eles querem fazer. (Todos os sentimentos são aceitáveis e valiosos. O que eles fazem é um assunto diferente. As crianças se beneficiam quando entendem a diferença entre o que elas sentem e o que elas fazem.) Ajude-as a aprender honestidade emocional para se defender e compartilhar suas necessidades e desejos, entendendo que os outros não podem lhes dar o que elas querem.

4. Se seu filho ameaça morar com o outro pai, pergunte-se: "Meu filho está com raiva e está tentando me machucar? Meu filho está tentando livrar-se de uma tarefa? Ele realmente acha que seria melhor na casa do outro pai? Meu filho precisa de tempo para construir um relacionamento mais próximo com seu outro pai?" Lembre-se de que muitas crianças de lares com pai e mãe ameaçam fugir e que isso pode ser uma reação normal à raiva. Após um período de reflexão, verifique as possibilidades com o seu filho. "Eu me pergunto se você estava com raiva porque _____." Siga trabalhando em soluções para o problema. (Ver o quadro *Reflexões* para ter outro exemplo de como lidar com essa situação.)

Planejar para evitar problemas futuros

1. Veja os benefícios de ser pai/mãe solteiro(a). Você não precisa brigar sobre o estilo parental. É um mito achar que é sempre mais fácil educar quando pai e mãe estão juntos. Eles costumam brigar sobre quão lenientes ou rigorosos devem ser, ou criticar um ao outro por não passar tempo suficiente com as crianças. Não idealize outras circunstâncias. A grama do vizinho geralmente não é mais verde.

2. Outro benefício de ser pai solteiro é que as crianças têm a oportunidade de se sentir necessárias. É muito importante que você não mime seus filhos na tentativa de compensar isso. Faça reuniões de família (mesmo com apenas um dos pais e um filho) e envolva as crianças nos planos de tarefas domésticas, resolução de problemas e planejamento de eventos divertidos. Nas famílias monoparentais, as crianças definitivamente têm a oportunidade de fazer contribuições significativas e se sentir necessárias, ouvidas e levadas a sério.

3. Agende um tempo especial com cada criança (dez minutos por dia ou trinta minutos por semana) em um horário específico com o qual eles possam contar. Quando você estiver ocupado demais para atender a todas as suas demandas, diga com calma: "Não tenho tempo agora, mas tenho certeza de que estou ansioso pelo nosso tempo especial."

4. Crie uma rede de apoio de familiares e amigos para ajudar no cuidado das crianças, para oferecer modelos masculinos ou femininos e para se divertir.

5. Participe de, ou inicie, um curso de pais solteiros. Existem centenas de outros pais solteiros que precisam de apoio – exatamente como você.

6. Se você é divorciado e seu/sua ex-cônjuge é irresponsável, decida o que fará em vez de perder tempo com raiva, frustração e decepção por seu comportamento. Aceite que seu ex provavelmente não irá mudar. Se você não pode confiar nele, tenha um plano de emergência.

7. Encontre maneiras de se energizar e cuidar de suas necessidades de modo que você tenha energia e entusiasmo para aproveitar seus filhos. Não se sinta culpado por reservar tempo para si mesmo. Veja isso como um presente para você e seus filhos.

Habilidades de vida que as crianças podem aprender

As crianças podem aprender que a vida apresenta todos os tipos de circunstâncias, algumas das quais elas podem não apreciar. Elas podem aprender, crescer e se beneficiar com os desafios da vida. Elas não podem controlar tudo o que acontece, mas podem controlar como lidam com o que acontece.

Dicas para os pais

1. Enfatizar os benefícios de ser pai/mãe solteiro(a) não significa que os problemas não existam. Significa que idealizar uma situação diferente e ter uma atitude negativa não ajuda.

2. Seus filhos serão influenciados por sua atitude. Se você agir como vítima, é provável que seus filhos se sintam vítimas. Se você tiver uma atitude otimista e corajosa, é provável que seus filhos adotem essa atitude também.

REFLEXÕES

Quando seus filhos ameaçavam ir morar com o outro pai, a mãe dizia: "Tudo bem, mas você pode ir embora uma vez e voltar uma vez. Se você quiser sair pela segunda vez, será uma decisão permanente." Nenhum de seus filhos aceitou isso porque todos sabiam que a mãe falava sério. Eles perceberam que ela os levava a sério e respeitava seu direito de viver com o outro genitor, mas não seria manipulada. Isso os fez pensar se isso era realmente o que eles queriam fazer. Depois de pensar um pouco, decidiram ficar onde estavam e usar suas habilidades de resolução de problemas em suas reuniões de família regulares.

Palavrões/xingamentos

"Meus meninos usam palavrões o tempo todo um com o outro. Eu mal posso suportar ficar perto deles. Meu marido e eu não falamos assim e dizemos para eles pararem. Eles param por um minuto e depois começam de novo. Ajudem, por favor!"

Compreender seu filho, a si mesmo e a situação

Palavrões e o uso de linguagem chula tornaram-se muito comuns em muitas áreas da vida – na mídia e com os adultos –, e é muito importante ensinar às crianças a diferença entre o comportamento respeitoso e o desrespeitoso. Você pode usar palavrões sem perceber, e seus filhos podem copiar algo que eles nem sequer entendem, mas imitam porque "sentem" o impacto. Se vocês são excessivamente sensíveis ao uso de palavrões, seus filhos podem usá-los para chocá-los. Se você passar algum tempo no parquinho, perceberá que seus filhos não estão sozinhos no uso de linguagem chula. Independentemente disso, se você se ofende ao escutar linguagem chula, precisará lidar com essa questão.

Sugestões

1. Diga aos seus filhos que você não gosta de ouvir palavrões e peça a ajuda deles. Sugira que eles encontrem outras palavras para usar ou limitem seu uso a momentos em que você não precisa ouvi-los.
2. Se eles persistirem, peça para eles irem para outro lugar ou você sairá do local até que eles tenham parado.
3. Explique que essa linguagem, embora divertida de usar, pode ser inadequada para a situação porque é desrespeitosa. Eles precisam saber que algumas pessoas ficam muito ofendidas com palavrões e que eles podem perder grandes oportunidades se não aprenderem a perceber a diferença.

4. Com crianças pequenas você pode falar: "Vamos dizer _____ em vez disso." Você pode dar escolhas que soam interessantes, como: ponte que partiu, filho de uma mãe, baralho/carvalho, vai tomate cru. Existem grandes chances de que farão o que você pedir. Uma família se divertia dizendo: "Oh, halitose!"
5. Às vezes, simplesmente ignorar a linguagem faz com que ela desapareça antes que se torne um hábito.
6. Se o xingamento vem de frustração ou raiva ou algum outro sentimento óbvio, diga: "Parece que você está realmente frustrado agora. Quer falar sobre isso?"
7. Fale para seu filho que você respeita o direito dele aos sentimentos e agradeceria se ele respeitasse seu direito de não ouvir palavrões.

Planejar para evitar problemas futuros

1. Se você está lidando com crianças que usam palavrões para imitar seus coleguinhas e assustar os adultos ao seu redor, ou com crianças que usam palavrões para testar seu poder, responda calmamente em vez de reagir com horror e você conseguirá abreviar essa fase.
2. Use reuniões de família como uma forma de conversar sobre palavrões de uma maneira aberta e sem julgamento. Ensine a possibilidade de seus filhos mostrarem sua inteligência encontrando formas mais impressionantes para se expressar.

3. Pergunte ao seu filho se ele sabe o que a palavra significa. Se não, dê o significado e pergunte se é isso que ele quis dizer. Ensine que o uso de certas palavras beira o assédio sexual ou a injúria racial.
4. Se os membros da família quiserem reduzir a linguagem chula, comece a usar o pote do palavrão. Toda vez que alguém usar palavrão, essa pessoa precisa colocar uma moeda no pote. Quando o pote tiver dinheiro suficiente para uma pizza, peçam uma e aproveitem a noite com as crianças.

Habilidades de vida que as crianças podem aprender

As crianças podem adquirir consciência dos efeitos que seu comportamento tem sobre os outros. Elas podem aprender formas aceitáveis e respeitosas de se expressar.

Dicas para os pais

1. Esteja ciente do impacto da televisão, dos filmes e do computador. Monitore a exposição de seus filhos à mídia (especialmente quando são pequenos), e envolva-os em discussões sobre as diferenças entre o comportamento respeitoso e desrespeitoso que é retratado na mídia (especialmente à medida que crescem).
2. Não espere que algo funcione depois de apenas uma tentativa. Tente repetidamente.
3. Lembre-se e lembre seus filhos de que eles podem sentir o que sentem, mas têm muitas opções sobre como expressar seus sentimentos. É mais aceitável dizer: "Estou realmente zangado com você" do que usar um palavrão.

REFLEXÕES

A sra. Stone ficou muito preocupada quando seu filho adolescente começou a falar palavrões em casa. Ela decidiu contar o número de vezes que ele usava linguagem imprópria perto dela. Ela então lhe disse quantas vezes ele usou certas palavras e avisou que continuaria a contá-las. Ela compartilhou: "Eu descobri que ele está mais consciente de seu uso de palavrões e que eles diminuíram na semana passada. Acho que foi uma questão de falta de consciência, em vez de desrespeito aqui em nossa casa."

Palmadas e surras

"Eu já tentei tudo que posso pensar para fazer minha filha parar de bater em seu irmãozinho.

Às vezes ela me bate. Isso realmente me deixa com raiva. Punição parece não funcionar. Eu dei uma surra nela e a fiz dizer que sente muito, mas no dia seguinte ela estava batendo de novo."

Compreender seu filho, a si mesmo e a situação

Como vamos ensinar nossos filhos a não machucar os outros quando continuamos a magoá-los? Isso nos faz lembrar de uma tirinha que mostrava uma mãe batendo na criança e dizendo: "Eu vou lhe ensinar a não bater em alguém menor do que você." Quando as crianças batem, pode ser que seus sentimentos estejam feridos. (As crianças podem sentir-se magoadas ou frustradas só porque não conseguem o que querem – agora!) Você provavelmente também se sente magoado e frustrado porque quer que seu filho trate os outros com respeito e se preocupa que o comportamento de seu filho seja um reflexo seu como pai ou mãe. Talvez você esteja exagerando e tratando seu filho de forma desrespeitosa, envergonhando-o, tentando provar aos outros adultos ao redor que você não deixará seu filho escapar desse comportamento.

É muito provável que o seu filho simplesmente não tenha as palavras ou habilidades para atender às suas próprias necessidades e desconte (agredindo) porque não sabe mais o que fazer. Crianças pequenas têm pouco conhecimento de linguagem e habilidades sociais e, quando brincam juntas, podem facilmente ficar frustradas. Quando lhes falta a capacidade de expressar com palavras o que há de errado, bater e outros tipos de agressão às vezes dão resultado. É relativamente normal que crianças pequenas batam. É tarefa dos pais supervisionar e lidar com os filhos pequenos de forma gentil e firme até que estejam prontos para aprender maneiras mais eficazes de se comunicar. As crianças deixarão de bater se conseguirem ajuda (treinamento de habilidades) em vez de um modelo de violência (bater de volta).

Sugestões

1. Pegue a criança pela mão e diga: "Não pode bater nas pessoas. Lamento que você esteja se sentindo magoado e chateado. Você pode falar sobre isso ou pode bater neste travesseiro, mas não pode bater nas pessoas."

2. Ajude a criança a lidar com a raiva (ver *Agressividade ou raiva*).

3. Com crianças menores de 4 anos, tente dar-lhes um abraço antes de tirá-las da situação. Isso modela um método amoroso enquanto mostra a elas que não se pode bater. Abraçar não reforça o mau comportamento.

4. Você nunca sabe realmente com que idade a criança começa a entender a linguagem. Por esse motivo, use frases como: "Bater machuca as pessoas. Vamos encontrar outra coisa que você possa fazer", mesmo que você ache que seu filho não consegue entender.

5. Mostre às crianças o que elas podem fazer em vez de dizer o que não podem fazer. Se você tem um filho que apresenta o costume de bater, supervisione-o de perto. Toda vez que ele começar a bater, gentilmente pegue a mão dele e diga "Carinho", enquanto mostra a ele como dar carinho.

6. Quando seu filho pequeno bater em você, decida o que vai fazer em vez de tentar controlá-lo. Deixe-o saber que,

toda vez que ele bater em você, você vai colocá-lo no chão e sair do ambiente até que ele esteja pronto para tratá-lo com respeito. Depois de ter dito isso uma vez, aja sem nenhuma palavra. Saia do local imediatamente.

7. Mais tarde, você pode dizer ao seu filho: "Isso dói muito" ou "Isso fere os meus sentimentos. Se eu fiz algo para ferir seus sentimentos, gostaria de saber sobre isso para pedir desculpas. Quando você estiver pronto, um pedido de desculpas me ajudará a me sentir melhor." Não exija nem force um pedido de desculpas.

Planejar para evitar problemas futuros

1. Quando as crianças são pré-verbais, dedique algum tempo para o treinamento sem esperar que isso "funcione" até que elas fiquem mais velhas. (Muita supervisão é a principal ferramenta parental para crianças pré-verbais – juntamente com a distração e o redirecionamento.) Ajude-a a praticar tocando os membros da família ou os animais suavemente. Mostre ao seu filho como ser gentil e diga: "Carinho, carinho" ou "As pessoas são para abraçar, não para bater" (ver o quadro *Reflexões*). Isso não elimina a necessidade de supervisão até que ela tenha idade suficiente para entender.

2. Ensine às crianças verbais que os sentimentos são diferentes das ações. Os sentimentos nunca são ruins. Eles são apenas sentimentos. Diga ao seu filho que podemos ter sentimentos, mas não podemos bater nos outros, mesmo que ele esteja com raiva. Ele pode dizer a alguém: "Estou com raiva porque _____ e eu gostaria que _____." Ajude as crianças a pensar em maneiras de lidar com os sentimentos que sejam respeitosas para com eles mesmos e com os outros. Uma possibilidade é dizer às pessoas o que ele não gosta. Outra possibilidade é que ele deixe a cena se estiver sendo tratado com desrespeito.

3. Envolva seu filho na criação de um lugar para a pausa positiva. Ensine a ele que às vezes precisamos de tempo para nos acalmarmos até nos sentirmos melhor antes de fazer qualquer coisa. Não o envie para esse lugar, mas informe que ele pode escolher ir para seu lugar especial da pausa positiva sempre que achar que isso a ajudará a se sentir melhor. Às vezes, quando ele não quiser usar seu lugar especial de pausa positiva, pergunte-lhe se você pode usar até se acalmar – ou crie seu próprio lugar e modele usando-o para se sentir melhor.

4. Encontre maneiras de encorajar seus filhos com amor incondicional e ensinando habilidades que os ajudem a se sentir capazes e confiantes.

5. Mostre que bater é inaceitável ao nunca bater no seu filho. Se cometer um erro e bater nele, use os três "R" da reparação para pedir desculpas, assim seu filho saberá que bater também não é aceitável para você (ver Parte I).

6. Olhe em volta e veja se há maneiras de você estar magoando seu filho sem perceber. Você está mandando seu filho para o quarto com frequência, repreendendo e criticando regularmente, destacando a criança quando ocorre um problema? Se estiver, seu filho pode estar se sentindo realmente magoado e chateado e bater é uma maneira de atacar o mundo. Seja mais encorajador e positivo, pare os comportamentos ofensivos e veja se você não percebe uma mudança no comportamento de bater.

Habilidades de vida que as crianças podem aprender

As crianças são capazes de aprender que não podem ferir os outros. Seus sentimentos não são ruins e elas não são pessoas ruins, e elas podem obter ajuda para encontrar ações que sejam respeitosas consigo mesmas e com os outros. Elas podem aprender que o que fazem não define quem elas são. Elas não são más porque batem, mas o comportamento é inaceitável.

Dicas para os pais

1. Esteja ciente da crença desencorajada por trás do mau comportamento. Uma criança que bate normalmente está operando a partir do objetivo equivocado da vingança com a crença "Eu não sinto que sou aceita e importante e isso dói, então eu quero machucá-lo de volta." As crianças vão se sentir encorajadas quando você respeitar seus sentimentos e ajudá-las a agir adequadamente.

2. Muitas pessoas usam a advertência bíblica "poupe a vara e estrague a criança" como uma desculpa para a surra. Os estudiosos da Bíblia nos dizem que a vara nunca foi usada para acertar as ovelhas. A vara era um símbolo de autoridade ou liderança, e o cajado ou a vara eram usados para cutucar e guiar gentilmente. Nossos filhos definitivamente precisam de orientação gentil e estímulos, mas não precisam ser espancados, feridos ou humilhados.

3. Não bata no seu filho para mostrar a um espectador que você é um bom pai e que não vai permitir que seu filho escape dessa. O relacionamento com seu filho é importante demais para isso.

REFLEXÕES

A avó teve a oportunidade de cuidar da neta de 18 meses durante uma semana enquanto seus pais saíram de férias. Sage estava desenvolvendo o hábito de bater quando se sentia frustrada (ou parecia, apenas por diversão). Ela fazia menção de bater na avó e no cachorro – às vezes sem nenhum motivo aparente. A avó observava com atenção para descobrir quando ela começaria e, gentilmente, pegava a mão de Sage e dizia "Carinho", enquanto guiava sua mão para acariciar com suavidade a bochecha da avó ou o cachorro. Pouco tempo depois Sage começava a bater, mas primeiro olhava para sua avó, que dizia: "Carinho." Sage sorria e fazia carinho delicadamente. Em alguns dias, Sage estava fazendo carinho em vez de bater. (É muito mais eficaz mostrar às crianças o que elas podem fazer em vez de dizer o que não fazer.)

Ele: Há ocasiões em que é necessário bater nos meus filhos para ensinar-lhes lições importantes. Por exemplo, bati na minha filha de 2 anos para ensiná-la a não correr para a rua.

Ela: Depois de bater na sua filha de 2 anos para ensiná-la a não correr na rua, você a deixará brincar sem supervisão por uma rua movimentada?

Ele: Bem, não.

Ela: Por que não? Se a palmada a ensina a não correr para a rua, por que ela não pode brincar sem supervisão na rua? Quantas vezes você precisaria bater nela para saber que ela aprendeu a lição bem o suficiente?

Ele: Bem, eu não a deixaria brincar sem supervisão perto de uma rua movimentada até os 6 ou 7 anos.

Ela: Eu não tenho mais nada a dizer. Os pais têm a responsabilidade de supervisionar crianças pequenas em situações perigosas até que as crianças tenham idade suficiente para lidar com essa situação. Toda a surra do mundo não ensinará uma criança até que ela esteja preparada para o desenvolvimento. Enquanto isso, você pode ensinar gentilmente. Quando levar seus filhos ao parque, estimule-os a olhar para os dois lados da rua para ver se os carros estão chegando e dizer quando é seguro atravessar. Mesmo assim, você não os deixará ir ao parque sozinhos até os 6 ou 7 anos.

Estudos mostram que aproximadamente 85% de todos os pais de crianças menores de 12 anos recorrem à surra quando estão frustrados, mas apenas 8 ou 10% acreditam que isso é digno ou eficaz. Sessenta e cinco por cento dizem que prefeririam ensinar métodos positivos para melhorar o comportamento, mas não sabem como. Este livro mostra como.

Praticar (instrumento musical, dança, esportes e outras atividades)

"Minha filha queria fazer aulas de piano, mas agora ela não praticará até eu ameaçar tirar alguns privilégios. Eu gostaria que minha mãe tivesse me obrigado a praticar para que eu soubesse tocar piano hoje. Eu não quero que minha filha diga isso sobre mim quando ela ficar mais velha. Odeio as disputas, mas acho que é importante que ela pratique."

Compreender seu filho, a si mesmo e a situação

É normal que as crianças pensem que querem fazer alguma coisa e depois mudem de ideia – seja porque é mais difícil do que pensavam ou porque não gostam tanto quanto pensavam. Os pais geralmente querem que seus filhos realizem as coisas que eles não realizaram. Alguns pais acham que é um defeito de caráter iniciar algo e não terminar; outros podem ficar chateados por gastar muito dinheiro para ajudar o filho a desenvolver um *hobby* e ver o dinheiro desperdiçado se a criança mudar de ideia. Essa é uma daquelas áreas em que é importante analisar quem tem os problemas que precisam ser resolvidos.

Sugestões

1. Se você tem arrependimentos de infância, faça aulas de música e pratique até que possa tocar tão bem quanto quiser. E pare de culpar sua mãe.
2. Faça aulas com seu filho e pratique com ele.
3. Esteja disposto a passar o tempo da prática sentado e prestando atenção ao seu filho, ou pelo menos fique na mesma sala.
4. Entre no mundo do seu filho e explore o que é realmente importante para ele. Ajude-o a explorar o que é importante para ele com perguntas curiosas, como: "Como você se sente tocando piano? O que é preciso para realizar o que você quer? Quais são os problemas que você tem com a prática? Que ideias você tem para resolver alguns desses problemas? Quanto tempo você acha que vai demorar para superar a parte difícil para que a prática se torne mais agradável? Como você acha que se sentirá quando for adulto se não dedicar um tempo para praticar agora? Que ajuda você precisa de mim?"
5. Compartilhe seus sentimentos de infância sobre praticar. Seja honesto em relação a esses assuntos, tentando incentivar seu filho a evitar erros que você acha que cometeu. Certifique-se de que isso não soe como reclamação ou sermão, mas como uma partilha sincera. Considere a possibilidade de seu filho não se impressionar.
6. Ajude seu filho a ter expectativas realistas contando histórias que explicam como é preciso tempo para aprender algo novo. Combine um acordo com seu filho segundo o qual ele não pode deixar de fazer uma atividade até que a tenha experimentado por um mês, quatro vezes etc. Seja solidário e incondicionalmente amoroso quando seu filho mudar de ideia.

Planejar para evitar problemas futuros

1. Marque um horário com um músico, dançarino ou atleta profissional e deixe que seu filho converse com essa pessoa sobre sua experiência com a prática.
2. Leve seus filhos a *shows* (incluindo *shows* de *rock*) ou outros eventos sobre seus interesses e, em seguida, deixe-os seguir sua própria inspiração sobre o que fazer.

3. Criem *juntos* um cronograma para a prática. Faça um acordo que seja bom para vocês dois. E não fique chateado quando seu filho não mantiver sua parte do acordo, pois isso é normal. Basta usar o acompanhamento. (Ver a Parte I.)
4. Faça um acordo com seus filhos segundo o qual eles prometem não culpá-lo quando crescerem por não fazê-los praticar.
5. Esteja disposto a deixar seus filhos experimentarem atividades diferentes para ajudá-los a encontrar áreas de interesse.
6. Não compare os filhos uns com os outros ou com outras pessoas. Permita que eles sigam seus corações.

Habilidades de vida que as crianças podem aprender

As crianças podem aprender que seus pais se importam com o que é importante para elas. Os pais vão ajudá-las a descobrir o que querem e o que precisam fazer para realizar isso.

As crianças podem descobrir maneiras de vencer as partes difíceis daquilo que desejam fazer. Elas podem mudar de ideia e ainda sentir amor incondicional.

Dicas para os pais

1. O tempo de prática pode ser uma oportunidade para passar um tempo especial com seus filhos. Sentir o seu amor e interesse em passar um tempo com eles pode motivá-los a esperar por esse momento.
2. Muitas crianças não sabem como seguir seus próprios corações porque estão muito ocupadas atendendo às expectativas dos outros – ou se rebelando contra essas expectativas. Forneça muitas oportunidades para os seus filhos explorarem o que realmente querem e como alcançar isso.

REFLEXÕES

Em uma aula, um grupo de pais estava falando sobre prática e quanto tempo esperar que uma criança ficasse em um novo *hobby* ou esporte. Uma das mães estava em uma disputa por poder com o filho sobre a prática da flauta. Ela insistia que o filho não continuasse com a flauta e praticasse diariamente, pois achava que o filho não tinha idade suficiente para saber o que era melhor. Ela perguntou aos membros do grupo o que eles pensavam.

Um dos pais disse: "Há momentos em que, como pais, vemos o valor das aulas de música e nossos filhos não. Fazer um acordo com eles muitas vezes os motiva a começar. Uma vez que certas habilidades físicas e a coordenação motora e visual são mais efetivamente aprendidas na infância, queremos que eles façam aulas de música ou dança. Desenvolvemos um sistema com os nossos filhos em que eles concordaram em ter aulas até atingir um certo nível de habilidade (p. ex., serem capazes de tocar uma música em determinado nível), e isso parece ser satisfatório para todos nós."

Outro pai disse: "Com nossos filhos, às vezes o acordo é experimentar um curso ou instrutor por três a dez aulas. Se, depois disso, nossa filha continuar desinteressada, ela pode deixar o curso. Sabemos de crianças com grande talento que aprenderam a odiar a música ou a dança ao serem forçadas a realizar os sonhos de outra pessoa, e não queremos que nossos filhos acabem com raiva e ressentimento por serem obrigados a praticar ou a se apresentar."

Um dos pais disse: "Fui encarregado de levar meu filho para aulas de natação. Nós realmente queríamos que ele aprendesse porque recentemente compramos um barco de pesca e queríamos nos sentir seguros com ele a bordo. Meu filho estava muito entusiasmado em aprender a nadar até que o instrutor disse que ele tinha que colocar o rosto na água e soprar bolhas. Ele olhou para mim, começou a gritar e a chorar e disse que queria sair da piscina. Eu estava em pé ao lado, assistindo em agonia e me perguntando o que seria melhor. O instrutor, um estudante do ensino médio, olhou para mim e disse: 'Por que você não vai buscar um lanche ou um café e volta em quinze minutos? Eu sei que seu filho pode resolver isso e ele vai ficar bem.' Achei que mais quinze minutos não matariam nenhum de nós. Ouvi meu filho gritando até a lanchonete, mas quando voltei ele estava soprando bolhas com o rosto na água como um peixe. Nas aulas seguintes, ele lutou um pouco comigo, mas eu me lembrei das bolhas e disse que sabia que ele ficaria bem e ficaríamos no curso até que o semestre terminasse. No final do semestre, ele veio até mim com um sorriso e disse: 'Podemos nos inscrever para mais aulas?'"

Pré-escola e creche

"Tenho pensado em colocar minha filha na pré-escola, mas não sei se será bom para ela. Como posso saber se minha filha está pronta para a pré-escola e como posso encontrar uma boa escola?"

Compreender seu filho, a si mesmo e a situação

Alguns pais não têm a opção de ficar em casa com seus filhos e precisam encontrar creches em tempo integral. Mesmo se você ficar em casa, as pré-escolas podem ser benéficas tanto para as crianças como para os pais, dependendo da idade da criança e da qualidade da pré-escola. Crianças de até 2 anos podem se beneficiar de passar algumas horas longe da mãe e do pai. Em uma boa creche ou pré-escola, as crianças passam tempo com outras crianças em um ambiente voltado para a criança e começam a aprender autoconfiança em pequenos passos. Estudos universitários de renome provaram[15] que as crianças se saem muito bem em uma "boa" pré-escola. Esse conhecimento pode ajudá-lo a se sentir confiante sobre sua decisão de fazer seu filho frequentar uma "boa" pré-escola. Também pode ser saudável para a mãe e o pai terem algumas horas longe das crianças para buscar seus próprios interesses e aprender que seus filhos podem sobreviver sem eles.

Sugestões

1. Depois de ter feito sua lição de casa para encontrar uma boa pré-escola (ver *Planejar para evitar problemas futuros*, item 1), tenha confiança em sua decisão. As crianças absorvem a energia de suas atitudes e reagem a elas. Se você se sentir com medo, o mesmo acontecerá com seu filho. Se você se sentir culpado, seu filho pode perceber uma oportunidade de usar a manipulação.

2. Uma rotina matinal descontraída ajudará o seu filho a não sentir o estresse da pressa. Saia cedo o suficiente para permitir de cinco a dez minutos para a transição quando levar seu filho à pré-escola e quando for buscá-lo.

3. Ao chegar pela manhã, peça que ele lhe mostre algumas de suas coisas favoritas e/ou que a apresente a seus amigos. Na hora da partida, deixe que ele mostre as coisas que fez durante o dia.

4. Se o seu filho tiver dificuldades quando você sair (chorar ou se agarrar), vá embora o mais rápido possível. As crianças geralmente se ajustam logo após a saída dos pais. Pode ser útil dar-lhe algo seu para guardar no bolso (um brinco, um lenço com seu perfume ou loção pós-barba) até você voltar. Lembre-se, sua confiança é fundamental.

Planejar para evitar problemas futuros

1. Encontre uma boa pré-escola.
    a. Verifique as credenciais das pessoas que supervisionam e trabalham na pré-escola. O requisito mínimo deve ser de dois anos em um programa de certificação em educação infantil.
    b. Entreviste os membros da equipe da pré-escola sobre suas políticas de disciplina. Certifique-se de que eles não usam a punição ou qualquer forma de disciplina que seja humilhante ou desrespeitosa para com as crianças.
    c. Quando encontrar uma pré-escola que lhe pareça boa, pergunte se você e seu filho podem passar pelo menos três horas nela para que você possa observar a escola em atividade e como seu filho responde a ela. Isso também lhe dá uma oportunidade para descobrir se o que os membros da equipe dizem é o que eles fazem. Se isso for contra a política da escola, encontre outra onde a observação seja bem-vinda.

2. Você pode querer considerar o envio do seu filho para uma pré-escola de cooperativa de pais. Em uma cooperativa, você pode compartilhar a ex-

periência escolar com seu filho, economizar dinheiro e participar de aulas de educação para pais. No entanto, se você tem uma criança extremamente possessiva que não quer compartilhá-lo com outras crianças, a cooperativa pode ser uma experiência estressante.

3. Para crianças de 2 a 3 anos, duas a três manhãs por semana é tempo suficiente para uma boa experiência pré-escolar. Para as idades de 3 a 5 anos, a maioria das crianças se sente bem ao estender seu tempo pré-escolar para cinco manhãs ou três dias por semana. Use seu julgamento sobre o que funciona para você e seu filho. E, se você precisar de creche em período integral, saiba que seu filho ficará bem se você tiver tempo para encontrar uma boa pré-escola.

4. Prepare seu filho para a separação. Reserve um tempo para o treinamento por meio de dramatização. Finja que está indo para a porta da pré-escola e pergunte ao seu filho se ele lhe dará um grande abraço antes de entrar. Então faça-o fingir que está agarrado à sua perna e chorando. Então deixe-o saber que ele tem uma escolha quando você o leva à escola – dar-lhe um abraço de despedida ou um adeus chorando. Ao seguir adiante, suas ações falam mais alto que palavras.

Habilidades de vida que as crianças podem aprender

As crianças podem aprender que se sentem seguras e amadas pelos pais e são capazes de se divertir quando estão longe. Seus pais se importam com eles, mas não as deixam ser manipuladoras. Seus pais gostam de passar algum tempo longe delas, mas isso não significa que não as amam.

Dicas para os pais

1. Muitos pais roubam dos filhos a oportunidade de desenvolver coragem e autoconfiança, tudo em nome do amor. Eles superprotegem seus filhos em vez de deixá-los sentir um pouco de desconforto e aprender que são capazes de lidar com isso.

2. As crianças percebem sua fé ou falta de fé nelas e em você. Se você as tratar como desamparadas e ficar viciado em seu choro ou outros tipos de manipulação, elas agirão como impotentes e manipuladoras. Isso não significa que você não deve ouvir suas preocupações durante os tempos de calma. Se o seu filho chorar quando você começar a sair, dê-lhe um abraço e diga: "Volto em três horas", e saia.

P·Q·R

REFLEXÕES

Uma jovem mãe escolheu duas pré-escolas que pareciam perfeitas para o filho. Depois de observar uma delas, percebeu que o pessoal da escola não praticava sua filosofia declarada. Eles esperavam que as crianças de 2 anos se sentassem em cadeiras por períodos mais longos do que o apropriado para aquela idade e depois tratavam as crianças como se estivessem se comportando mal quando não agiam em conformidade.

Depois de passar três horas na segunda escola com o filho, ela ficou encantada. Eles tinham muitas rotinas para ajudar as crianças a se sentir capazes. Depois de comprar mantimentos, a diretora da escola estacionou sua caminhonete no pátio e deixou que as crianças levassem um item de cada vez para a cozinha. As crianças se revezavam ajudando o cozinheiro a preparar o almoço. Elas foram autorizadas a preparar sua própria comida. Quando terminaram de comer, cada criança limpou e lavou seu prato. Eles tinham banheiros adaptados, e o filho parecia gostar de "ir" com as outras crianças e depois lavar as mãos nas pequenas pias como parte da rotina. Quando chegou a hora da saída, seu filho não queria ir embora. Ele obviamente gostou das muitas oportunidades de se envolver e sentir-se autossuficiente.

•

A creche de Mandy, de 2 anos, ligava para a mãe dela, Susan, dizendo quase diariamente que a menina não parava de chorar. Ela tentou confortar Mandy, segurou-a no colo e conversou com ela, mas a menininha estava inconsolável. A mãe estava devastada porque não podia deixar o trabalho para buscar a filha e havia pesquisado muito e com afinco para encontrar esse lugar, que acreditava ser uma excelente instalação. O que ela deveria fazer?

Susan pediu ajuda à amiga Patricia. Patricia perguntou a Susan se Mandy chorava quando ela a deixava lá no período da manhã. "Sim, ela começa a chorar assim que eu vou para a porta, então eu me sento e espero até que ela pare e depois saio. Às vezes eu espero por meia hora. Acho que, no minuto que ela percebe que eu saí, ela recomeça e não para por nada."

Patricia disse: "Eu tenho uma sugestão. Peça ao professor para encontrá-la na porta e levar Mandy para dentro imediatamente. Dê-lhe um beijo rápido e vá embora. Aposto que ela vai ficar bem. Eu acho que você está criando esse problema por ficar por lá por tanto tempo."

Susan estava desesperada, então seguiu o conselho de sua amiga. Surpreendentemente, aquele mesmo dia foi o último em que Mandy chorou na creche.

Problemas na escola
(ver também Lição de casa)

"Meu filho foi pego colando na prova. Agora tenho que ir a uma reunião com a professora. Eu me sinto intimidada e envergonhada por *estar fracassando como mãe. Como posso fazer meu filho se comportar na escola? Ele se comporta bem em casa."*

Compreender seu filho, a si mesmo e a situação

Problemas escolares indicam outra área em que você pode precisar lidar com a crença por trás do comportamento, além de trabalhar o comportamento. Há muitas razões diferentes para comportar-se mal na escola. Geralmente elas estão relacionadas a querer poder ou vingança, embora algumas crianças que estão falhando na escola decidam que podem obter reconhecimento como encrenqueiras ou decidir não tentar de forma alguma em vez de tentar e falhar.

Frequentemente presumimos que as crianças são culpadas quando pode ser que o ambiente escolar incentive a competição, não ofereça oportunidades para que as crianças sejam envolvidas no aprendizado de habilidades de respeito e resolução de problemas, ou não privilegie estilos de aprendizagem diferentes. Seu filho pode ser tratado com desrespeito por um professor que usa punição e humilhação. Algumas crianças são incapazes de ter um bom desempenho em um ambiente de desrespeito e precisam que os pais sejam seus defensores para ajudá-las a encontrar um lugar seguro para aprender. Talvez o seu filho tenha medo de ir à escola por causa de uma situação de intimidação ou de turmas.

Sugestões

1. Dedique tempo para conhecer o mundo do seu filho a fim de descobrir a crença por trás do comportamento. Às vezes você só precisa ficar com ele, fazer perguntas e ouvir o seu lado da história.

2. Aborde a situação de maneira positiva. "Deve ser muito importante para você se sair bem na escola, já que está disposto a colar para atingir esse objetivo. Como isso ajuda ou prejudica você em longo prazo? O que mais você poderia fazer para atingir seu objetivo?"

3. Envolva-se na resolução conjunta de problemas. Decidam qual é o problema e definam algumas soluções possíveis.

4. Diga ao professor que você prefere uma reunião entre pais-professor-filho. Como a reunião diz respeito à sua filha, será mais eficaz se ela estiver presente para ajudar a entender o problema e buscar soluções com vocês. Sugira que o tom da conversa seja "Não estamos procurando culpados. Estamos à procura de soluções." Deixe sua filha mostrar suas percepções sobre o problema e possíveis soluções antes que o professor e você o façam. As crianças geralmente sabem o que está acontecendo e respondem melhor quando contam o que houve em vez de alguém fazer isso no lugar delas. Assegure-se também de falar sobre o que está acontecendo de bom, sempre começando pela criança.

5. Conversar pode ser suficiente. Demasiadas vezes nos concentramos nas consequências ou soluções e subestimamos o poder de compreensão que pode ser obtido por meio de uma discussão amigável. Quando as crianças se sentem ouvidas, levadas a sério e

amadas, elas podem mudar a crença que motivou o mau comportamento.

6. Para algumas crianças, mudar de professor ou encontrar uma nova escola pode ser o caminho para resolver problemas escolares. Não hesite em ajudar seu filho a fazer essas mudanças se vocês acharem que isso vai ajudar.

Planejar para evitar problemas futuros

1. Reserve tempo para visitar a escola. Sente-se nas salas de aula e veja como é. Os professores são encorajadores ou desanimadores? Eles usam um sistema de punições e recompensas que é humilhante para algumas crianças e estimulam a rebeldia nos outros? Os professores usam as reuniões de classe para envolver as crianças na busca de soluções para os problemas? Se não, eles estão abertos a essa possibilidade?

2. Dê ao seu filho informações, não sermões, sobre por que você acha que uma boa educação é importante. Use a honestidade emocional para compartilhar seus valores. "Eu me sinto _____, porque _____ e eu desejo _____."

3. Crie proximidade e confiança. Sermões e punições criam distância e hostilidade. Entrar no mundo da criança e realmente ouvir cria proximidade e confiança. Uma base de proximidade e confiança é vital para que as ferramentas parentais positivas sejam eficazes.

4. Assuma a responsabilidade por sua parte na criação do problema. Assumir a responsabilidade não significa que você deva se sentir culpado, mas que deve tentar obter entendimento e consciência sobre o que você cria. Seu filho está sentindo amor condicional: "Eu sou amado apenas se eu for bem na escola?" Ele está se sentindo pressionado para realizar suas expectativas? Se as crianças nos virem como responsáveis por qualquer coisa que tenhamos feito para ajudar a criar o problema, elas podem estar dispostas a assumir a responsabilidade por sua parte.

5. Decida o que você fará e informe a seu filho com antecedência. "Eu confio que você consegue resolver seus problemas na escola. Quando o professor ligar, vou entregar o telefone para você. Não vou mentir por você quando você faltar na escola. Eu vou ouvir, e vou oferecer sugestões apenas quando você me pedir."

6. Algumas crianças se saem mal na escola porque seus pais são muito controladores e tentam gerenciar o trabalho escolar e a experiência escolar. Tente recuar e observar para ver o que seu filho vai fazer sem o seu interrogatório de sempre. Espere uma semana, observe e depois discuta o que você percebeu com seu filho.

Habilidades de vida que as crianças podem aprender

As crianças podem aprender que são responsáveis por suas escolhas. Seus pais as ajudam a pensar sobre o que aconteceu, por que aconteceu e o que podem fazer se quiserem resultados diferentes. Mais importante, elas podem perceber que são amadas incondicionalmente e que podem aprender com seus erros sem culpa ou vergonha. As crianças também podem aprender que seus pais se importam o suficiente para ver os dois lados da história.

Dicas para os pais

1. Pode ser difícil para os pais enfrentar professores que parecem culpá-los pelo comportamento de seus filhos. Pode ser útil tomar uma decisão consciente de estar mais interessado em seu filho do que em seu ego.

2. Os professores muitas vezes se sentem defensivos e intimidados também. Quando agendar uma reunião positiva pais-professor-criança, mostre compaixão pelo professor em vez de ficar na defensiva. Alguém precisa quebrar a cadeia de defesa e criar uma cadeia de preocupação mútua para o bem-estar de todos os envolvidos.

REFLEXÕES

Diane, de 16 anos, começou a dormir até tarde todas as manhãs. Sua mãe travava uma luta para tirar Diane da cama e ir para a escola a tempo. Uma disputa por poder evoluiu, fazendo com que a mãe gritasse, fizesse sermões e até mesmo tentasse puxar Diane da cama. Diane gritava ainda mais alto. Finalmente, uma manhã, Diane gritou: "Deixe-me em paz! Eu odeio você!"

A mãe ficou aturdida, mas, felizmente, esse comentário a fez se lembrar de alguns conceitos que tinha aprendido em uma reunião para pais no ano anterior. Ela se lembrou de que às vezes o mais importante é criar uma relação de proximidade e confiança em vez de distância e hostilidade. Ela decidiu parar de tentar controlar Diane e apoiar sua filha em suas decisões com amor incondicional.

Na manhã seguinte, a mãe não tentou acordar Diane, e permitiu que ela dormisse. Quando ela finalmente acordou, a mãe se sentou ao lado de sua cama e disse seriamente: "Querida, já que você não quer ir à escola, por que você simplesmente não desiste e arranja um emprego?"

Diane ficou surpresa com essa mudança de atitude e apoio de sua mãe. A disputa por poder se dissipou e Diane começou a compartilhar com sua mãe. Ela disse: "Eu não quero desistir. É que eu simplesmente estou tão atrasada que nunca consigo acompanhar, então por que me incomodar? Não importa o que eu faça, meus professores continuam me penalizando. Não há esperança. Eu gostaria de poder ir para um supletivo, onde eles deixam você trabalhar no seu próprio ritmo."

"Bem, por que você não faz isso?", perguntou a mãe.

> Diane disse: "Todo mundo acha que você é um perdedor se você vai para o supletivo."
>
> "O que você acha?"
>
> "Bem, eu já estou perdendo agora," disse Diane. "Se eu fosse para o supletivo, sei que poderia recuperar. O problema é que você tem que ser expulsa da escola regular antes de poder ir para o supletivo."
>
> A mãe disse: "Por que você não procura seu orientador e vê o que você pode fazer? Terei prazer em acompanhá-la se você precisar do meu apoio."
>
> Elas foram ver o orientador e ele sugeriu que, em vez de ir para o supletivo, Diane tentasse estudar por conta própria por um semestre. Diane ficou animada com esse plano e trabalhou muito para recuperar o atraso a fim de que pudesse voltar para o primeiro ano na sua escola regular. Seu orientador disse que nunca tinha visto uma aluna se sair tão bem no estudo autônomo e elogiou sua autodisciplina.
>
> Diane reconheceu o amor incondicional e o respeito que recebeu da mãe, bem como o encorajamento de seu conselheiro. Quando trabalharam com ela, em vez de contra ela, Diane ficou motivada a deixar sua espiral descendente e procurar um caminho mais produtivo.

Procrastinação

"Posso apostar que meu filho dirá 'Mais tarde' ou 'Em um minuto' a qualquer solicitação que eu fizer. Eu ficaria perplexa se ele fizesse alguma coisa imediatamente. Seu pai procrastina o tempo todo também, e isso me deixa louca. Isso é genético?"

Compreender seu filho, a si mesmo e a situação

A procrastinação não é genética, mas pode enlouquecer os outros. Até o próprio procrastinador fica irritado com o próprio comportamento. A procrastinação é uma maneira socialmente aceitável de dizer: "Eu não quero e você não pode me obrigar." Essa é uma forma de poder passivo. É normal procrastinar quando sabemos que "devemos" fazer algo que não queremos fazer, mas devemos fazer de acordo com outra pessoa. Subconscientemente, você acha que, se esperar tempo suficiente, talvez a atividade odiada simplesmente desapareça. A procrastinação também pode ser uma maneira inconsciente de obter reconhecimento, vingança ou evitar tarefas que pareçam difíceis demais. Pessoas que procrastinam estão provavelmente inconscientes do propósito por trás de seu comportamento. Se a procrastinação não for controlada, pode se tornar um hábito para toda a vida.

Sugestões

1. Uma das coisas mais poderosas que você pode fazer para reduzir a procrastinação é envolver as crianças na

criação de rotinas (hora de dormir, afazeres da manhã, dever de casa, hora das refeições etc.) e garantir que cada atividade tenha um prazo. As rotinas tornam-se parte do fluxo normal de eventos que não deixam espaço para a procrastinação. (Ver *Estabeleça rotinas*, na Parte I.)

2. Se seus filhos procrastinarem de qualquer maneira, permita que experimentem as consequências de sua procrastinação sem resgatá-los ou lembrá-los. Por exemplo, sua filha pode ter que usar uma camisa suja se adiar a lavagem de sua roupa, ou seu filho pode ter que pedir aos amigos para esperar que ele vá ao parque depois que terminar de cortar a grama. Você não quer punir seu filho – certifique-se de que as consequências de não cumprir os prazos sejam lógicas. Lembre-se de que "permitir" consequências é muito diferente de "impor" consequências.

3. Se o seu filho se esquecer de fazer algo a tempo ou adiar e depois ficar chateado com o prazo ou com a consequência, ouça com empatia, mas não corrija a situação. Muitas crianças só aprendem quando experimentam as consequências, em vez de ouvirem o que pode acontecer.

4. Não faça perguntas que possam ser respondidas com sim ou não, a menos que esteja disposto a aceitar um não como resposta. Por exemplo: "Você quer fazer sua lição de casa agora?", "Não". Em vez disso, tente oferecer uma escolha como forma de compartilhar poder: "Você quer fazer isso em cinco minutos ou em dez minutos?"

5. Se você disser alguma coisa, fale sério – se for sério, siga adiante. Se você fizer uma solicitação e seu filho disser "Mais tarde", responda: "Essa não é uma das opções. Faça isso agora. Ligue para mim quando terminar, para que eu possa verificar o seu trabalho." Em seguida, fique em pé e espere até que ele comece a se mover.

Planejar para evitar problemas futuros

1. Olhe para as áreas em que você está mandando em seus filhos e esperando que eles façam o que você diz em vez de criar oportunidades para a sua contribuição ou para que eles tenham uma escolha. As crianças estão mais dispostas a fazer as coisas quando são avisadas com antecedência – e especialmente quando elas foram respeitosamente incluídas na criação do plano.

2. Faça acordos antecipadamente com seus filhos e deixe-os fazer parte do processo de planejamento (ver *Estabeleça rotinas*, na Parte I, e *Tarefas domésticas*).

3. Não deixe listas de tarefas para as crianças enquanto você está no trabalho, esperando que elas sejam feitas antes de você chegar em casa. É melhor criar prazos que você possa acompanhar e reforçar (ver *Use o acompanhamento eficaz*, na Parte I).

4. Pergunte aos seus filhos se a procrastinação é um problema para eles e se eles gostariam de ajuda com isso. Se quiserem, ajude-os a pensar em um projeto, criando um cronograma retroativo para todas as etapas que precisam ser realizadas.

5. Crie situações em que seus filhos possam cometer erros e ajude-os a aprender com as consequências. Por exemplo, se sua filha disser que concluiria um projeto antes de sair para brincar com a amiga e o projeto não estiver pronto, não a lembre. Quando for a hora de ir, diga-lhe que ela precisa ligar para a amiga e avisar que chegará atrasada porque tem um projeto para terminar antes em primeiro lugar.

Habilidades de vida que as crianças podem aprender

As crianças podem aprender o que acontecerá se adiarem tarefas. Elas podem desenvolver habilidades no planejamento e na organização para fazer as coisas. Elas podem aprender a definir prazos para si próprias. Elas também podem aceitar que não há problema em dizer não a algo que seja de interesse para os pais, mas não para elas. Dessa forma elas não têm que procrastinar como um meio de evitar fazer algo que odeiam.

Dicas para os pais

1. Se você acha que sua filha está descartando alguma coisa porque o projeto parece muito desgastante, ajude-a a dar pequenos passos para começar. Deixe-a saber que erros são oportunidades maravilhosas para aprender e crescer e que ela não precisa ser perfeita.

2. Respeite o estilo do seu filho. Algumas pessoas trabalham melhor sob pressão. O que parece procrastinação para você pode ser apenas uma criança esperando o limite da ansiedade para ajudá-la a terminar um projeto.

REFLEXÕES

O filho de Marcie, Josh, tinha ótimos conhecimentos de informática. Marcie perguntou se ele iria ajudá-la a instalar um programa de computador. Ele disse: "Claro, assim que eu tiver tempo." Marcie sabia que Josh estava ocupado com seus próprios projetos, mas toda vez que ela pedia sua ajuda Josh parecia ter uma desculpa. Finalmente, ela perguntou: "Josh, eu estou feliz em esperar até que você tenha tempo para me ajudar a instalar este programa, mas me ajudaria muito se você me auxiliasse a definir o meu prazo, deixando-me saber o que funciona para você. Se eu tiver um prazo, não vou incomodá-lo porque sei que você vai fazer isso dentro do prazo que disser." Josh sorriu e disse: "Está bem, mãe. Eu farei isso em vinte minutos." E ele fez.

Quartos (bagunçados)

"Meus filhos se recusam a limpar seus quartos. Eles deixam roupas sujas embaixo da cama, pratos sujos e comida estragada no armário e brinquedos espalhados por toda parte. Por mais que eu resmungue e reclame, não conseguimos nenhum progresso na arrumação dos quartos."

Compreender seu filho, a si mesmo e a situação

Quartos bagunçados e lição de casa incompleta são duas das maiores queixas que ouvimos de pais de crianças de todas as idades. Essas questões se tornam um verdadeiro campo de batalha em muitas famílias. Frequentemente as crianças dividem os quartos, e isso se torna outro motivo de briga. Algumas famílias ficam confortáveis em permitir que os filhos deixem seus quartos do jeito que gostam, mas é possível conseguir uma certa organização nos quartos de seus filhos, se isso for importante para você. Ajudar seus filhos a organizar e limpar seus quartos pode valer a pena, pois as crianças aprendem muitas habilidades valiosas para a vida nesse processo. No entanto, obter sucesso requer compromisso de tempo para treinamento e supervisão contínua da sua parte.

Sugestões

1. Com crianças pequenas, é importante fazer a arrumação com elas para que não se sintam sobrecarregadas. Sente-se no meio do quarto, pegue um brinquedo e diga: "Onde é que guardamos isso? Você pode me mostrar?" Espere até que a criança guarde o brinquedo e então repita o processo. Faça isso pelo menos uma vez por semana.

2. Muitas crianças em idade pré-escolar colecionam restos de papel, pedras, barbante e outras tesouros. Não há problema em remover esses objetos quando seu filho estiver fora. Se ele fizer objeções, deixe que ele ajude a classificar os itens, mas geralmente as crianças pequenas não sentem falta desses objetos e começam a colecionar novamente. Quando as crianças tiverem idade suficiente para perceber e cuidar, respeite seus tesouros e deixe que elas tomem conta disso.

3. Você pode ser parte do problema se comprar muitos brinquedos para seu filho. Isso é facilmente corrigido. Sugira que ele escolha alguns para guardar em uma prateleira e tirar novamente mais tarde. Você também pode sugerir que seus filhos retirem os brinquedos com os quais não brincam mais e os doem para uma instituição de caridade, para que outras crianças possam se divertir.

4. Não suborne ou recompense as crianças por fazer o que precisa ser feito. Cuidar de seus quartos é o trabalho delas para ajudar a família, e elas não precisam receber um prêmio por isso. Não conecte mesada à limpeza dos quartos (ver *Tarefas domésticas*). Da mesma forma, não ameace tirar os pertences de seus filhos se eles não cuidarem deles.

5. Alguns pais optam por ignorar quartos bagunçados. Eles permitem que as crianças mantenham seus quartos da maneira que quiserem, mas as envolvem em soluções para manter as áreas comuns da casa limpas.

6. Outra possibilidade é dar ao seu filho uma escolha: "Você quer limpar seu quarto ou quer que eu o faça? Se eu limpar, vou jogar fora qualquer coisa que pareça inútil." Outra opção poderia ser: "Você quer limpar seu quarto ou pagar uma diarista com sua mesada?" Seu tom de voz determinará se a escolha é recebida respeitosamente ou como um convite para uma disputa por poder.

7. Para as crianças que discutem sobre dividir o quarto, sugira que discutam juntas ou em uma reunião de família.

Planejar para evitar problemas futuros

1. Deixe seus filhos opinarem sobre como seus quartos serão decorados. As crianças têm um gosto distinto para cores e decoração, e é importante que seus quartos sejam delas e não seu. Certifique-se de que elas tenham muito espaço nas prateleiras para seus brinquedos e pertences.

2. Com crianças de 2 a 10 anos, costuma funcionar dizer: "Seu quarto deve ser mantido assim. Você pode brincar com seus brinquedos ou movimentar as coisas, mas coloque-as de volta no lugar do jeito que o quarto está agora quando você terminar." Algumas crianças ficam perfeitamente felizes em cumprir seus desejos quando ditos sem emoção. Se seus filhos quiserem argumentar, use as outras sugestões.

3. Durante uma reunião de família, estabeleça uma rotina com seus filhos para a limpeza dos quartos. Com crianças em idade escolar, uma rotina que funciona bem é deixar o quarto arrumado antes do café. Se a criança esquecer, simplesmente vire o prato de cabeça para baixo como um lembrete não verbal para ela arrumar o quarto antes de se juntar à família para o café. Quando as crianças participam da elaboração do plano, elas cooperam e seguem o plano. Seja realista sobre o que você considera arrumado. Se as crianças empurrarem as coisas para debaixo da cama ou puxarem as cobertas sobre lençóis bagunçados, deixe pra lá.

4. À medida que as crianças crescem, é melhor ter um dia por semana para limparem seus quartos. Eles precisam levar a louça suja para a cozinha, colocar a roupa suja no cesto, aspirar, limpar a poeira e trocar os lençóis. Estabelecer um prazo para completar as tarefas funciona melhor. Por exemplo, o quarto deve ser limpo antes do jantar no sábado. Se você não quiser impor o prazo, não espere que seus filhos limpem seus quartos.

5. Duas vezes por ano, verifique a roupa do seu filho para retirar as peças que não servem mais e doar para uma instituição de caridade como a Legião da Boa Vontade ou o Exército da Salvação.

Você também pode guardar roupas que não serão usadas na estação atual.

6. Você pode querer ter uma conversa sobre os padrões mínimos para um quarto, especialmente quando seus filhos ficam mais velhos. Você pode dizer, por exemplo: "Eu não estou feliz com a situação, mas estou disposta a conviver com seu quarto do jeito que você gosta, contanto que meus padrões mínimos sejam atendidos. São eles: que a louça suja seja devolvida para a cozinha uma vez por dia, que os quartos sejam aspirados pelo menos uma vez por semana e que os lençóis sejam trocados no fim de semana."

Habilidades de vida que as crianças podem aprender

As crianças podem aprender a manter uma rotina, contribuir para a família, organizar e cuidar de seus pertences e cooperar. Elas também podem explorar seu próprio gosto e expressar sua singularidade na decoração e organização de seus quartos.

Dicas para os pais

1. Um quarto limpo pode estar no topo da sua lista de prioridades, mas pode ser uma prioridade muito baixa na do seu filho. Se você optar por fazer disso um campo de batalha, seu filho pode manter o espaço bagunçado apenas para vencer a batalha. Mantenha a perspectiva – lembre-se de que muitos adultos organizados já foram crianças bagunceiras.

2. Não se preocupe se seus amigos olham para os quartos de seus filhos e se perguntam sobre sua arrumação. Seus amigos conseguem perceber a diferença entre seus padrões e os de seus filhos.

P·Q·R

REFLEXÕES

Krista e seu irmão, Tom, adoravam decorar seus quartos. A cada dois ou três anos, seus gostos mudavam completamente - de temas circenses e gatinhos a jogadores de beisebol e bailarinas, ou a estrelas do *rock* e galãs do cinema. Houve momentos em que os pôsteres cobriam cada centímetro quadrado do espaço da parede e do teto e momentos em que as paredes eram pintadas de rosa ou preto. Os quartos refletiam suas personalidades, interesses e gostos únicos.

Tom e Krista ajudaram a pintar seus quartos e a escolher tecidos para cortinas e colchas. Os pôsteres que eles queriam estariam no topo das listas de presentes para o aniversário e para o Natal. Às vezes eles podiam ser encontrados movendo seus móveis em algum novo arranjo. Em alguns anos os quartos eram arrumados e limpos; em outros anos eles colecionavam caos e confusão. Cada quarto geralmente ostentava pelo menos uma placa na porta que anunciava "Entre", "Não entre" ou "Cuidado".

> Essas duas crianças foram encorajadas a serem elas mesmas e a expressarem as maneiras pelas quais são únicas. Eles adoravam a oportunidade de expressar sua individualidade, e seus pais gostavam de observar o desenvolvimento de cada novo aspecto de suas personalidades. Nós desejamos isso para você e seus filhos.

Retrucar e desrespeitar

"Eu pedi a minha filha para pegar seus sapatos. Ela respondeu: 'Por que você não pega? Você é a mãe.' Eu não podia acreditar. Por que ela estava sendo tão desrespeitosa? Ainda mais importante: o que devo fazer? Eu não posso deixá-la se safar disso, mas, quanto mais eu a castigo, pior fica."

Compreender seu filho, a si mesmo e a situação

Existem muitas razões para alguém retrucar ou ter um comportamento desrespeitoso. Às vezes as crianças estão simplesmente testando seu poder – especialmente durante a pré-adolescência e a adolescência. Por outro lado, pode ser que elas sintam que foram tratadas com desrespeito (talvez por pais que fazem exigências ou dão ordens) e estão reagindo. As crianças podem retrucar para obter uma reação – ou podem simplesmente estar tendo um dia ruim. Outra possibilidade é que elas não tenham sido ensinadas (por meio de exemplos ou de outra forma) a usar comunicação e interação respeitosas.

Sugestões

1. Com uma voz calma e respeitosa, diga ao seu filho: "Se eu já falei assim com você, peço desculpas. Eu não quero lhe magoar ou ser magoada/o por você. Podemos começar de novo?"

2. Conte até dez ou escolha outra forma de pausa positiva para você não "retrucar" em reação. Evite frases como: "Você não pode falar assim comigo, mocinha!"

3. Use a "resposta atravessada" do seu filho como informação (isso pode querer dizer que algo está errado) e lide com isso depois de ter se acalmado. Procure se lembrar de ocasiões em que você tem transformado problemas em disputas por poder com seu filho.

4. Em vez de se concentrar no desrespeito, concentre-se nos sentimentos. Diga algo como: "Você está obviamente muito chateado agora. Eu sei que me aborreço quando você fala desse jeito. Vamos dar um tempo para nos acalmarmos e podemos conversar mais tarde quando nos sentirmos melhor. Eu gostaria de ouvir o que está chateando você."

5. Não use a punição para "conseguir o controle". Quando vocês dois se acalmarem, poderão trabalhar em uma solução respeitosa que funcione para os dois.

6. Compartilhe seus sentimentos: "Eu me sinto muito magoada quando você

fala assim comigo. Mais tarde quero falar com você sobre outra maneira de me dizer o que quer ou como se sente." Ou você poderia dizer: "Opa! Eu me pergunto se fiz algo para ferir seus sentimentos, porque isso certamente magoou os meus."

7. Não responda às exigências. Decida o que você fará em vez do que você quer que seu filho faça. Uma possibilidade é simplesmente sair de cena. Em vez de tentar controlar o comportamento do seu filho, controle o seu próprio. Saia calmamente do ambiente, sem dizer uma palavra. Se o seu filho seguir você, faça uma caminhada ou entre no chuveiro. Depois de um período para acalmar-se, pergunte: "Você está pronto para conversar comigo agora?" Isso é ainda mais eficaz se você informar ao seu filho com antecedência o que vai fazer. "Quando você falar desrespeitosamente comigo, eu sairei do lugar até que nos sintamos melhores e possamos nos comunicar com amor e respeito."

8. Use o senso de humor. Diga: "Eu devo ter ouvido isso errado. Tenho certeza que você estava querendo dizer: 'Mamãe, você se importaria de pegar meus sapatos porque estou com muita preguiça para fazer isso sozinho agora?'"

9. Se você não estiver muito chateado, tente abraçar seu filho. Às vezes as crianças não estão prontas para aceitar um abraço nesse momento. Outras vezes, um abraço muda a atmosfera para um clima de amor e respeito para ambos.

Planejar para evitar problemas futuros

1. Esteja disposto a observar como você pode estar ensinando o mesmo comportamento que o irrita em seu filho ao ser desrespeitoso com ele. Você criou uma atmosfera de disputas por poder por ser demasiadamente controlador ou permissivo?

2. Assegure-se de que não está "diminuindo seu filho" ao fazer exigências desrespeitosas. Em vez de dar ordens, crie rotinas juntos durante as reuniões de família.

3. Em vez de dizer: "Pegue seus sapatos", pergunte: "E seus sapatos?" Você ficará surpreso ao perceber o quanto é mais convidativo perguntar do que mandar.

4. Uma vez que vocês dois tenham se acalmado, deixe seu filho saber que você o ama e gostaria de trabalhar em uma solução respeitosa sobre o que aconteceu. Assuma a responsabilidade por sua parte e trabalhem em uma solução juntos.

5. Peça desculpas se você foi desrespeitoso. "Eu posso ver agora que fui desrespeitoso quando exigi que você pegasse seus sapatos. Como posso pedir que você seja respeitoso quando eu não sou?" Deixe seu filho saber que você não pode "forçar" que ele seja respeitoso, mas que vai trabalhar a fim de que você mesmo seja respeitoso.

6. Faça reuniões de família regulares para que os membros da família aprendam

P · Q · R

maneiras respeitosas de comunicação e a focar em soluções.

Habilidades de vida que as crianças podem aprender

As crianças podem aprender que seus pais estão dispostos a assumir a responsabilidade por sua participação em uma interação. Elas podem aprender que retrucar não é eficaz, mas que terão outra chance de trabalhar em uma comunicação respeitosa.

Dicas para os pais

1. Muitos pais querem "estabelecer limites" e reforçar o controle para ensinar a seus filhos que eles não podem se "safar" com o mau comportamento. Isso torna as coisas piores e não ensina a comunicação respeitosa.
2. Esse é um bom momento para agir em vez de reagir. É muito tentador se vingar com punição quando seus filhos ferem seus sentimentos. Isso modela desrespeito ao tentar ensinar respeito.
3. Lembre-se de ver erros como oportunidades para aprender – para vocês dois.

REFLEXÕES

De um bilhete enviado por uma mãe grata: "Estou toda engasgada agora porque minha filha de 15 anos acabou de chegar e dizer: 'Mãe, você está planejando lavar roupa hoje para que eu possa colocar minha calça jeans também? Ou devo colocar para lavar antes de sair para a escola?'"

"Foi uma fala tão respeitosa. Agradeço a Deus pelas reuniões de família e pelo diálogo sereno em vez de gritar, reagir e dos sentimentos de raiva que tínhamos no passado."

•

Ross, de dois anos e meio, jogou seu chapéu na calçada e disse: "Eu não quero usar esse chapéu. Você pega e guarda para mim."

Sua avó olhou para ele e disse: "Tenho certeza de que muitas pessoas que passam por aqui adorariam esse chapéu bonito. Se você não quiser mais, deixe aí na calçada para outra pessoa."

Ross pareceu chocado, colocou as mãozinhas nos quadris, pensou por um minuto e depois pegou seu chapéu.

Sua avó disse: "Se você não quer usar seu chapéu agora, gostaria de colocá-lo na mochila? Eu posso abrir para você." Ross se aproximou, largou o chapéu na mochila, colocou as mãos de volta nos quadris e arrastou-se pela calçada de cara feia. Vários espectadores deram olhares de aprovação à vovó.

Rivalidade entre irmãos
(*ver também* Brigas [irmãos])

"Recentemente, levamos nossos dois filhos em uma viagem com o primo deles, que é filho único. Os três garotos passaram a viagem inteira disputando espaço e tentando encontrar seu lugar especial no grupo. Isso é normal?"

Compreender seu filho, a si mesmo e a situação

Todo mundo precisa sentir que é aceito e importante. O primeiro lugar em que as crianças tomam decisões sobre como elas são aceitas é na família. As crianças são boas observadoras, mas são más intérpretes. Quando um novo bebê chega, a criança mais velha acredita que "a mamãe não me ama tanto quanto ama o bebê". À medida que as crianças crescem, elas muitas vezes acreditam erroneamente que apenas uma pessoa na família pode ter direito a uma certa fama. Se uma criança acha que seu irmão já tem o lugar de atleta, ela pode decidir ser estudiosa, musical ou sociável.

As crianças geralmente desenvolvem características típicas com base em sua ordem de nascimento. O filho mais velho geralmente tenta ser o primeiro e o chefe; o segundo procura as injustiças e muitas vezes se torna um rebelde, ou pode se esforçar para alcançar o primeiro; o mais novo acha que tem direito a atenção extra; e o filho único quer ser especial. Se os adultos estão tentando controlar uma situação em que as crianças estão tentando encontrar maneiras de serem únicas, é um esforço inútil. As crianças encontrarão suas próprias maneiras de serem aceitas e se sentirem importantes.

Sugestões

1. Entre no mundo dos seus filhos. O mais velho geralmente se sente "destronado" quando um novo bebê chega, como você se sentiria se o seu cônjuge trouxesse para casa um novo amante. O mais jovem muitas vezes se sente inadequado ao se comparar com as habilidades do mais velho. Compreender como eles se sentem ajuda a interagir com eles com compaixão. Nunca diga: "Você não deveria se sentir assim." Permita que as crianças sintam o que sentem.

2. Compaixão não significa simpatia. Não é útil superproteger os seus filhos e tentar salvá-los dos muitos sentimentos e emoções que irão experimentar na vida. A compaixão ajuda você a manter a gentileza com firmeza enquanto aplica qualquer uma das sugestões a seguir.

3. Evite o condicionamento de vítima e agressor. Isso acontece quando você assume que o mais velho está sempre em falta (o agressor) e resgata o mais novo (a vítima). Muitas vezes o mais novo começa um conflito que você não vê, apenas para conseguir que você o resgate (desenvolvendo uma mentalidade de vítima). Trate-os da mesma forma e adicione a palavra *filhos* ao seu vocabulário: "Filhos, eu tenho fé que vocês vão resolver as coisas", ou "Filhos, vocês precisam ir para fora [ou para

P · Q · R

lugares diferentes, ou para o mesmo lugar] até encontrarem uma solução."

4. Assegure-se de que você tenha um tempo especial com cada filho em algum momento durante o dia. Se um filho estiver com ciúme do outro, deixe-o saber que está tudo bem em sentir ciúme, que você quer estar com cada filho e que a hora dele chegará.

5. Se a situação entre os filhos ficar fora de controle, veja se você pode redirecioná-los para atividades, como concursos ou revezamentos, em que a cooperação é mais importante do que a competição.

Planejar para evitar problemas futuros

1. Ofereça mensagens positivas a todos os filhos para que eles saibam como são especiais. Por exemplo, no caso dos três meninos mencionados no início, foi dito para um deles: "Você é realmente bom em organizar atividades." Para outro foi dito: "Você é realmente bom em ignorar a pressão do grupo e fazer o que gosta." Para o mais novo foi dito: "Você por certo descobriu como deixar esses grandões pensarem que eles são os chefes, enquanto você consegue exatamente o que quer."

2. Encontre atividades que enfatizem a cooperação em grupo e o trabalho em equipe. Ajude as crianças a descobrirem que as coisas são mais divertidas quando incluem pessoas com pontos fortes diferentes. Faça reuniões de família regulares (ou reuniões de grupo) nas quais as crianças aprendam a verbalizar elogios e pontos fortes de outras pessoas e a debater soluções para problemas.

3. Faça questão de deixar seus filhos saberem o quanto você aprecia as qualidades especiais que os diferenciam das outras crianças.

4. Não compare os filhos em uma tentativa equivocada de motivá-los a serem como outro filho. Isso é muito desencorajador.

5. Os problemas aparecem quando os filhos decidem que são amados de maneira condicional. Se os pais enfatizam a competição, que ressalta a comparação e o julgamento, em vez da cooperação, que dá ênfase à singularidade e às diferenças, a rivalidade entre irmãos pode sair do controle. Certifique-se de que a mensagem de amor seja transmitida e que cada filho seja amado por ser o ser humano único que é.

6. Não se entusiasme ou faça muito estardalhaço sobre o novo bebê na frente de um irmão mais velho. Isso aumenta a crença da criança mais velha de que ela foi "substituída".

7. Procure se livrar de seu botão "justo". As crianças vão apertá-lo e usá-lo para manipular você.

8. A competição entre as crianças pode ser aumentada quando os pais discordam sobre os estilos parentais, o que parece, para as crianças, uma competição entre os adultos.

Habilidades de vida que as crianças podem aprender

As crianças podem aprender a ficar juntas, mas percebem que cada uma é única e especial. Elas podem aprender a ser hábeis e resolver seus próprios problemas. Mais importante, elas podem aprender que todas são amadas e que o amor não é condicional por serem de determinado jeito.

Dicas para os pais

1. A rivalidade entre irmãos é normal e acontece em quase todas as famílias que têm dois ou mais filhos. É mais intensa entre filhos que nascem com menos de três anos de diferença. A rivalidade aumenta quando os pais são competitivos e diminui quando os pais cooperam respeitosamente.

2. Se houver uma mudança na forma como uma criança encontra o senso de aceitação e importância em uma família, todas as outras crianças também precisarão reavaliar seus lugares únicos. Muitas vezes, quando as famílias iniciam uma terapia, a criança "boa" piora, enquanto a criança "problema" começa a se comportar melhor. Isso é normal até que cada criança escolha seu lugar especial na família.

REFLEXÕES

Os dois filhos de Pam rolavam no chão, socando, ameaçando, provocando e brigando um com o outro. Toda vez que ela tentava impedi-los, o comportamento deles ficava mais intenso. Ela estava chateada com a rivalidade entre os irmãos e preocupada que seus filhos nunca fossem capazes de conviver um com o outro.

Sua amiga Rita frequentava um curso para pais. Ela sugeriu que Pam a acompanhasse até a aula e levasse esse problema para discussão. Pam fez isso e ficou surpresa ao descobrir que os outros pais passavam por situações semelhantes. Saber disso trouxe um certo alívio, mas Pam ainda queria orientação sobre o que fazer com seus filhos brigões.

O grupo criou uma lista de sugestões. O que Pam decidiu tentar por uma semana foi pensar em seus filhos como filhotes de urso, brigando juntos. Foi incrível o quanto diminuiu a preocupação dela com o comportamento dos filhos ao simplesmente mudar de atitude. Em vez de tentar fazer os filhos pararem, ela se sentou e aproveitou o espetáculo. Ela percebeu que seus filhos estavam realmente brincando um com o outro e se divertindo juntos. Ela era a única que estava chateada. Como ela lhes deu menos atenção, eles pareciam ter menos necessidade de lutar, embora não tivessem desistido completamente da sua brincadeira divertida.

> Wayne Frieden e Marie Hartwell Walker capturam os sentimentos da criança destronada em sua canção "Número Um",[17] que começa com as seguintes linhas:
>
> *Oh, é difícil ser o número um. E ultimamente não é nada divertido.*
> *A vida era tão legal quando éramos três, mamãe e papai e eu.*

Roupas - disputas por poder

"O que devo fazer quando meu filho se recusa a usar as roupas que eu escolho?"

Compreender seu filho, a si mesmo e a situação

Você quer que seus filhos aprendam a pensar por si mesmos, mas muitas vezes você pensa pelos seus filhos, sobretudo em áreas nas quais eles podem seguramente opinar, como decidir que roupas usarão. Você quer que seus filhos desenvolvam uma autoestima saudável, mas não lhes dá oportunidades para experimentar suas próprias capacidades (um ingrediente básico da autoestima saudável). Você pode evitar muitas disputas por poder ao buscar áreas em que as crianças podem ter um poder positivo. Escolher a roupa é uma dessas áreas. Se você parar de se preocupar com o que os outros vão pensar caso seu filho não esteja vestido "adequadamente", poderá deixar que as escolhas de roupas sejam um momento para o seu filho desenvolver um estilo pessoal e fazer uma declaração de identidade.

Sugestões

1. Sim, você pode vestir os bebês do jeito que você gosta. Mas logo seus filhos começarão a ter opiniões sobre o que gostam e o que não gostam de usar. O mais cedo possível, permita que seus filhos escolham suas próprias roupas. Pergunte a si mesmo: "É mais importante que meus filhos estejam elegantes e com as cores combinando ou capazes e confiantes?" Sorria e aguente quando eles saírem de casa em trajes que não combinam ou com um visual "horrível". Permita que eles experimentem as consequências naturais de suas escolhas e aprendam por si mesmos. Eles vão receber muito *feedback* de seus amigos – ou eles podem começar uma nova tendência. Se seus filhos estiverem interessados em aprender sobre a combinação de cores, você pode oferecer sua ajuda com escolhas e eles podem vê-lo como um consultor em vez de um chefe.

2. À medida que as crianças desenvolvem gostos mais fortes, permita que elas façam compras com você e façam algumas escolhas dentro do seu orçamento. Envolva-as no pré-planejamento para decidir antecipadamente o que

elas precisam – quantas calças, blusas, sapatos, meias e roupas íntimas. Ajude-as a descobrir quanto precisam gastar para que saibam que, se gastarem muito em um item, terão de desistir de outro.

3. Quando for muito importante para você que seu filho se vista de determinada maneira (o presidente está vindo jantar), diga ao seu filho por que isso é importante e peça cooperação. Faça uma troca: "Eu não incomodo você seis dias por semana, então eu agradeceria se você fizesse isso por mim quando for realmente importante para mim."

4. Se você está realmente preocupado sobre como seu filho está se vestindo, sente-se na frente da escola por dez minutos, enquanto as crianças chegam. Você provavelmente vai achar que seus filhos se encaixam perfeitamente com a roupa deles, se estiverem escolhendo suas próprias roupas.

5. Se o seu filho usa uniforme na escola e resiste a isso algumas manhãs, ou passa dos limites, deixe que ele experimente as consequências de uma escolha errada diante do corpo docente.

6. Todas as crianças passam por períodos em que suas escolhas de roupas podem ser uma preocupação: muito preto, muita pele aparecendo, muitas calças largas de cintura baixa. Sinta-se à vontade para compartilhar seus sentimentos com seus filhos, contanto que você os escute. Eles ficarão interessados em sua opinião, desde que não pareça um sermão.

Planejar para evitar problemas futuros

1. Inclua um horário à noite (como parte da rotina delas de dormir) para as crianças escolherem as roupas que querem usar no dia seguinte. Quando elas têm bastante tempo para escolher, geralmente escolhem com rapidez. As crianças costumam usar restrições de tempo como oportunidade para se rebelar. Quando têm pouco tempo para escolher, geralmente querem a camisa que está no fundo do guarda-roupa e insistem para que ela seja lavada, seca e passada em vinte minutos porque é a única coisa no mundo que elas podem usar.

2. Durante o inverno, coloque roupas de verão em caixas de armazenamento (e vice-versa). Isso reduz escolhas que não são razoáveis.

3. Defina um valor para gastar com vestuário (ver *Mesadas*). As crianças são mais propensas a cuidar melhor de suas roupas se souberem que elas têm que durar até a próxima oportunidade de compra.

4. Se seus filhos compartilharem roupas com os amigos, fique fora disso. Muitas pessoas encontraram maneiras de ampliar seu guarda-roupa trocando peças. Se a roupa for perdida ou não for devolvida e seus filhos tiverem mesada para comprar roupas, permita que eles experimentem a consequência de seu comportamento esperando até a próxima mesada para substituir o item perdido.

5. Respeite os desejos de seus filhos para que você não suscite a rebeldia. Se você estiver preocupado com o que seus amigos pensam sobre como seu filho se veste, pergunte a si mesmo se seus amigos realmente acham que você escolheu aquelas roupas.

6. Ensine seus filhos a jogarem as roupas sujas no cesto de roupa suja, em vez de reutilizá-las.

Habilidades de vida que as crianças podem aprender

As crianças podem aprender que suas escolhas são respeitadas desde que não sejam prejudiciais a si mesmas ou aos outros. Elas podem aprender com seus erros e desenvolver habilidades de julgamento. Elas também podem aprender que existem momentos em que o respeito supera a afirmação pessoal.

Dicas para os pais

1. Respeito gera respeito. Quando você demonstra respeito por seus filhos, é mais provável que eles respeitem seus desejos razoáveis.

2. As crianças precisam "se rebelar" um pouco para testar seus poderes e descobrir quem são separadas de seus pais. Quando você permite que elas se rebelem em áreas seguras (como escolher suas próprias roupas, mesmo quando você não suporta suas escolhas), elas têm menos necessidade de se rebelar quando se tornam maiores em áreas que não são seguras, como as drogas. Antes de interferir na escolha que seu filho está fazendo, faça a si mesmo as seguintes perguntas: Será que essa escolha será uma ameaça à vida do meu filho? Existe alguma possibilidade de que, algum dia, meu filho precise fazer uma escolha quando eu não estiver por perto? Se não for fatal, e se você quiser que seu filho seja capaz de fazer boas escolhas quando não estiver por perto, recue.

3. Permita que seus filhos façam escolhas e cometam erros enquanto você ainda está por perto para dar apoio e ter alguma influência, em vez de esperar que eles fiquem sozinhos e cometam erros maiores porque não aprenderam.

REFLEXÕES

Nós ouvimos de um pai que tinha uma filha muito preocupada com a moda. Ele lhe deu um orçamento para comprar roupas para a volta às aulas, e ela saiu correndo e decidiu que, em vez de várias peças de roupa, um original de Ralph Lauren seria sua única compra. Papai explorou cuidadosamente a implicação dessa decisão: "Querida, você considerou que tipos de coisas você terá que usar dia após dia?"

"Sim, papai. Isso é muito legal e importante. É isso que eu quero."

Papai perguntou: "Você sabe quando terá dinheiro para compras novamente?" Ela confirmou que sabia que seria só no mês de dezembro e que agora era o começo de setembro. Com isso confirmado, ela foi em frente e comprou seu Ralph Lauren original.

Em uma semana ela estava entediada com a roupa, e seus amigos até perguntavam se ela pelo menos lavava aquela peça. Isso desencadeou uma grande rodada de criatividade. Não tendo orçamento, ela escolheu algumas camisetas extragrandes que seu pai tinha usado até quase acabar, pegou a máquina de costura e decorou as camisetas com cordões, sianinhas e fitas, botões sofisticados e apliques. De alguma forma, ela chegou até dezembro. Quando recebeu a próxima verba para comprar roupas, ela adquiriu várias peças intercambiáveis sem o *status* de *designer* para ter um pouco mais de flexibilidade.

Esse pai teria anulado muito aprendizado importante se tivesse cedido e comprado para a filha um novo guarda-roupa enquanto apontava as falhas no seu julgamento. Ao experimentar as consequências de uma escolha que, na pior das hipóteses, poderia produzir apenas inconveniências e um pouco de constrangimento, sua filha tornou-se mais confiante e segura de si. Quando ela saiu para fazer compras novamente, mostrou melhor julgamento e uma compreensão mais clara do que estava fazendo.

Sonecas (ver *também* Conflitos na hora de dormir)

"Minha filha se recusa a tirar uma soneca, mas ela fica tão cansada e irritada às 17h que deixa todo mundo chateado. Às vezes ela adormece aproximadamente às 17h30 e então acorda ansiosa para brincar por volta das 20h. Então a hora de dormir se torna um pesadelo. Como faço para ela tirar uma soneca quando sei que ela precisa de uma?"

Compreender seu filho, a si mesmo e a situação

As crianças resistem ao sono, não porque não precisam, mas porque não querem perder nada enquanto exploram seu mundo excitante. É importante tratar sua necessidade de autonomia com dignidade e respeito, ajudando-as a aprender a fazer escolhas e a seguir regras que tornam a vida mais agradável para si mesmas e para os outros. Você tem direito a momentos mais calmos, e não há problema em esperar que seus filhos se entretenham por algum tempo. Comece por chamá-lo de "hora do descanso", em vez de hora da soneca. Seu filho pode ou não adormecer. Você pode programar um descanso de uma hora após o almoço como uma oportunidade para ter tempo para si mesmo e para seus filhos brincarem tranquilamente em seus quartos. Não insista para que as crianças durmam durante os momentos de descanso, mas peça que elas respeitem a necessidade de espaço das outras pessoas.

Sugestões

1. Não diga a seu filho que ele está cansado (mesmo que você ache que ele está). Admita outra verdade – que *você* está cansado e precisa de uma pausa.
2. Diga a seu filho que ele não precisa dormir, mas que tem que ficar em sua cama ou em um lugar especial em silêncio (ver o item 4 de *Planejar para evitar problemas futuros*) por uma hora fazendo algo silencioso, como olhar seus livros ou escutar música calma.
3. Dê a ele uma escolha limitada: "Você quer começar o seu tempo de descanso às 13h ou às 13h15?"
4. Siga com gentileza e firmeza. Toda vez que seu filho se levantar antes que a hora do descanso termine, gentilmente pegue-o pela mão e leve-o de volta ao seu lugar de descanso. Você pode ter que repetir isso vinte ou mais vezes por vários dias até que ele saiba que você está falando sério.

Planejar para evitar problemas futuros

1. Estabeleça uma rotina e cumpra-a. O tempo de descanso pode ser precedido por cinco minutos de tempo especial para ler uma história ou jogar um jogo.
2. As crianças gostam de rotinas e devem estar envolvidas na sua criação. Use perguntas e escolhas limitadas para

descobrir o que seu filho acha que fará para que o tempo de descanso funcione.
3. Ao planejar uma rotina de tempo de descanso, certifique-se de que ela seja precedida de atividades calmas em vez de ser programada logo após atividades estimulantes.
4. Tente tornar o tempo de descanso diferente da hora de dormir. Permita que seu filho escolha um bicho de pelúcia para lhe fazer companhia durante o tempo de descanso, uma cama diferente, um cobertor diferente ou um saco de dormir especial em um local diferente.
5. Ensine seu filho a usar o *tablet* ou rádio. Deixe-o escolher músicas para o tempo de descanso.

Habilidades de vida que as crianças podem aprender

As crianças podem aprender que sua resistência será tratada com dignidade e respeito. Elas podem aprender que, embora tenham algumas escolhas, também precisam seguir rotinas que sejam respeitosas com todos.

Dicas para os pais

1. Nem todas as crianças precisam da mesma quantidade de sono. Algumas precisam de sonecas quando estão com 2 anos ou 2 anos e meio. Outras precisam tirar uma soneca até os 5 anos.
2. Não prejudica a autoestima de seu filho deixar que ele chore na hora do descanso para demonstrar sua frustração.

O que é prejudicial à autoestima de uma criança é desenvolver crenças como "Não sou capaz de lidar com a frustração", "Eu não tenho que respeitar quaisquer limites", "Eu posso manipular os outros para conseguir o que quero."

REFLEXÕES

Em seu *Parents book of discipline* (Livro de disciplina para pais),[10] Barbara e David Björklund dão os seguintes exemplos:

Uma mãe que conhecemos deixa seu filho em idade pré-escolar tirar a soneca no quarto do irmão mais velho, desde que ele... durma de verdade. Outra avó que conhecemos guarda um saco de dormir do Mickey Mouse no armário que pertencia ao tio das crianças. Eles podem levar o saco de dormir para "acampar" em qualquer cômodo da casa para tirar uma soneca de verdade. (Essas crianças nunca tiram sonecas em casa, mas sempre tiram sonecas de duas ou três horas na casa da vovó.)

Suicídio e automutilação

"Meu filho adolescente tem ameaçado se suicidar. Estou com muito medo. Não consigo pensar em nada pior do que perder um filho por suicídio."

Compreender seu filho, a si mesmo e a situação

Suicídio e automutilação são questões mais prevalentes em adolescentes do que em crianças mais jovens. Ameaças de suicídio devem sempre ser levadas a sério. Nem todas as ameaças resultam em suicídio, mas você não quer se arriscar com seu filho ao ignorar a ameaça. A automutilação costuma ser mais do que uma tendência, embora alguns jovens se mutilem porque seus amigos ou pessoas que admiram (artistas etc.) se envolvem nessa prática. Na maioria dos casos é um esforço para vivenciar uma sensação de poder ou aliviar a dor. Os hormônios adolescentes criam fortes mudanças de humor. Se essas oscilações forem acompanhadas por falta de confiança na sua capacidade de corresponder às expectativas dos adultos, ausência de habilidades para resolver problemas que parecem intransponíveis, falta de amor incondicional ou envolvimento com drogas, o suicídio se torna um perigo real. Os jovens precisam de coragem, confiança e habilidades para lidar com os altos e baixos da vida.

Sugestões

1. Conheça os sinais de alerta de suicídio e procure ajuda profissional se notar algum deles:

a. Ameaças verbais de cometer suicídio.

b. Períodos prolongados de depressão, perda de apetite, dormir mais do que o habitual, falta de higiene, passar muito tempo sozinho e desespero generalizado.

c. Comportamentos extremos como roubar, atear fogo, tornar-se fisicamente violento, desistir da escola, vomitar, abusar de produtos químicos ou deixar a parafernália de drogas em casa.

d. Sinais de tentativas de suicídio, cortes ou automutilação, engravidar ou drogar-se o tempo todo.

e. Deixar a vida em ordem e doar suas posses.

2. Muitos adolescentes exibirão alguns desses sinais como parte do turbilhão da adolescência. Procure ajuda profissional se tiver *qualquer* dúvida de que os sinais são sérios, ou se seu filho estiver se cortando ou se automutilando. Certifique-se de consultar um profissional que ofereça terapia livre de medicação. Submeter um adolescente nessa fase hormonal ou que faz uso de drogas (e você pode não estar ciente disso, se o seu filho estiver escondendo as informações de você) a medicamentos prescritos pode ser uma maneira infalível de exacerbar a situação. Estudos demonstraram que os adolescentes do sexo masculino que receberam certos antidepressivos têm mais chances de cometer suicídio.

3. Quando conversar com seus filhos sobre suicídio, é importante usar palavras como *suicídio* e *morte* e não ficar longe delas por medo de apresentar uma ideia na qual você acha que eles ainda não pensaram.

4. Se você suspeitar de que seu filho está pensando em suicídio, pergunte se ele ou ela já planejou ou já tentou. Descobrir que ele tem um plano mostra até onde ele chegou em seus pensamentos. Se ele tiver um plano, procure ajuda profissional imediatamente.

5. Pergunte a seu filho o que mudaria se ele se matasse. Suas respostas podem dizer o que o está incomodando.

6. Durante um tempo especial com o seu filho que esteve ameaçando suicídio ou se cortando, convide-o a compartilhar com você como as coisas estão indo em cada uma das quatro áreas de sua vida: escola, família, amigos e relacionamentos amorosos. Se as coisas não estão indo bem em qualquer uma dessas áreas e ele está lidando com a tentativa de suicídio ou automutilação, seu filho pode precisar de ajuda profissional.

7. Se notar sinais de automutilação ou se notar que o seu filho usa roupas de mangas compridas independentemente da temperatura, diga que está preocupado e com medo e que quer encontrar alguma ajuda para o seu filho o mais cedo possível para que você possa compreender seus problemas e seu filho possa aprender maneiras mais saudáveis de lidar com eles. Não castigue seu filho por se cortar.

Planejar para evitar problemas futuros

1. Ensine repetidas vezes que cometer um erro é apenas um convite para aprender e tentar novamente – não importa qual seja o erro. A prática regular e o pensamento sobre os erros como oportunidades reduzem a mentalidade perfeccionista – uma motivação comum para o suicídio.

2. As reuniões de família são um excelente antídoto contra o suicídio, porque os filhos têm a oportunidade de sentir-se regularmente aceitos/pertencentes e importantes, e aprendem a se concentrar em soluções para os problemas, sem sentir ou colocar culpa.

3. Ensine a seus filhos (antes mesmo de surgir o assunto sobre suicídio) que o suicídio é uma solução permanente para um problema temporário.

4. Compartilhe com seus filhos adolescentes os momentos em que você se sentiu desencorajado e explique-lhes que esses momentos passam. Uma mãe que suspeitava que sua filha estivesse pensando em suicídio lhe disse: "Querida, lembro-me de algumas vezes em que tive vontade de cometer suicídio. Eu me sentia tão mal que não conseguia imaginar as coisas melhorando. Mas elas melhoraram. Eu odeio pensar em quanto eu teria perdido se tivesse me matado. Por exemplo, eu não teria tido você."

Habilidades de vida que as crianças podem aprender

Os jovens aprendem que é bom ter alguém em quem confiar e que não os julga. Os jovens também podem aprender soluções melhores para lidar com os altos e baixos da vida, e descobrir que o suicídio é uma solução permanente para um problema temporário e o caminho errado a seguir.

Dicas para os pais

1. Leve seus filhos a sério. Incentive-os a compartilhar seus sentimentos com você ou com outra pessoa, se eles se sentirem mais confortáveis. Peça-lhes para lhe dizer se sentirem vontade de se machucar, e diga que você não os culpará nem os julgará, mas tentará ajudar e compreender.

2. Uma das melhores maneiras de evitar o suicídio é certificar-se de que eles estão envolvidos em atividades em que pensam nos outros. Sua saúde mental melhora à medida que aumenta sua capacidade de cuidar dos outros.

3. Não deixe que o seu constrangimento ou culpa como pai o impeça de procurar ajuda externa. Um adolescente suicida não é necessariamente um reflexo de sua parentalidade. Os adolescentes podem ficar extremamente chateados com a perda de um amigo ou namorado/namorada. Não subestime esses hormônios.

REFLEXÕES

A seguinte conversa do livro *Disciplina Positiva para adolescentes* mostra a maneira errada de reagir quando seus filhos expressam seus sentimentos. Nós a incluímos porque, infelizmente, é uma resposta muito prejudicial, mas muito típica dos pais. Isso mostra falta de compaixão, uma atitude de julgamento e nenhuma escuta.

Cliff: Ninguém se importa se eu estou vivo ou se eu morrer.

Pai: Você sempre sente pena de si mesmo.

Cliff: Bem, você e mamãe se separaram e você espera que eu viva com aquela pessoa repugnante que se intitula minha madrasta.

Pai: Como ousa dizer isso sobre a sua madrasta? Ela está fazendo o melhor que pode!

Cliff: Ah, sim? Então por que ela grita comigo o tempo todo?

Pai: Cliff, eu conheço sua madrasta, e sei que isso não é verdade. Por que você conta essas mentiras?

Cliff: Ninguém acredita em mim. Eu odeio todos vocês e gostaria de estar morto! Aí vocês se importariam!

Pai: Cliff, lá vem você exagerar de novo. Você sabe que não está falando sério. Agora se acalme e pense em como você pode se relacionar bem com sua madrasta.

Cliff não se matou, mas ele fugiu aos 14 anos e não foi visto novamente.

·

Shawna, de 13 anos, foi pega se cortando. Seu pai gritou com ela. Sua mãe deu um tapa nela. Seus irmãos choraram. Como não parou de se cortar, seus pais a levaram a uma terapeuta.

Durante uma sessão, vários problemas surgiram: os amigos de Shawna estavam se cortando e ela queria ver como era. Ela descobriu que gostava da maneira como se sentia, porque fazia com que ela parasse de pensar na dor que experimentava por ser adolescente e se concentrasse na dor física atual. A terapeuta também descobriu que ela sentia que seus pais a odiavam porque eles constantemente a cobravam sobre suas tarefas escolares, batiam nela quando era atrevida e a proibiam de fazer passeios em família, porque ela sempre estava de castigo por seu mau comportamento. Ela sentia que não tinha mais uma família. (Ah, a sabedoria de um jovem de 13 anos!) Alguns dos amigos de Shawna estavam sendo atendidos por terapeutas que os diagnosticaram como bipolares e os colocaram sob medicação. Shawna se perguntou se esse também era o problema dela.

A terapeuta de Shawna pediu permissão para discutir essas questões com os pais dela, na presença da menina. Ela disse que, se houvesse alguma repercussão de seus pais depois, Shawna poderia ligar para ela e a terapeuta falaria com seus pais.

> Shawna concordou e, depois de duas sessões muito emocionantes e muito choro dos dois lados, os pais concordaram em parar com os castigos, tapas e abuso emocional, e Shawna concordou em parar de se cortar. Shawna continuou vendo sua terapeuta por mais algumas sessões, mas a vida estava melhorando para ela. Ela se sentiu mais compreendida e amada, seus pais não retaliaram por ela contar à terapeuta sobre seus problemas, e o resto da família ficou aliviado por sua irmã ter superado aquela fase.

Superproteção, mimos e resgate

"Acho que é meu trabalho garantir que minha filha seja feliz em todos os momentos e nunca sofra da mesma maneira que eu sofri quando criança. Meu marido diz que eu estou transformando nossa filha em uma pessoa impotente, superprotegendo-a. Como pode ser errado amar uma criança e assegurar-se de que ela seja feliz?"

Compreender seu filho, a si mesmo e a situação

Tootie Byrd, uma palestrante inspiradora, disse certa vez: "Há quatro estágios de desenvolvimento para as crianças: pegue-me, abrace-me forte, coloque-me no chão, deixe-me ir." Mesmo que isso possa parecer uma simplificação, em algum momento seu objetivo como pai é criar uma criança que possa atuar como um adulto, alguém que possa ser independente e que possa contribuir e ser bem-sucedido na vida. Você não vai criar uma criança que se transforme em um adulto feliz e bem-sucedido se a superproteger, mimar e resgatar. As crianças precisam de oportunidades para desenvolver seus "músculos" da decepção a fim de que possam lidar com os altos e baixos da vida. Quanto mais você tenta intervir e microgerenciar, mais seu filho perde a confiança e as oportunidades de aprender com seus erros. Pior ainda, seu filho pode se tornar um adulto que acredita só ter direitos e que os outros devem assumir toda a responsabilidade por sua saúde e bem-estar.

Sugestões

1. Deixe de exercer liderança sobre seu filho. Antes de atuar, observe o que seu filho faz primeiro. Mantenha uma distância segura, mas conserve a boca fechada e os olhos bem abertos. Você pode se surpreender diante da frequência com que seu filho resolve um problema sem a sua ajuda. Com as crianças mais velhas, espere um pouco e pergunte: "Você gostaria da minha ajuda?" Mesmo assim, não resgate, mas debata ideias que elas possam implementar.

2. Conheça a diferença entre elogio e encorajamento. Cuidado com o bom menino, boa menina; em vez disso, seja específico sobre o que a criança faz: "Obrigado por me ajudar a passear

com o cachorro. Ela realmente gosta do jeito como você segura a coleira." Ou "Eu percebi que você é o tipo de criança que gosta de cortar sua própria comida."

3. Reconheça sentimentos e aprenda a identificá-los, nomeá-los e permiti-los. Se seu filho está frustrado, tudo bem. Ele não vai morrer disso. Simplesmente diga: "Você está realmente frustrado com essa peça do quebra-cabeça e gostaria que ela se encaixasse do jeito que você quer. Você acha que pode querer tentar virar a peça para encontrar outra maneira de ela se encaixar?" Se seu filho se sentir magoado depois de ser rejeitado por um amigo, apenas lhe dê um abraço reconfortante e acredite que ele irá sobreviver. (Nós todos não sobrevivemos?)

4. Tenha uma casa cheia de utensílios pequenos: vassouras, cadeiras, bancos etc., para que seu filho possa ajudá-lo a trabalhar em casa. (Ver *Tarefas domésticas* – sobre a importância de envolver as crianças no processo de colaboração.)

5. Dê uma mesada e, quando seu filho ficar sem dinheiro, não o resgate ou compre coisas para ele. Diga: "É perturbador ficar sem dinheiro. Eu me sinto da mesma forma. E eu sei que o dia da mesada parece estar muito longe, mas sei que você consegue esperar." (Ver *Mesada* para mais dicas.)

6. Defina limites para quando você estiver disposto a fazer coisas para seu filho e respeite esses limites. Não há problema em dizer que você lava apenas as roupas deixadas no cesto e que não entrega na escola almoço ou lanche esquecidos em casa.

Planejar para evitar problemas futuros

1. Planeje um horário para que a família realize as tarefas domésticas e espere que todos os seus filhos participem. Não lamente se eles tiverem um trabalho escolar ou lição de casa para fazer. Espere que eles administrem seu tempo e façam sua parte ou negociem com alguém. Acredite no seu filho. Quando ele diz: "Eu não posso" e você sabe que ele pode, diga: "Eu tenho certeza de que você consegue lidar com isso." Se você não acha que ele pode, diga: "Deixaremos isso por enquanto, e eu lhe ensinarei amanhã." (Espere até o dia seguinte para demonstrar que você não acredita nesse sentimento de impotência demonstrado hoje.)

2. Espere "dar e receber" em todos os momentos. Ajude os filhos que estão se ajudando.

3. Confie em seu filho para tentar novas atividades e dê a ele três ou quatro chances antes de decidir se ele não quiser continuar com a atividade. Não há problema em ter medo, mas há problema em não tentar.

4. Tenha cuidado para não tratar o seu filho mais novo de maneira especial e pensar que ele é incapaz apenas porque ele parece mais jovem e menor do que os outros membros da família. As crianças menores muitas vezes fracas-

sam porque são tratadas como bebês pela família.

5. Esteja disposto a sofrer agora para evitar mais sofrimento depois. Ver seus filhos chorando e implorando por um tratamento especial provavelmente lhe dói mais do que dói para eles. Quando acreditar que não é útil para os seus filhos mimá-los, será mais fácil para você ser gentil e firme e evitar os mimos.

Habilidades de vida que as crianças podem aprender

As crianças aprendem que são fortes e capazes e que todos os iniciantes passam por momentos difíceis até que façam algo com mais frequência. Elas podem aprender que você está lá como seu treinador e líder de torcida, mas não seu servo ou empregada doméstica. As crianças aprendem a gestão do tempo quando têm a experiência de estar estressadas e conseguir realizar o que é necessário. As crianças exercitam seus "músculos da coragem" em vez de seus "músculos de vitimização".

Dicas para os pais

1. Nós sabemos que você quer sentir-se necessário, e você sempre será, mas dê ao seu filho a chance de ficar forte e voar livre.

2. Não há problema em fazer favores quando o seu filho lhe mostrar que pode realizar uma tarefa sem a sua ajuda.

3. Acredite que seu filho pode aprender com os erros e observe com admiração enquanto ele faz correções baseadas em experiência.

REFLEXÕES

Mike Brock é um membro certificado da Disciplina Positiva, conselheiro e coautor de *Seven strategies for developing capable students*.[12] Este texto apareceu em um de seus boletins informativos, e achamos que ele poderia ser usado por todos os pais. Ele o chama de "contrato de não resgate".

Reconhecer que nossa responsabilidade final como pais é fornecer a nossos filhos tanto raízes como asas - raízes para que sempre saibam onde é o seu lar e asas para que um dia consigam sobreviver sozinhos -, e comprometidos em criar nossos filhos como jovens autoconfiantes que vão crescer e entender que seus esforços têm consequências, comprometemo-nos a tentar dar o nosso melhor para apoiá-los nesses esforços:

- Afirmando-os como jovens capazes que conseguem se vestir, fazer a lição de casa, arrumar suas próprias malas, ir para suas mesas e resolver sozinhos o que fazer sobre a lição de casa esquecida, material escolar e seus lanches.

- Afirmando-os como jovens importantes que são verdadeiros contribuidores em nossa vida familiar, não apenas sujeitos da nossa direção ou de nosso resgate, e que podem, com nossa paciente assistência, criar suas próprias maneiras de fazer sua lição de casa, a melhor forma de garantir que suas roupas estejam prontas pela manhã e a melhor maneira de lembrar de levar todos os materiais para a escola.
- Afirmando-os como jovens influentes que podem tomar decisões por conta própria, experimentar as consequências dessas decisões e trabalhar conosco para crescer e compreender que seus esforços produzem os resultados que eles experimentarão.

Como pais, percebemos que é muito mais importante que nossos filhos cometam erros com os quais possam aprender do que sempre parecermos bem. Nós nos comprometemos a trabalhar com eles em seus sucessos e "quase sucessos", para que possam aprender com eles. Comprometemo-nos, ainda, a apoiar os esforços dos professores para garantir uma disciplina eficaz na escola e, em caso de problemas de disciplina, dialogar com os nossos filhos de forma a ajudá-los a compreender melhor o que aconteceu, por que aconteceu e o que eles podem fazer da próxima vez para garantir um resultado melhor.

Como alunos, comprometemo-nos a assumir a responsabilidade por nosso comportamento e nossas tarefas e a trabalhar em cooperação com nossos professores e colegas.

Juntos, nós, pais e alunos, comprometemo-nos a tratar uns aos outros respeitosamente em todos os momentos, entendendo que o respeito não é algo que precisamos ganhar, mas sim algo devido a todos os homens, mulheres e crianças incondicionalmente.

Assinatura do(s) pai(s) _____

Assinatura do aluno _____

Data _____

Tarefas domésticas

"É uma batalha constante conseguir que meu filho faça suas tarefas domésticas. Ele sempre diz que sim, mas não faz isso sem constantes lembretes e aborrecimentos que geralmente terminam em castigo. Eu sinto vontade de desistir e fazer tudo sozinha, mas sei que ele precisa aprender a ter responsabilidade. Talvez ele seja muito novo. Quando as crianças têm idade suficiente para ajudar nas tarefas domésticas?

Compreender seu filho, a si mesmo e a situação

Nunca é muito cedo ou tarde demais. As crianças precisam saber que são membros importantes, úteis e que contribuem com sua família. Se eles não encontrarem satisfação de maneira positiva, muitas vezes encontrarão formas não tão positivas de se sentirem importantes. Ajudar com as tarefas constrói habilidades, faz com que eles se sintam úteis e ensina a apreciação pelo trabalho que precisa ser feito e por aqueles que o fazem. Pode ser tentador para os pais fazer tudo sozinhos, pensando que é mais fácil e será feito "do jeito certo". Quando os pais adotam essa atitude, eles privam seus filhos de oportunidades de aprender cooperação e responsabilidade.

Sugestões

1. Envolva as crianças em uma lista de tarefas que precisam ser feitas para ajudar a família.
2. Dedique tempo para treinamento e trabalhe com seus filhos até que eles aprendam a fazer a tarefa. Quando eles se sentirem prontos para fazer o trabalho sozinhos, deixe-os saber que você está disponível se precisarem de ajuda. Recue e não apareça a menos que seja solicitado. Se houver problemas, resolvam-nos em uma reunião de família em vez de criticar na hora.
3. Forneça equipamentos de tamanho infantil, como uma vassoura pequena, um espanador ou pequenas ferramentas de jardinagem.
4. Crie um "horário para as tarefas", quando todos trabalham juntos, em vez de distribuir listas de tarefas para as crianças fazerem. Use a fórmula "Assim que _____ então _____": "Assim que suas tarefas terminarem, então vocês poderão sair para brincar."
5. Observe a contribuição em vez da qualidade do trabalho realizado. Se o seu filho caçula perde o interesse na metade da tarefa de colocar os pratos na máquina de lavar louça, agradeça-lhe pela metade que ele fez, em vez de insistir que ele termine até a última peça.
6. Quando acidentes acontecerem, evite a punição. Em vez disso, concentre-se em como corrigir o problema. Se o seu filho derramar a ração do cachorro, pergunte: "O que você precisa fazer para resolver isso?" Isso ensina que os erros são oportunidades maravilhosas para aprender.
7. Não tenha pena das crianças e não faça o trabalho delas porque têm muito dever de casa ou praticam um esporte. Ajude-as a organizar seu tempo para continuarem ajudando a família.
8. Cante uma música enquanto trabalha ou coloque uma música animada.
9. Certifique-se de que as tarefas sejam apropriadas para a idade. A lista a seguir fornece algumas sugestões. Lembre-se de trabalhar em conjunto com crianças de 2 a 3 anos em vez de esperar que façam suas tarefas sozinhas.

De 2 a 3 anos
- Pegar os brinquedos e colocar no lugar certo.

- Colocar livros e revistas na estante.
- Varrer o chão.
- Colocar guardanapos, pratos e talheres na mesa (talvez não corretamente no início).
- Limpar o que eles deixam cair no chão depois de comer.
- Limpar seu próprio lugar na mesa e colocar os pratos na bancada depois de limpar as sobras do prato.
- Limpar seus próprios "acidentes".
- Ajudar a colocar as compras em uma prateleira mais baixa.
- Tirar os utensílios limpos da lava-louça.
- Dobrar panos e meias.
- Escolher sua roupa para o dia e vestir-se sozinho.

Crianças de 4 anos
- Pôr a mesa – com bons pratos também.
- Guardar as compras.
- Ajudar a fazer uma lista de compras; ajudar com as compras.
- Seguir um cronograma para alimentar os animais de estimação.
- Ajudar a trabalhar no quintal.
- Ajudar a arrumar as camas e passar o aspirador.
- Ajudar a lavar a louça ou encher a máquina de lavar.
- Espanar o pó dos móveis.
- Espalhar manteiga em sanduíches.
- Preparar cereal frio.
- Ajudar a preparar pratos de comida para o jantar em família.
- Fazer uma sobremesa simples (adicionar cobertura a bolinhos ou sorvete, gelatina, pudim instantâneo).

- Segurar a batedeira para fazer um purê ou preparar um bolo.
- Recolher a correspondência.

Crianças de 5 anos
- Ajudar com o planejamento das refeições e compras na mercearia ou supermercado.
- Fazer seu próprio sanduíche ou café da manhã simples, depois limpar.
- Colocar suas próprias bebidas no copo.
- Rasgar a alface para a salada.
- Colocar certos ingredientes em uma tigela.
- Fazer a cama e limpar o quarto deles.
- Esfregar a pia, o vaso sanitário e a banheira.
- Limpar espelhos e janelas.
- Colocar roupas brancas em uma pilha e coloridas em outra pilha para lavar.
- Dobrar roupas limpas e guardá-las.
- Atender o telefone e começar a discar.
- Fazer trabalhos no quintal.
- Ajudar a limpar o carro.
- Levar o lixo para fora.

Crianças de 6 a 8 anos
- Sacudir tapetes.
- Regar plantas e flores.
- Descascar legumes.
- Cozinhar alimentos simples (salsichas, ovo cozido, torradas).
- Preparar seus lanches da escola.
- Ajudar a pendurar suas roupas no armário.
- Juntar madeira para a lareira.
- Juntar folhas e ervas daninhas.
- Levar o animal de estimação para passear.

Tarefas domésticas

- Manter o recipiente de lixo limpo.
- Limpar o interior do carro.
- Arrumar ou limpar a gaveta de talheres.
- Ser responsável por um animal de estimação, ou seja, cuidar de um *hamster* ou lagarto.

Crianças de 9 a 10 anos
- Trocar os lençóis da cama e colocar os lençóis sujos no cesto.
- Operar a lavadora e a secadora, medindo sabão e amaciante.
- Comprar mantimentos, usando uma lista e comparando os preços.
- Cumprir seus próprios compromissos (dentista, médico, escola), se possível, de bicicleta.
- Preparar biscoitos e bolos de mistura pronta.
- Preparar uma refeição para a família.
- Receber e responder *e-mails*.
- Receber convidados.
- Planejar sua própria festa de aniversário ou outras festas.
- Usar materiais simples de primeiros socorros.
- Fazer tarefas no bairro.
- Costurar, tricotar ou tecer (mesmo usando uma máquina de costura).
- Lavar o carro da família.
- Ganhar seu próprio dinheiro (como babá, fazendo trabalhos nos quintais dos vizinhos).
- Arrumar suas próprias malas.
- Ser responsável por um *hobby* pessoal.

11 a 12 anos de idade
- Colocar os irmãos na cama e ler para eles.

- Limpar a piscina e a área da piscina.
- Executar suas próprias tarefas.
- Cortar a grama.
- Ajudar o pai ou a mãe a construir coisas na casa.
- Limpar o forno e o fogão.
- Ser responsável por um caminho – ler o mapa/GPS.
- Ajudar a fazer tarefas da família.

Planejar para evitar problemas futuros

1. Use a reunião de família para definir os responsáveis por cada tarefa.
2. Quando você estiver em uma disputa por poder, diga: "Vamos colocar esse problema na pauta da reunião de família e resolvê-lo quando nos sentirmos melhor."
3. Se as crianças se esquecerem de fazer uma tarefa, use o senso de humor. Uma mãe trouxe uma panela de sopa para a mesa e fingiu que ia colocar a sopa em tigelas imaginárias. O responsável por colocar a mesa naquela noite de repente percebeu que havia esquecido de fazer seu trabalho e correu rapidamente para pegar as tigelas antes que a sopa caísse na mesa.
4. Use lembretes não verbais mutuamente acordados se uma tarefa for esquecida. Muitas crianças gostam do sinal de um prato de cabeça para baixo na mesa. Quando o prato está de cabeça para baixo, é um lembrete às crianças de que parte da rotina precisa ser concluída antes de se sentar para comer.

5. Para as idades de 3 a 4 anos, faça uma roda giratória de tarefas. Encontre figuras que representem tarefas como tirar o pó, colocar os pratos na mesa, tirar a louça da máquina, limpar a pia ou colocar roupas na lavadora ou na secadora. Cole essas figuras ao redor da borda de um prato de papel. Faça uma seta de cartolina espessa. Use um gancho para perfurar através da seta e do centro do prato de papel para que a seta gire em torno dele. Deixe as crianças girarem a roda para ver qual tarefa elas farão durante o dia.

6. Para as idades de 4 a 6 anos, elabore uma lista de tarefas que as crianças podem fazer de acordo com a sua idade. Escreva o nome de cada tarefa em um pedaço de papel e coloque-as em uma caixa para cada faixa etária. Como parte da reunião da família, deixe as crianças escolherem duas tarefas que farão todos os dias durante aquela semana. Elas podem escolher novas tarefas na próxima reunião de família para que ninguém fique com a mesma tarefa o tempo todo.

7. Para as idades de 6 a 14 anos, use um quadro branco para listar as tarefas que precisam ser feitas naquele dia (pelo menos duas para cada filho). Cada um escolhe o trabalho que deseja fazer e, em seguida, risca do quadro depois de terminada.

8. Para as idades entre 15 e 18 anos, os adolescentes podem ser bons em resolver problemas. Tenha discussões regulares nas reuniões de família para chegar a um acordo sobre quais tarefas precisam ser feitas e implemente um plano que funcione para todos.

9. Evite reclamar e ficar lembrando. Se uma tarefa for esquecida, peça às crianças que olhem a lista de tarefas para verificar se tudo foi feito.

Habilidades de vida que as crianças podem aprender

As crianças podem aprender que são parte da família e que as pessoas precisam de sua ajuda. Elas são capazes, habilidosas e podem ser úteis para si e para os outros.

Dicas para os pais

1. É normal que as crianças evitem as tarefas depois da idade de 3 ou 4 anos. (Vocês se lembram de quando eles tinham 2 anos e diziam: "Eu ajudo, papai!", "Eu faço isso, mamãe!"? Muitas vezes você desencoraja as crianças pequenas ao dizer: "Não, você é muito pequena. Vá brincar. Vá assistir TV." Então você se pergunta por que é difícil encorajá-los a querer ajudar novamente.) No entanto, só porque é normal que as crianças evitem as tarefas domésticas, isso não significa que elas não devam fazê-las.

2. As crianças não nascem com competência para fazer tarefas de maneira eficiente e rápida. Na verdade, às vezes dá *mais* trabalho com a ajuda delas. Mas o esforço extra necessário para envolver e treinar as crianças a ajudar a família vale a pena, pois elas aprendem habilidades como manter com-

promissos, planejar com antecedência, continuar até a conclusão, organizar seu tempo e fazer várias tarefas de cada vez.

3. Não use a punição quando as tarefas não forem cumpridas. Continue voltando à reunião de família para resolver os problemas e encontrar soluções.

REFLEXÕES

Kristin, de 3 anos, perguntou se poderia ajudar a limpar a casa, pois eles receberiam convidados para o jantar. A mãe perguntou se ela gostaria de limpar o banheiro, e ela disse: "Sim!" Kristin levou um pote de produto de limpeza e um pano ao banheiro. Quando Kristin terminou, ela disse para sua mãe: "O banheiro está todo limpo! Eu gosto de ajudar você a limpar." Sua mãe estava ocupada e se esqueceu de verificar o trabalho de Kristin.

Os convidados usaram o banheiro várias vezes durante a noite sem comentários. Depois que eles saíram, a mãe de Kristin entrou no banheiro. Para sua surpresa, viu que Kristin usara um pote inteiro de produto de limpeza. Havia pó branco em todos os lugares. A mãe de Kristin riu sozinha enquanto imaginava o que seus convidados devem ter pensado quando entraram no banheiro. Ela percebeu que Kristin precisava de mais tempo para aprender a usar os produtos de limpeza.

Tédio

"Meu filho reclama de estar entediado e espera que eu largue tudo para entretê-lo."

Compreender seu filho, a si mesmo e a situação

Nós vivemos em uma sociedade em que as crianças estão acostumadas a ser entretidas. Televisões, computadores e *videogames* são os principais motivos para esse dilema. As crianças podem sentar-se passivamente e assistir a *Vila Sésamo* ou brincar com um *videogame* e ficar muito entretidas. (É verdade que *Vila Sésamo* é educativo e que os jogos eletrônicos ensinam coordenação motora e visual, mas também limitam a criatividade, a desenvoltura e o desenvolvimento apropriado do cérebro.) Outro motivo para essa questão é a crença de muitos pais de que eles devem consertar todo problema que seus filhos têm. As crianças precisam da sua ajuda para se envolver em esportes, interesses externos, *hobbies* e outras atividades (com moderação), mas não precisam ser entretidas ou ter seu tempo controlado pelos pais a cada minuto do dia.

Sugestões

1. Pergunte: "Quais ideias você tem para resolver seu problema?" Se seu filho

disser "não sei", não se sinta obrigado a lhe dar respostas. Você pode dizer: "Eu confio em você para resolver isso."

2. Ouça com empatia e reconheça sem tentar resolver o problema: "Eu posso entender isso. Às vezes eu mesmo me sinto entediado". Se o seu filho continuar insistindo, permaneça ouvindo e confirmando com sons não comprometedores: "Huum, hum". Finalmente, seu filho ficará tão entediado com seus esforços malsucedidos para fazer você lidar com o problema dele que encontrará outra coisa para fazer.

3. Outra possibilidade é dizer: "Isso é bom. Talvez sua mente e corpo precisem de algum tempo de silêncio. Você gostaria de aprender a meditar?" Ele provavelmente correrá para o outro lado. No entanto, a meditação pode ser uma boa prática para modelar a seus filhos e ensinar quando eles estiverem prontos.

4. Limite o tempo para televisão, computadores e jogos eletrônicos a fim de que as crianças se acostumem a ser criativas e engenhosas, em vez de passivas ou dependentes de aparelhos eletrônicos (ver *Eletrônicos*).

5. Diga ao seu filho que ficará feliz em mostrar-lhe como limpar o forno ou lavar as janelas como solução para o tédio.

Planejar para evitar problemas futuros

1. Durante uma reunião de família ou uma sessão de solução de problemas, faça um *brainstorming* com seus filhos para ver quantas ideias vocês podem ter sobre coisas para fazer quando eles se sentirem entediados. Peça a cada filho que escolha suas coisas favoritas na lista geral e que faça suas própria lista de "Coisas para fazer quando estiver entediado".

2. Da próxima vez que um filho reclamar, diga: "Você pode querer dar uma olhada na sua lista."

3. Quando uma criança tem um plano para o que fazer quando está entediada, você pode lhe dar uma escolha: "Você pode continuar entediado ou encontrar algo para fazer. Eu acredito que fará o que for melhor para você."

Habilidades de vida que as crianças podem aprender

As crianças podem aprender que cabe a elas cuidar de como estruturam seu tempo livre. Elas podem recorrer a outros para compreensão, apoio emocional e inspiração, mas, no final, são capazes de cuidar de si mesmas e as habilidades de autoconfiança podem começar a ser exercitadas cedo na vida. Elas também podem aprender que o tédio é o precursor da criatividade e que, se permitido, geralmente leva a uma atividade nova e excitante.

Dicas para os pais

1. As crianças têm uma noção de quando podem fazer você sentir pena delas e tentar consertar as coisas. Você pode ter notado que, quando tenta conser-

tar coisas para eles, nada do que você faz é bom o suficiente.

2. Tenha confiança em seus filhos. É contagiante. Seus filhos seguirão seu exemplo e desenvolverão confiança em si mesmos. Não tenha medo de envolver seus filhos em tarefas na casa ou em uma rotina que preencha parte do tempo deles. Isso também ajudará com o tédio.

3. Seus filhos podem ficar entediados porque precisam de alguma ajuda de adultos para estabelecer programas, atividades e interesses externos nos quais possam se envolver. Há casos em que as crianças ficam entediadas porque estão sendo negligenciadas pelos pais e precisam de adultos para ajudar a aprender sobre os recursos disponíveis e a acessá-los. Outras estão entediadas em virtude da superestimulação.

4. Evite a tentação de acreditar que é seu trabalho proteger o seu filho de experimentar toda a frustração que a vida tem para oferecer. No entanto, não veja isso como uma desculpa para ir ao outro extremo e justificar a negligência.

REFLEXÕES

As crianças, quando são liberadas para ficar entediadas por mais de uma hora, tornam-se tão entediadas com o tédio que começam a usar sua inteligência natural para encontrar uma alternativa. Quando meu filho diz: "Pai, estou entediado", eu digo: "Eu entendo isso, querido. Deixe-me saber depois como você resolveu isso." Então eu continuo com o que estou fazendo.

Terríveis 2 anos, os
(*ver também* Não!)

"Minha filha é um anjo, mas ela tem quase 2 anos. Eu ouvi tantas coisas terríveis sobre essa idade que estou vivendo com medo do que nos espera. Alguma sugestão?"

Compreender seu filho, a si mesmo e a situação

Os 2 anos só serão terríveis em um mundo onde os pais querem controlar ou proteger em vez de empoderar. Se você acolher a individuação de seu filho, não há melhor fase do que os 2 anos de idade. Na verdade, estamos renomeando-os – os 2 anos maravilhosos. À medida que seu filho for mais independente, você perceberá que, quanto mais compreender os conceitos básicos da Disciplina Positiva, mais diversão você terá com essa idade. Você pode se sentir frustrado se tudo o que sabe é dizer não, dar castigos, bater ou ignorar as ações de seu filho. Seu filho está experimentando uma sensação de poder pessoal agora, o que é ótimo, mas ele só tem 2 anos e não está pronto para conduzir a família. Ele está procurando espaço para experimentar enquanto reconhece onde estão os limites seguros. Esse é o seu trabalho. Nossas sugestões irão ajudá-lo a transformar a fase dos 2 anos em um momento maravilhoso da vida de toda a família.

Sugestões

1. Quando seu filho olha para você com brilho nos olhos, provocando-o com uma traquinagem, não diga uma palavra. Se não for tão importante, ignore-o. Se for importante, aja sem falar e faça o que for necessário (distraindo, redirecionando, retirando) para manter a situação segura.

2. Quando seu filho diz não a tudo, você está fazendo muitas exigências ou fazendo muitas perguntas que podem ser respondidas com sim ou não. Em vez disso, dê opções limitadas às crianças: "Segure minha mão quando atravessarmos a rua" estimula um grande não de uma criança de 2 anos, enquanto "Você quer segurar minha mão direita ou minha mão esquerda?" estimula a cooperação.

3. Uma criança de 2 anos entende a lógica da ordem social. Veja como isso soa: é hora de tomar um banho; o relógio diz que é hora de pegar brinquedos; quando o cronômetro dispara, todos nós temos que correr até o carro para não perder o jogo; calça primeiro, sapatos depois; cadeirinha e cinto de segurança antes de podermos ligar o carro; brincar com comida significa que o jantar acabou etc. (ver *Estabeleça rotinas* na Parte I).

4. Foque no que seu filho pode fazer em vez do que ele não pode fazer. Diga: "O cachorro é para abraçar" ou "A comida é para comer" ou "Você pode apertar os botões no micro-ondas assim que colocarmos a comida lá dentro." Se você prestar atenção, perceberá quantas negativas você usa com seus filhos em vez de mostrar o que *pode* ser feito.

5. Crianças de 2 anos adoram ajudar. Isso lhes dá uma sensação positiva de poder. Peça ajuda ao seu filho de 2 anos para que *você* possa descansar, em vez de dizer que *ele* precisa tirar uma soneca. Peça-lhe para ficar perto de você em uma caminhada para protegê-la, em vez de gritar para não correr na frente. Pergunte se ele pode ajudá-la sussurrando em vez de gritar.

6. É incrível o quanto uma criança de 2 anos pode entender quando você fala e lhe explica como se ela fosse uma pessoa com real capacidade de compreender. Muitas vezes crianças de 2 anos de idade podem ser ouvidas dizendo coisas como "Seja paciente" ou "Temos que sussurrar na biblioteca", repetindo o que ouviram e praticando o comportamento.

7. "Tente de novo" é a frase mágica com uma criança de 2 anos. Isso significa que o que ela está fazendo agora não está funcionando, é um erro, e ela pode ter outra chance... mais tarde!

Planejar para evitar problemas futuros

1. Minimize o uso de poder e controle e use, no lugar disso, empoderamento e encorajamento.
2. Crie um cronograma que respeite essa faixa etária que odeia se apressar. Reserve um tempo extra para atividades para que seu filho possa cooperar.
3. Diga algo uma vez e depois aja. Não ameace ou repita ordens passadas.
4. Se seu filho não entende o que você quer ou precisa, pratique por meio de brincadeiras de faz de conta em momentos em que nenhum de vocês estiver estressado. Você pode fingir que é hora do jantar para praticar boas maneiras ou fingir que é hora do banho para praticar como a rotina precisa acontecer.
5. Não tenha medo de deixar seu filho de 2 anos ter sentimentos quando ele não consegue o que quer. Você pode validar os sentimentos sem ter que mudar de ideia ou consertar a situação.
6. Crianças de 2 anos têm ótimo senso de humor. Se seu filho estiver fazendo bico, você pode dizer: "Eu quero esse rosto" e fingir que tirou o bico dele e o colocou em você. Em pouco tempo, vocês dois estarão rindo.
7. Não se esqueça de passar um tempo brincando todos os dias. Crianças de 2 anos ainda são crianças e precisam brincar com você em vez de correr de uma atividade para outra.

Habilidades de vida que as crianças podem aprender

As crianças podem aprender que há espaço para elas experimentarem sem se machucar ou preocupar toda a família. Elas podem acumular autoconfiança e habilidades ao assumir mais atividades para si mesmas.

Dicas para os pais

1. Não deixe seu filho de 2 anos conduzir a família. Não há problema em estabelecer limites e segui-los, contanto que seus métodos sejam firmes, gentis, amistosos e pouco numerosos.
2. Sente-se e aproveite tudo o que seu filho está aprendendo a fazer. Não interfira a menos que haja questões de segurança. Você ficará surpreso com o quanto essa pessoinha já aprendeu.

S · T · U

REFLEXÕES

A mãe separava Billie do cachorro Snickers pelo menos dez vezes por dia, dizendo: "O cachorro é para abraçar, não para chutar. Seja gentil ou você e Snickers terão que fazer uma pausa e tentar novamente mais tarde." Ela esperava que o cão aprendesse a ficar longe de Billie para evitar ser espremido e cutucado, mas Snickers parecia adorar apanhar, e Billie não parava de fazer brincadeiras brutas com ele. A mãe não estava disposta a deixar Billie maltratar o cachorro, então ela continuava a separá-los quantas vezes fosse necessário.

Após cerca de três semanas desse comportamento, um dia ela ouviu Billie chamar de outro quarto: "Mamãe, venha ver como eu estou sendo gentil com Snickers." Ela foi para o outro quarto e encontrou Billie e Snickers juntos na cama do cachorro, aconchegando-se como dois velhos amigos. A mãe percebeu que Billie queria fazer a coisa certa - só demorou um pouco para descobrir como fazer.

•

O sr. e a sra. Aguilar decidiram que não diriam não aos seus gêmeos na esperança de que eles não passassem pela fase do não. Em vez disso, eles usaram a distração, mostraram aos gêmeos o que eles podiam fazer em vez do que não podiam e praticaram (redirecionaram silenciosamente) em vez de "falar". Um dia eles ficaram chocados ao ouvir um dos gêmeos de dois anos dizer: "Não, não! Cachorro malvado! Eles haviam esquecido de evitar dizer não ao cachorro.

Timidez

"Minha filha é muito tímida. Sempre que as pessoas falam com ela, ela esconde o rosto atrás de mim e não responde. Todos reconhecem quão tímida ela é. Isso significa que ela tem baixa autoestima? O que posso fazer para ajudá-la com isso?"

Compreender seu filho, a si mesmo e a situação

Há quem pense que as crianças nascem tímidas. As crianças podem ser rotuladas de tímidas quando agem de maneira introvertida. As crianças muitas vezes aceitam um rótulo que lhes é dado e depois podem usá-lo para obter atenção indevida, por poder passivo, para se vingar quando se sentem magoadas, ou como uma maneira de desistir quando se sentem desencorajadas. A timidez também pode ser um comportamento que tem um propósito inconsciente. Em alguns casos, a criança pode ter um irmão extrovertido e sociável, e a criança tímida pode ter decidido, inconscientemente, que precisava encontrar outra maneira de ser aceita na família. Ser introvertido não tem nada a ver com a autoestima. Baixa autoestima decorre de não ser aceito por quem você é.

Cuidado com o que você cria – se você rotula uma criança como "tímida", pode estar condenando-a a passar pela vida como uma pessoa tímida, o que pode ter efeitos devastadores, incluindo solidão, alienação e medo de tentar novas situações. Tente as sugestões seguintes em vez de rotular seu filho.

Sugestões

1. Há momentos em que faz sentido que as crianças se retraiam, especialmen-

te se estão verificando uma nova situação, se não sentem vontade de interagir ou se estão sendo pressionadas a agir de acordo com os padrões de outra pessoa. Elas devem ser autorizadas a abordar essas situações com cautela sem serem rotuladas como tímidas.

2. Se seus filhos se retraírem, não fale por eles ou tente convencê-los a falar. Simplesmente continue com a conversa e confie que eles entrarão se e quando estiverem prontos.

3. Não apresente seu filho como tímido ou conte aos outros que ele é tímido quando se recusa a falar.

4. Procure as maneiras pelas quais você pode estar tentando forçar seu filho a agir de determinada forma. Você pode estar em uma disputa por poder, e ele está usando o poder passivo do silêncio para lhe mostrar que você não pode obrigá-lo a fazer o que você quer. Afaste-se. Ele pode estar usando a "timidez" como uma maneira de se sentir especial, porque isso cria muita atenção. Deixe seu filho ser quem ele é e ter seu próprio relacionamento com os outros sem que você atrapalhe.

5. Não deixe que a timidez do seu filho seja uma desculpa para impedi-lo de fazer coisas que ele precisa fazer. Diga a seu filho: "Não há problema em se sentir desconfortável, mas você ainda precisa ir à escola. Existe alguma maneira pela qual eu poderia ajudá-lo a se sentir mais confortável?"

Planejar para evitar problemas futuros

1. Ensine a seu filho que os introvertidos têm tantos pontos fortes quanto os extrovertidos. São apenas pontos fortes diferentes.

2. Não superproteja seu filho. Todo mundo experimenta alguma dor na vida. (Apenas se certifique de não aumentar a dor dele por não aceitá-lo como ele é ou superprotegê-lo.) O importante é ele aprender que, se não gostar das consequências das suas escolhas de estilo de vida, cabe a ele mudar o que quiser mudar. Ele se sentirá mais livre para mudar o que deseja quando sentir que um estilo introvertido é válido.

3. Converse com seus filhos e tente entrar em seus mundos para descobrir se o comportamento deles é um problema para eles. Pergunte se há maneiras de ajudá-los a se sentir mais à vontade com os outros.

4. Fale sobre o comportamento de seu filho em vez de rotulá-lo de tímido. Por exemplo, você pode dizer ao seu filho: "Eu percebo que, quando as pessoas dizem 'olá', você esconde a cabeça atrás das mãos. Você faz isso porque acha que é uma brincadeira ou faz isso porque quer que elas lhe deixem em paz? Se você quiser que elas o deixem em paz, talvez você possa dizer: 'Não estou com vontade de responder a nenhuma pergunta agora.'"

5. Não tente forçar seus filhos a situações para as quais eles não estão preparados.

Ajude-os a dar pequenos passos para se sentir mais confortáveis. Não tente fazer com que eles se apresentem (cantem músicas, toquem instrumentos musicais etc.) na frente de seus amigos ou parentes.

6. Crie um ambiente seguro onde ele possa aprender a falar em casa e depois permita que ele escolha se quer ou não falar fora de casa. Uma maneira de fazer isso é por meio de reuniões de família regulares, em que ele pode aprender a expressar seus sentimentos na frente dos outros, a dar e receber elogios e a debater soluções para os problemas.

Habilidades de vida que as crianças podem aprender

As crianças podem aprender que são capazes de se comportar de maneiras que se sintam confortáveis sem serem rotuladas ou obrigadas a fazer algo que não querem fazer. Elas também podem aprender a dizer o que querem em vez de esperar que as pessoas leiam suas mentes.

Dicas para os pais

1. Algumas pessoas escolhem um estilo de vida calmo e introvertido. Precisamos aceitar e respeitar estilos de vida diferentes.
2. Familiarize-se com os Quatro objetivos equivocados do comportamento e decida se o seu filho está desencorajado e querendo atenção, poder, vingança ou ser deixado em paz. O modo como você encoraja a criança deve estar relacionado à sua forma de desencorajamento. (Ver a Parte I.)

REFLEXÕES

Norma e Doreen gostavam de se reunir uma vez por semana para tomar café. A filha de 4 anos de Doreen, Vicki, costumava acompanhar a mãe até a casa de Norma. Quando Norma disse: "Olá, Vicki", Vicki se escondeu atrás da perna da mãe e Doreen explicou: "Ela é tímida."

Quando Norma perguntou a Vicki: "Você gostaria de um suco gostoso e uma bolacha?" Doreen respondeu por sua filha: "Ela é muito tímida para falar, mas tenho certeza de que ela adoraria. Por que você não providencia isso fora daqui e ela mesma poderá se servir, não é, querida?"

Quando Norma perguntou a Vicki se ela gostaria de brincar com as outras crianças, Vicki disse: "Eu não posso. Eu sou tímida."

Norma convidou Doreen para um curso para pais, em que ela foi apresentada aos Quatro objetivos equivocados do comportamento. Ao discutir os quatro objetivos equivocados, o instrutor explicou que, se você se sentir incomodado com um comportamento, isso é um sinal de que a criança pensa que é aceita apenas se você

> a notar e que esse comportamento é uma tentativa de fazer com que você a perceba. Doreen percebeu que se sentia incomodada com a timidez de Vicki, mas continuou alimentando isso, dando-lhe muita atenção indevida.
>
> Doreen parou de dizer a outras pessoas que Vicki era tímida e parou de falar por ela. Então disse a Vicki: "Eu percebo que há momentos em que você escolhe não responder quando as pessoas lhe fazem uma pergunta. Está tudo bem pra mim, mas ajudaria se você dissesse às pessoas que não quer conversar. Quando você está quieta, eu acho que você não está com vontade de falar, a menos que você me diga o contrário, e eu vou cuidar das minhas coisas. Eu amo você, quer você fale ou não. Espero que você me diga se quiser alguma coisa."
>
> Em pouco tempo, Vicki parou de agir com timidez. Doreen disse depois a Norma: "Eu não sei ao certo quando ela parou de agir timidamente. Fiquei tão despreocupada com sua escolha de agir dessa maneira que mal notei quando ela fez isso ou quando ela parou. Comecei a me concentrar em seus pontos fortes e nos momentos divertidos que tivemos juntas. Eu me pergunto se isso teve alguma influência na mudança."

Trabalhar fora

"Eu tenho uma amiga que trabalha fora porque ela precisa. Eu trabalho fora porque eu quero. Nós duas nos preocupamos com que nossos filhos possam ser prejudicados emocionalmente porque têm mães que trabalham fora. Por favor, nos ajude."

Compreender seu filho, a si mesmo e a situação

É fácil culpar pais que trabalham, pais solteiros, materialismo, televisão, computadores e muitas outras "situações" pelos males do mundo. No entanto, todos nós conhecemos muitas crianças que foram criadas em todos os tipos de circunstâncias e ainda assim se tornaram adultos maravilhosos. E algumas crianças criadas nas mesmas circunstâncias cresceram com todos os tipos de problemas. O que faz a diferença? Pais gentis e firmes não são a única coisa que pode fazer a diferença, mas é a única variável sobre a qual você tem controle, e tem uma influência *enorme*.

Estudos recentes mostraram que as crianças prosperam quando as mães dão 100% de sua energia para seus empregos enquanto estão no trabalho e 100% para suas famílias quando estão em casa. Ellen Galinsky[20] foi brilhante o suficiente para ir à fonte. Ela perguntou às crianças como elas se sentiam sobre ter uma mãe que trabalhava. Ela descobriu que as crianças realmente se sentem orgulhosas de suas mães trabalhadoras, desde que as mães não negligenciem seus filhos quando estão em casa. É razoável supor que as crianças sentiriam o mesmo em relação aos pais que trabalham.

Pense nisso. Muitas mães que ficam em casa podem se tornar deprimidas, viciadas em novelas ou ter uma vida social tão agitada que negligenciam seus filhos, mesmo que não estejam trabalhando. Tanto os pais que trabalham como os pais que ficam em casa podem ser muito permissivos, severos demais ou excessivamente protetores. Os filhos podem prosperar se seus pais ficam em casa ou trabalham fora – se os pais usarem métodos de parentalidade respeitosos.

Sugestões

1. Desista da sua culpa. Quando seus filhos sabem que você tem um "botão de culpa", ficam felizes em apertá-lo. As crianças fazem o que funciona. Se puderem usar sua culpa para manipular você, elas usarão.
2. Não passe a imagem de que seus filhos vivem em privação. Em vez disso, transmita a mensagem de que "é assim que acontece em nossa família, e podemos ser gratos por nossas circunstâncias e usá-las para criar uma atmosfera familiar de trabalho em equipe e contribuição. Todo mundo é necessário para fazer a sua parte".

Planejar para evitar problemas futuros

1. Envolva as crianças em planos sobre como elas podem contribuir como membros de sua família. Elas podem ajudar a criar rotinas e dividir as tarefas.

2. Torne o tempo especial uma prioridade. Durante cada reunião de família, reserve tempo para planejar e programar o tempo de diversão para a família. Além disso, liste os eventos das crianças, como jogos de futebol, recitais de dança, planos e eventos da escola, e torne sua participação uma prioridade. Também passe um tempo especial individual com cada criança regularmente.
3. Confie que seus filhos se beneficiarão de suas circunstâncias quando forem tratados com dignidade e respeito, e você deve se tratar com dignidade e respeito.
4. Tenha interesses além da sua família. Pode ser um trabalho de meio período, um *hobby*, trabalho voluntário ou uma carreira em período integral. Embora seja difícil conciliar o lar e o trabalho, é pior se definir completamente por meio de seus filhos e viver sua vida indiretamente por meio deles. Ser pai/mãe é apenas um aspecto da sua personalidade.

Habilidades de vida que as crianças podem aprender

As crianças podem aprender a satisfação de se sentirem capazes e responsáveis quando sabem que sua ajuda é necessária e que fazem contribuições significativas.

Dicas para os pais

1. Não é respeitoso com você ou com seus filhos se você sente que precisa dar-lhes

coisas materiais ou ser permissivo para compensá-los por trabalhar.

2. Muitos pais têm a crença equivocada de que ser um bom pai significa que eles devem estar sempre presentes e cuidar de todas as necessidades dos filhos. Isso, na verdade, rouba dos filhos a oportunidade de aprender autoconfiança e cooperação.

3. Ouça seu coração e siga-o em vez de ouvir o que os amigos ou parentes lhe dizem sobre trabalhar ou não. Confie em si mesmo para tomar a decisão certa para você e sua família imediata.

REFLEXÕES[21]

Ser uma mãe que trabalha fora pode ser benéfico para seus filhos – e pode ser prejudicial. Tudo depende de como você lida com os seguintes fatores:

Fatores maléficos	Fatores benéficos
Sentir-se culpado	Sentir-se confiante
Cuidado insuficiente das crianças	Cuidado das crianças com qualidade
Não entender os motivos das crianças	Entender por que as crianças se comportam mal
Mimar	Permitir que as crianças desenvolvam autoconfiança
Punir, humilhar ou subestimar as crianças	Habilidades parentais eficazes
Falta de organização e rotinas	Organizar e criar rotinas com seus filhos
Negligenciar as crianças	Planejar e gastar tempo especial com as crianças
Ser viciado em trabalho	Equilibrar família e trabalho

Esta história é a continuação da história sobre trabalho e culpa iniciada nas Reflexões do verbete *Choro*.

"Quando meus filhos se tornaram adolescentes, meu botão de culpa sobre trabalhar fora foi acionado novamente. Desta vez decidi que iria parar de trabalhar por um tempo para poder estar em casa durante a adolescência deles. Anunciei minha decisão em uma reunião de família. Mencionei que isso significaria apertar um pouco os cintos – uma pequena redução nas mesadas, menos noites de pizza e férias econômicas.

Fiquei surpresa com a reação das crianças: "De jeito nenhum. Nós não queremos que você pare de trabalhar. Temos orgulho de você e de tudo que você faz. Que chatice seria ter uma mãe que fica em casa nos incomodando o tempo todo." (Eu não sei de onde eles tiraram essa ideia.)

S · T · U

Não perdi essa grande oportunidade. Eu disse: "Bem, se vocês quiserem aproveitar a oportunidade de ter uma mãe que trabalha fora, precisarão assumir mais responsabilidades em casa para me ajudar. Eu sei que vocês já fazem tarefas domésticas, mas eu gostaria de ajuda com os trabalhos mais difíceis, como esfregar o chão e a limpeza pesada.

Eles disseram: "Sem problemas."

Transtorno do déficit de atenção

"Uma professora sugeriu que meu filho pode ter transtorno do déficit de atenção e hiperatividade. Ela está reclamando que ele se levanta da cadeira e não presta atenção. Eu percebo o mesmo problema em casa. Ele tem dificuldade em se concentrar e terminar as coisas que começa. O psicólogo da escola diz que ele pode precisar de medicação, mas eu odeio dar medicamentos ao meu filho. Existem alternativas?"

Compreender seu filho, a si mesmo e a situação

O pensamento convencional sobre o transtorno do déficit de atenção e hiperatividade é o que ele é uma incapacidade neurológica caracterizada por uma falta de controle inapropriada do desenvolvimento na atenção, atividade e impulsividade. (Consultar o artigo *Helping Your Hyperactive or Attention Deficit Child* [*Ajudando seu filho hiperativo ou com déficit de atenção*], de John F. Taylor, Prima Publishing, 1990, para obter mais informações sobre o pensamento convencional.) Nossa pesquisa mostrou que as crianças que apresentam sintomas de TDA ou TDAH podem ter

pais que também falam muito e concluem muito pouco. Esperamos que qualquer pessoa que trabalhe com crianças tenha muito cuidado ao atribuir rótulos.

Algumas crianças têm uma atenção mais duradoura do que outras? Sim. Algumas crianças têm mais energia que outras? Sim. Algumas crianças são mais extrovertidas e algumas mais introvertidas? Sim. Algumas crianças comem muito açúcar, o que pode causar alterações fisiológicas que criam hiperatividade. Alguns pais e professores usam métodos de ensino e disciplina que deixam algumas crianças "fora de si". As crianças precisam aprender comportamentos e habilidades socialmente aceitáveis, mas a verdade é que as crianças são diferentes, e nem todas serão capazes de atender às expectativas de como é uma criança boazinha.

O modelo da doença é uma forma de entender o comportamento. Nós compartilharemos outra forma. Sabemos que estamos lidando com um assunto muito controverso e temos certeza de que você desejará investigar outras teorias. Certifique-se de incluir todas as pesquisas mais recentes sobre os sérios efeitos colaterais negativos das drogas quando estiver lendo sobre o assunto. Enquanto isso, experimente algumas das sugestões a seguir e observe o quanto a "hiperatividade" diminuirá (ou será tratada respeitosamente) e como você pode ajudar as crianças a aprender habilidades para lidar com períodos curtos de atenção e outros comportamentos que podem causar problemas.

Sugestões

1. Cuidado com os termos TDA (transtorno do déficit de atenção) ou TDAH (transtorno do déficit de atenção e hiperatividade), porque eles geralmente são usados como termos genéricos. Evite rotular seu filho, porque o rótulo pode se tornar uma profecia autorrealizadora, e pode estar faltando alguma outra coisa do que realmente está acontecendo com seu filho.

2. Torne o momento especial uma prioridade e encontre maneiras de realmente curtir seu filho durante esse período. Não deixe de notar e celebrar sucessos de qualquer tamanho e encorajar as áreas de interesse de seu filho.

3. Esteja disposto a ajudar o seu filho de acordo com as necessidades dele com base no que ele realmente faz, em oposição ao que pode ser esperado para a sua faixa etária ou nível de inteligência. Se seu filho não consegue amarrar um tênis na educação infantil, use velcro até que os dedos dele estejam prontos, mesmo que demore mais do que todos os outros. Não castigue seu filho por não ser "normal".

4. Use computadores para que seu filho possa aprender no seu próprio ritmo e contornar as dificuldades de escrita que são comuns. Algumas crianças que lutam com a letra de imprensa e a escrita à mão, ou que agonizam com a soletração, sobressaem quando trabalham em um computador. Você esperaria que seu filho aprendesse a contar o tempo usando um relógio de sol antes de usar um relógio de pulso? Nós achamos que não, mas você pode relutar em permitir que seu filho tenha uma sensação de realização ao trabalhar com o computador em vez de lápis ou caneta.

5. Verifique se você tem a atenção completa do seu filho e diga as coisas apenas uma vez. Quando a criança estiver distraída, use dicas simples e respeitosas, como um toque na mesa, uma mão no ombro ou um lembrete de uma palavra para recuperar o foco.

6. Preste atenção às maneiras pelas quais você pode estar invalidando a singularidade de seu filho ou exercendo pressão sobre ele para que desempenhe de acordo com seus padrões, em vez de sua capacidade.

Planejar para evitar problemas futuros

1. Use ferramentas da Disciplina Positiva para minimizar o mau comportamento e incentivar os maiores esforços da criança. Participe de grupos de pais e leia, pratique e analise cada tópico deste livro. Não se desvie do caminho da Disciplina Positiva e não aceite conselhos baseados em recompensas ou punições.

2. Uma das primeiras coisas a fazer é observar seu comportamento. Isso não significa um sentimento de culpa; apenas esteja ciente do que você está fazendo. Você está ocupado demais para dar ao seu filho tempo e atenção suficientes para ensinar e encorajar? Você está fazendo exigências em vez de envolver seu filho na busca de soluções? Você tem muito açúcar em casa? Seu filho está comendo muito "*fast-food*"? Você fala demais e age muito pouco? Seu filho se sente amado de forma condicional em vez de ser apreciado por seus pontos fortes e singularidade? Se você perceber esses comportamentos, poderá optar por alterá-los. Quando fizer isso, você verá grandes resultados no comportamento de seu filho.

3. Use as informações sobre objetivos equivocados para entender a "crença" errada por trás do mau comportamento e formas de encorajar as crianças para que elas não precisem se comportar mal. (Ver a Parte I, *O que é Disciplina Positiva?*, para mais informações.)

4. Para ajudar as crianças a gerenciar seu tempo de atenção e comportamento, forneça estruturas extras para tempo e espaço. Use rotinas simples e consistentes que você cria com seu filho. Ajude-o a aprender a organizar um lugar para tudo perto de onde os itens são necessários. Tenha uma área perto da porta para coisas que vêm e vão, como sapatos, casacos, mochilas, lancheiras etc. Ajude as crianças a usar fichários, listas e bilhetes para manter as informações organizadas. Ensine sobre gerenciamento de tempo com calendários, relógios e cronômetros. Forneça equipamentos especiais, como xícaras baixas, grandes e pesadas no fundo, cheias pela metade para minimizar derramamentos.

5. Observe seus filhos brincando para ver como eles preferem aprender. Eles são fisicamente ativos? Eles preferem tocar? Eles aprendem em pequenas explosões de atenção? Use essas informações para criar atividades que enfatizem os pontos fortes ou as preferências de seus filhos.

6. Ajude seus filhos a aumentar a capacidade de concentração, colocando-os em algum tipo de treinamento físico que exija concentração, lembrança das sequências de movimentos, bem como disciplina física e mental. (Pode ser ainda melhor fazer essas atividades com eles.) Algumas sugestões incluem aeróbica, dança, artes marciais e esportes. Ajude seu filho a encontrar atividades de que ele goste e que possa fazer bem.

7. Ajude seu filho a aprender estratégias para se manter no caminho certo. Encoraje-o a usar recursos na escola e na comunidade, como tutores e sala de estudo. Ouça suas preocupações sobre professores e assuntos problemáticos e o encoraje a pesquisar alternativas para essas aulas, incluindo estudos independentes. Seja um defensor de seu filho. A autoestima de seu filho e seu relacionamento com ele ou ela são mais importantes do que qualquer nota.

8. Explore oportunidades alternativas de aprendizado na escola. Acompanhe os professores com quem seus filhos se comportam bem e esteja preparado para discutir isso com a escola. Os professores mais prestativos são atenciosos e flexíveis, embora sejam bem organizados. Classes e escolas menores também aumentarão o êxito. Se você achar que o professor ou a escola não estão dispostos ou não são capazes de atender às necessidades do seu filho, esteja preparado para fazer o que for necessário para protegê-lo de ser punido por sua diferença.

9. Envolva seus filhos na decisão sobre o que eles devem fazer na escola quando ocorrerem problemas. Convoque uma reunião de pais e professores para trabalharem juntos em soluções não punitivas. Algumas crianças decidem que é melhor andar pela sala algumas vezes e depois voltar para seus lugares sem se meter em encrenca. Outras podem precisar de um canto quieto onde possam passar mais tempo em uma tarefa.

10. Priorize seu tempo e energia. Um cronograma de atividades muito cheio ou que não permita rotinas razoáveis logo resultará em desastre.

Habilidades de vida que as crianças podem aprender

As crianças podem aprender que há adultos que consideram suas necessidades individuais e as ajudam a aprender habilidades para que elas tenham algum senso de controle sobre suas vidas. Em vez de se sentirem vítimas do seu comportamento, elas têm um plano para controlá-lo. Elas aprendem que é bom ser um indivíduo único.

Dicas para os pais

1. Certifique-se de que você não ignora a si mesmo ou às outras crianças, concentrando todo o seu tempo e energia em uma única criança. Tire um tempo para si mesmo e passe um tempo especial com os outros membros da sua família.

2. Lembre-se de que, na idade adulta, a maioria das crianças com características que poderiam ser rotuladas como TDAH aprenderam maneiras de canalizar sua "hiperatividade" para carreiras bem-sucedidas.

S · T · U

REFLEXÕES

A sra. Charles é uma excelente professora, que realmente respeita a singularidade e não acredita em rotular as crianças. No fundo da sala ela tem uma mesa cheia de argila. Ensina às crianças que elas podem mexer com a argila sempre que estiverem se sentindo "impacientes". Quando percebe que as crianças estão perdendo seu foco de atenção, ela convida todos a se levantar e fazer a "dancinha" por dois minutos. Ela tem algumas carteiras com divisórias altas às quais as crianças podem ir (por opção) se sentirem que precisam bloquear as distrações.

Ela convida crianças com talentos "únicos" para ajudar outras crianças. Por exemplo, seus alunos mais ativos conduzem atividades de ginástica. Aqueles que têm talento em matemática ajudam os que precisam de mais ajuda etc. Todos os seus alunos se sentem especiais exatamente por serem quem são.

Valores e maneiras

"Talvez eu seja antiquado, mas estou preocupado com a falta de valores nos jovens de hoje, incluindo o meu filho. Como posso me contrapor a todas as mensagens materialistas, hedonistas e sexuais que parecem ter mais influência sobre meus filhos do que eu? É óbvio que os jovens de hoje não têm os tabus sexuais com os quais eu cresci, que podem ter sido extremos, mas esse extremo oposto é saudável? Como eu ensino valores aos meus filhos?"

Compreender seu filho, a si mesmo e a situação

Valores fundamentais são as crenças internas que você mantém sobre si mesmo, os outros, a vida e como as coisas deveriam ser. Os valores são aprendidos de duas maneiras diferentes: vendo e observando, ouvindo e aprendendo. Os valores fundamentais das pessoas são formados até os 5 anos de idade (não que eles não possam ser atualizados de tempos em tempos).

A atualização e a expansão dos valores centrais ocorrem quando as crianças crescem e são influenciadas por parentes, ami-

gos, escola, igreja e mídia de massa. A maioria dos jovens passa por um período da adolescência em que se rebelam contra os valores da família, muitas vezes indo na direção oposta por alguns anos. Geralmente eles voltam aos valores centrais da família se você não tiver uma disputa por poder com eles durante esse período.

Vivemos em um mundo muito diferente de quando você cresceu – as coisas mudaram radicalmente mesmo nos últimos vinte anos. Em vez de pensar em termos negativos, pense nisso como um desafio que oferece oportunidades para aumentar suas habilidades parentais e sua conexão com seus filhos. Já não é seguro confiar na criação de crianças para forças externas. Seus filhos podem não estar aprendendo os valores que você acha importantes ao jogar jogos de computador, assistir à TV ou sair com amigos. Cabe a você decidir os valores que deseja ensinar para ter um objetivo em mente. Quando os pais pensam sobre isso, geralmente listam valores como: respeito, preocupação com os outros, honestidade, autoconfiança, resiliência, motivação para aprender, generosidade, responsabilidade, autodisciplina, confiabilidade e boas maneiras. Gostaríamos de acrescentar a essa lista a responsabilidade social ou o desejo de contribuir.

Lembre-se de que, se o que você está ensinando é o oposto de como você está vivendo, seus filhos vão acreditar no que você faz mais do que no que você diz, e usar isso para formar a base de seus valores.

Sugestões

1. Não tenha medo de dizer aos seus filhos: "Veja como fazemos isso e aquilo." Por exemplo, você pode dizer que, em sua família, não se brinca com os presentes até que tenha escrito uma nota de agradecimento. Você poderia dizer às crianças que, no período de festas de fim de ano, primeiro você compra presentes para os necessitados e, em seguida, faz suas compras para os familiares. A maioria das crianças mais novas aceitará o que você disser. Se eles argumentarem com isso, acolha-o como uma grande oportunidade para discussões sobre valores.

2. Quando uma criança é rude, você pode dizer: "Com licença. O que você precisa fazer para lembrar sobre ser educado? Como você poderia tentar novamente?"

3. Uma variação para a situação citada seria dizer: "Opa. Você gostaria de recomeçar usando os modos maravilhosos que refletem o seu verdadeiro eu?"

4. Não há problema em fazer lembretes gentis no momento, tais como: Lembre-se de servir as damas primeiro.

Não se esqueça de segurar a cadeira de sua convidada enquanto ela se senta à mesa. O que você precisa dizer quando pede algo? (Por favor.) O que você precisa dizer quando alguém faz algo por você? (Obrigado.)

5. Se uma criança xingar você, leve-a a um lugar reservado, abaixe-se até o nível dela e sussurre em seu ouvido: "Eu não o chamo assim, e não quero que você me chame desse nome. Isso magoa meus sentimentos. Por favor, não faça isso de novo. Eu amo você."

Planejar para evitar problemas futuros

1. Modele os valores que você deseja ensinar. Se você quer que as crianças aprendam respeito, seja respeitoso e respeite a si mesmo. Pratique o que você prega, porque as crianças farão o que você faz e não o que você diz.

2. Use métodos de disciplina que ensinem valores e boas maneiras. Todas as ferramentas parentais da Disciplina Positiva são projetadas para ensinar valiosas habilidades sociais e de vida para formar um bom caráter.

3. Se você tiver uma fé sólida e quiser que seus filhos compartilhem suas crenças, pode querer enviá-los para a escola religiosa, onde aprenderão os valores com outras pessoas. Quando são novas, as crianças são muito literais e tendem a aceitar o que lhes é dito, portanto certifique-se de que os ensinamentos refletem o que você quer que seus filhos aprendam.

4. Ajude seus filhos a pensar nos passos que podem dar quando há uma tragédia ou desastre, para que possam ajudar os outros. Confira o Departamento de Voluntários local e encontre maneiras de se envolver em sua comunidade.

5. Sugerimos reuniões de família o tempo todo porque é uma das maneiras mais poderosas que você pode usar para ensinar valores. As crianças aprendem a se preocupar com os outros ouvindo diferentes pontos de vista e encontrando soluções úteis. Elas aprendem a procurar o que é bom e a verbalizar elogios. Elas aprendem a se concentrar em soluções respeitosas e úteis para todos os envolvidos. Não perca essa valiosa ferramenta para ensinar valores.

6. Durante as reuniões de família, trabalhem em conjunto para limitar a quantidade de tempo de tela (ver os verbetes *Eletrônicos: TV,* videogames, tablets, *computadores etc.* e *Celulares*). Não se esqueça de se juntar a eles quando assistirem a programas de TV, ouvirem música e jogarem *videogames,* para que você possa se envolver em discussões sobre o que eles acham dos valores que estão sendo retratados e ter a chance de expressar honestamente o que você pensa sobre eles.

7. Use perguntas curiosas para ajudar as crianças a explorar quais podem ser as consequências de suas escolhas. Dessa forma, elas exploram seus objetivos e seus valores e como alcançar a vida que querem levar.

8. Disponha de tempo para ensinar boas maneiras sem sermões e chateações. Estabeleça uma "noite de boas maneiras na hora da refeição" uma vez por semana, em que você pratica boas maneiras. Torne isso divertido. Peça a todos que exagerem, dizendo coisas do tipo: "Por favor, passe a manteiga." Faça um jogo de conseguir pontos para pegar os outros com os cotovelos na mesa, falando com a boca cheia, interrompendo, reclamando ou estendendo a mão por cima da mesa. Quem tiver mais pontos escolhe o jogo depois do jantar. Façam as refeições na mesa. Use jogos americanos ou toalhas de mesa, guardanapos e velas para tornar a refeição especial.

9. Encontre histórias sobre pessoas que demonstraram integridade (talvez em filmes ou notícias), como alguém que devolveu uma carteira ou alguém que representava valores em relação a todas as probabilidades, como no filme *Terra fria.* Faça as perguntas: "O que é mais importante do que a sua integridade? O dinheiro é mais importante? E o que os outros pensam de você – isso é mais importante que a sua integridade?"

10. Reserve tempo para o treinamento. Sermões curtos são aceitáveis quando são dados durante um momento calmo e com a permissão de seus filhos. Por exemplo, "Você gostaria de saber como evitar se envergonhar ao ser convidado para jantar com alguém rico e famoso?", "Gostaria de saber como ser considerado um 'cavalheiro' em vez de

um 'idiota sem educação', quando conhecer a garota dos seus sonhos?" Depois de ter tempo para treinar, lembretes curtos funcionam, contanto que não sejam feitos em tom de raiva. "Não se esqueça de dizer olá à vovó quando ela vier. Lembre-se de abrir a porta do carro para sua mãe."

11. Reserve tempo para envolver seus filhos na dramatização de papéis que eles farão em certas circunstâncias, como quando os amigos os convidam para usar drogas, roubar ou praticar sexo. Eles também podem praticar como tratar convidados e o que fazer quando são convidados para ir à casa de alguém. A prática prévia funciona bem para estar preparado ao lidar com a situação "real".

Habilidades de vida que as crianças podem aprender

As crianças podem aprender que suas vidas são mais ricas e que elas se sentem melhor consigo mesmas quando valores e maneiras são uma parte de suas vidas.

Dicas para os pais

1. As crianças não desenvolvem integridade e boas maneiras por osmose. É necessário tempo para praticar.

2. Alfred Adler ensinou que *Gemeinschaftsgefühl* (interesse social) é a medida de saúde mental. Quanto mais a pessoa focar nos outros e contribuir, melhor ela se sentirá.

REFLEXÕES

Marianna chegou da escola chorando porque suas amigas caçoaram dela por seu cabelo encaracolado. A mãe validou seus sentimentos, dizendo: "Ai. Isso deve ter doído muito."

Depois que Marianna se acalmou, a mãe decidiu usar isso como uma oportunidade para ajudá-la a explorar alguns valores. Ela perguntou: "Marianna, você é a única que é provocada?"

Marianna pensou a respeito e respondeu: "Não, todo mundo é provocado por alguma coisa." Marianna parecia ver as cenas enquanto continuava: "Até mesmo as crianças populares são provocadas. Dorie é muito popular, mas ela é provocada por seus 'dentes de coelho.'"

A mãe perguntou: "Como as outras pessoas lidam com isso quando são provocadas?"

Marianna disse: "Não tenho certeza. Eu acho que eles ficam bravos. Eu fiquei brava, mas eu também me senti triste. Aposto que eles se sentem da mesma maneira."

A mãe perguntou: "Você provoca outras crianças?"

Marianna parecia um pouco envergonhada quando disse: "Às vezes. Eu não começo, mas às vezes eu me junto às outras crianças. Eu não quero dizer nada com isso. Eu nem sequer pensei sobre como isso poderia magoá-los."

A mãe perguntou: "Agora que você pensou, como se sente sobre isso?"

Marianna disse: "Eu certamente não gosto de ser provocada, então não vou provocar outras pessoas."

A mãe deu um passo adiante: "Você gostaria que alguém a tivesse defendido quando você foi provocada?"

Marianna disse: "Sim. Eu fiquei triste e com raiva quando minha melhor amiga se juntou à provocação. Magoou-me que ela não tenha ficado do meu lado."

A mãe perguntou: "Você acha que teria coragem de defender os outros que estão sendo provocados? Devo avisá-la que, se o fizer, os outros podem se voltar contra você, porque se sentem envergonhados por serem repreendidos pelo que estão fazendo."

Marianna disse: "Eu não me importo. Agora que sei como é, não quero contribuir para ferir os outros e espero ter a coragem de defendê-los."

Essa conversa foi uma forma indireta, mas eficaz, de a mãe compartilhar seus valores com Marianna.

Viajar

"Queremos sair de férias com nossos filhos, mas é difícil lidar com eles. Existe alguma maneira de tornar as férias com crianças mais divertidas e gerenciáveis?"

Compreender seu filho, a si mesmo e a situação

As férias são um momento para criar lembranças familiares. Elas podem ser um pesadelo ou muito divertidas, dependendo da atitude dos pais e do planejamento antecipado. O que você faz e aonde vai pode favorecer ou estragar as férias. Se você espera que seus filhos desfrutem de uma viagem para adultos, adivinhe. As crianças não deixam de ser crianças só porque estão

de férias. Suas necessidades devem ser consideradas para ter férias bem-sucedidas. Os adultos geralmente esperam que seus filhos ajam como adultos em férias e ficam desapontados quando as crianças se comportam como crianças. Muitos adultos têm uma imagem de como as férias deveriam ser, e podem ficar surpresos e desapontados ao descobrir que outros membros da família têm uma ideia muito diferente. É importante combinar as expectativas com antecedência para melhorar a qualidade da experiência de férias.

Sugestões

1. Quando você leva as crianças de férias, às vezes tem mais trabalho preparando do que teria se ficasse em casa. Quan-

to mais você envolver as crianças no planejamento e nas tarefas, mais será um período de férias para todos. Use a reunião de família para discutir o planejamento, incluindo fazer as malas, colocá-las no carro, as tarefas e as coisas especiais que cada membro da família deseja fazer na viagem.

2. Deixe que as crianças s ajudem a arrumar suas malas ou arrumar as malas sem sua ajuda, se estiverem prontas. Você pode querer fazer uma lista com elas ou dar informações sobre o tipo de roupa que será adequada para as atividades que vocês planejam fazer e as condições do tempo.

3. Viagens de carro podem ser mais agradáveis se você alternar quem senta no banco da frente e ao lado do outro. Deixe bastante tempo extra para paradas frequentes a fim de que as crianças corram e brinquem em uma área de descanso, ou pare o carro para que as crianças se acalmem se estiverem brigando ou fazendo muito barulho para você dirigir com segurança.

4. Não continue a viagem até o ponto em que todos estejam cansados demais. Pare antes e desfrute de um pouco de espaço e tempo para relaxar.

5. Prepare um saco de surpresas. Enrole vários itens de baixo custo, como: um livro de colorir e giz de cera, um jogo de cartas, um pacote de chicletes, adesivos, quebra-cabeças etc. Diga às crianças que elas podem abrir uma nova surpresa a cada hora.

6. No final de uma viagem, reserve tempo para perguntar a cada membro da família o que foi mais importante para eles. Deixe a família ajudar a colocar fotos em um álbum de viagem juntos.

Planejar para evitar problemas futuros

1. Faça com que seus filhos se acostumem a viajar de carro, levando-os em uma viagem prolongada toda semana. Pode ser uma viagem curta de uma hora, ou até mesmo uma viagem de um dia. Mesmo que eles chorem no carro quando são pequenos, é incrível a rapidez com que se acostumam a ficar no carro. Nunca é cedo demais para começar isso - na verdade, em algumas famílias, levar o bebê para passear parece ser a única maneira de fazê-la tirar uma soneca.

2. Deixe as crianças ajudarem a escolher e empacotar uma sacola de viagem especial com brinquedos que elas possam brincar em um avião ou no carro. Inclua lanches, se apropriado. Você pode querer incluir câmeras ou diários para as crianças.

3. Não apenas fale sobre tirar férias. É desanimador para as crianças ouvirem promessas que não se concretizam. As férias podem ser uma viagem de um dia a uma atração interessante na vizinhança, um pernoite em uma cidade próxima, um acampamento em família ou qualquer outra coisa - não precisa ser uma incrível viagem de duas semanas longe de casa. Às vezes, passar a noite em um hotel com uma pis-

cina em sua própria cidade pode ser um verdadeiro deleite para as crianças.

4. Se viajar de avião com bebês, reserve um assento no corredor e avise a companhia aérea sobre sua necessidade de ajuda extra. Despache o máximo de bagagem possível, pois você terá muito para carregar, seu filho, brinquedos e pacote de fraldas.

5. Se puder, adquira um vídeo portátil e entretenha as crianças com filmes enquanto dirige.

6. Pesquise cruzeiros familiares, acampamentos familiares ou *resorts* familiares, onde há atividades especiais para crianças e babás que podem lhe dar uma pausa.

7. Considere fazer outros programas para os adolescentes que realmente odeiam viajar com você e que farão da sua viagem um pesadelo, se você insistir que eles viajem junto.

Habilidades de vida que as crianças podem aprender

As crianças podem aprender como é especial fazer uma viagem com a família. Elas veem outras partes do país ou se reconectam com parentes com quem podem se divertir e que podem apreciá-los e ajudá-los a se sentir especiais.

Dicas para os pais

1. Não há problema em tirar férias sem seus filhos.

2. Se você odeia acampar, mande seus filhos para o acampamento ou deixe--os ir acampar com um vizinho enquanto você fica em casa.

3. Não é necessário gastar muito dinheiro para ter boas férias, mas é importante tornar a viagem especial ao fazer coisas diferentes das que você faria em casa.

REFLEXÕES

Nós viajamos pelo país em uma van por sete meses quando nossos filhos tinham 4 e 2 anos. Foi um momento muito especial, pois aprendemos a dirigir por distâncias curtas e depois parar para as crianças brincarem ou explorarem. Também foi útil criar uma rotina com a qual as crianças podiam contar. Para nós, a rotina incluía encontrar uma área de acampamento às 16h, fazer atividade física antes de entrar em um restaurante, um momento de silêncio a cada dia, quando não respondíamos a perguntas ou brincávamos no carro, revezando-nos para sentar com as crianças e ficar dias extras se outra família com crianças estivesse acampando nas proximidades. Nossos filhos liam livros nas bibliotecas locais, brincavam com um pedaço de corda e gravetos por horas e transformavam as mesas de piquenique em fortes apache. Nós tínhamos um orçamento muito limitado, então procurávamos coisas divertidas para fazer

Viajar

que não custavam dinheiro: praia, jogos ao ar livre, caminhadas, jogos ao redor da fogueira, cozinhar juntos, colorir, pescar etc. Viajar com crianças pode ser uma grande experiência quando as necessidades delas são consideradas.

Agora passo toda quinta-feira com meu neto e transformamos isso em um dia de miniférias. Ele cresceu viajando por longas distâncias e está acostumado a ficar no carro. Nós cantamos, jogamos, procuramos caminhões, fazemos barulhos engraçados e até aproveitamos o silêncio. Ele está aprendendo a conhecer novos lugares e a voltar para alguns dos antigos. Estamos criando memórias juntos. Eu o chamo de "Sr. Quinta-feira", um nome que ele aprecia e entende, mesmo tendo apenas 2 anos.

V · W · X

NOTAS

1. Ilg, Frances L., e Louise Bates Ames. *The Gesell Institute's Child Behavior from Birth to Ten*. New York: Harper & Row, 1955, 330.

2. Kline, Kris, 7 Stephen Pew, Ph.D. *For the Sake of the Children*. Roseville, CA: Prima Publishing, 1992.

3. História de *Positive Discipline for Parenting in Recovery* de Jane Nelsen, Riki Intner, e Lynn Lott, 2005; e-book disponível em www.focusingonsolutions.com.

4. Gentile, D. A., e D. A. Walsh. "A Normative Study of Family Media Habits," *Applied Developmental Psychology*, 23 (Jan. 28, 2002), 157-178.

5. Office of Educational Research and Improvement. "National Education Longitudinal Study of 1988". Washington, DC: Government Printing Office, 1988.

6. Dreikurs, Rudolf, e Vicki Soltz. *Children: The Challenge*. New York: Dutton, 1964, 36.

7. Glenn, H. Stephen. *Developing Healthy Selfesteem* (Orem, UT: Empowering People Books, Tapes, and Videos, 1989, videocassette).

8. Redlich, Fritz, e June Bingham. *The Inside Story – Psychiatry and Everyday Life*. New York: Alfred A. Knopf, 1953, 145ff.

9. Glenn, H. Stephen e Jane Nelsen. *Raising Self-Reliant Children in a Self-Indulgent World*. New York: Three Rivers Press, 2000, 127-128.

10. Björklund, Barbara R. e David F. Björklund. *Parents Book of Discipline*. New York: Ballantine Books, 1990, 211.

11. May, Rollo. *Love and Will*. New York: Norton, 1969, 630.

12. Glenn, H. Stephen, e Michael Brock. *7 Strategies for Developing Capable Students*. New York: Three Rivers Press, 1998.

13. Stolmaker, Laurie. "The Truth about Consequences: Boy and His Pet Rat",

Family Education Centers Newsletter (Outono, 1992).

14. Consultar o Capítulo 3, "A importância da ordem de nascimento", em Disciplina Positiva, 3ed, de Jane Nelsen (Barueri: Manole, 2015), para exceções a essa regra e mais informações sobre nascimento.

15. NICHD Early Child Care Research Network. "Characteristics of Infant Child Care: Factors Contributing Positive Care-giving," *Early Childhood Research Quarterly*, 11 (1996), 267-306.

16. Ilg e Ames, *The Gesell Institute's Child Behavior from Birth to Ten*, 142.

17. Frieden, Wayne, e Marie Hartwell Walker. *Songs for Elementary Emotional Development – Family Songs,* disponível em www.focusingonsolutions.com.

18. Ferber, Richard, M.D. *Solve Your Child's Sleep Problems.* New York: Simon & Schuster, 1986.

19. Björklund e Björklund, *Parents Book of Discipline,* 33.

20. Galinsky, Ellen. *Ask the Children.* New York: William Morrow, 1999.

21. Extraído de *Positive Discipline for Working Parents* de Jane Nelsen e Lisa Larson Fitch. New York: Three Rivers Press, que inclui o capítulo inteiro de cada aspecto.

BIBLIOGRAFIA SELECIONADA

Glenn, H. Stephen, e Nelsen, Jane. *Raising Self-Reliant Children in a Self-Indulgent World*. New York: Three Rivers Press, 2000.

Lott, Lynn, Jane Nelsen, e Therry Jay. *Pup Parenting*. New York: Rodale, 2006.

Lott, Lynn, Jane Nelsen, e Rick Naymark. *Madame Dora's Fortune Telling Cards*. Gloucester, MA: Fair Winds Press, 2003[publicado no Brasil com o título *Baralho dos pensamentos encorajadores*. Barueri: Manole, 2019].

———, and Riki Intner. *Chores Without Wars: Turning Housework into Teamwork*. (Publicado anteriormente como *The Family That Works Together . . .* e *Family Work: Whose Job Is It?*). Pennsylvania: Taylor Trade Publishing, 2006.

———, Riki Intner, e Barbara Mendenhall. *Do- It-Yourself Therapy: How to Think, Feel, and Act Like a New Person in Just 8 Weeks,* disponível em www.empoweringpeople.com [publicado no Brasil com o título *Autoconsciência, aceitação e o princípio do encorajamento*. Barueri: Manole, 2019].

———, e Dru West. *Together and Liking It.* (Publicado anteriormente como *Married and Liking It*). Petaluma, CA: The Practical Press, 1990.

———, Marilyn Matulich Kentz, e Dru West. *To Know Me Is To Love Me: Steps for Raising Self-Esteem.* (Publicado anteriormente como *To Know Me Is to Love Me*). Petaluma, CA: The Practical Press, 1990 [publicado no Brasil com o título *Conhecer-se é amar a si próprio*. Barueri: Manole, 2019].

Nelsen, Jane. *Positive Discipline.* New York: Ballantine, 2006 [3ª edição publicada no Brasil com o título *Disciplina Positiva*. Barueri: Manole, 2015].

———. *Understanding Serenity: What Thoughts Are You Willing to Give Up Your Happiness For?* (Publicado anteriormente como *Understanding: Eliminating Stress and Finding Serenity in Life and Relationships* and *From Here to Serenity*). Lehi, Utah: Empowering People, 2006.

———. *Positive Time-Out: And Over 50 Ways to Avoid Power Struggles in the Home and the Classroom.* New York: Three Rivers Press, 2000.

———, e Lynn Lott. *Positive Discipline for Teenagers,* Revised Edition. New York: Three Rivers Press, 2000 [3ª edição publicada no Brasil com o título *Disciplina Positiva para adolescentes.* Barueri: Manole, 2019].

———, Lynn Lott, e H. Stephen Glenn. *Positive Discipline in the Classroom,* 3ed.New York: Three Rivers Press, 2000 [4ª edição publicada no Brasil com o título *Disciplina Positiva na sala de aula.* Barueri: Manole, 2017].

———, Cheryl Erwin, e Carol Delzer. *Positive Discipline for Single Parents.* New York: Three Rivers Press, 1999.

———, Cheryl Erwin, e Roslyn Duffy. *Positive Discipline for Preschoolers,* 3ed. New York: Three Rivers Press, 2007.

———, Cheryl Erwin, e Roslyn Duffy. *Positive Discipline: The First Three Years,* 2ed. New York: Three Rivers Press, 2007 [publicado no Brasil com o título *Disciplina Positiva para crianças de 0 a 3 anos.* Barueri: Manole, 2018].

———, Linda Escobar, Kate Ortolano, Roslyn Duffy, and Debbie Owen-Sohocki. *Positive Discipline: A Teacher's A-Z Guide.* New York: Three Rivers Press, 2001.

———, e Cheryl Erwin. *Parents Who Love Too Much.* New York: Three Rivers Press, 2000.

———, e Cheryl Erwin. *Positive Discipline for Child Care Providers.* New York: Three Rivers Press, 2002.

———, Cheryl Erwin, Michael Brock, e Mary Hughes. *Positive Discipline for Christian Families.* New York: Three Rivers Press, 2002.

———, e Lisa Larson. *Positive Discipline for Working Parents.* New York: Three Rivers Press, 2003.

ÍNDICE REMISSIVO

A

Aborrecimentos 276
Abraço 10
Abuso de álcool e drogas 31
Abuso emocional 58
Abuso sexual 34
Ação, decidir o que vai fazer 3, 4
Ações, língua das 23
Acompanhamento eficaz 5, 24, 42
Adler, Alfred 26, 299
Adoção 37
Adolescentes 269
Agressividade ou raiva 40
Agressões 198
Álcool, abuso de 31
Alimentação 45
Alimentação saudável 196, 231
Ambiente doméstico 68, 95
Amigos 49, 70, 76
Amor-próprio 26
Animais de estimação 52, 111
Ansiedade de separação 54
Antidepressivos 122, 270
Aparelhos eletrônicos 147

Apoio emocional 60
Aprovação, viciados em 64
Área de lazer 78
Arrependimentos de infância 243
Arrumação 76
Assédio moral 57
Ataques de birra/raiva 59, 117, 184
Atenção dos outros 84, 92
Atenção indevida 25, 81, 92, 151
Atitude punitiva 21
Atividade física 48, 232
Aulas de música 243
Autoaceitação 65
Autoconfiança 115, 133, 291
Autocontrole 57
Autodisciplina 57, 229
Autoestima 11, 57, 63, 160, 167, 230, 264, 286
Automutilação 269
Avós 65

B

Babás 68, 93
Babás eletrônicas 145

Bagunça 77
Banhos 102
Berços portáteis 66
Bichos de pelúcia 100
Birra 59, 62, 94
Brigas 50, 71
Brigas (amigos) 70
Brigas (irmãos) 73
Brinquedos 69, 87, 105
Brinquedos e arrumação 76
Bullying 57

C

Cachorro 52
Café da manhã 96
Cama 143
Casamento 137
Celulares 79, 146
Chantagem emocional 60
Chocolate 156
Choramingar 81
Choro 55, 84
Chupeta 131
Ciclos de vingança 36, 119, 172
Cinto de segurança 106
Ciúme 177
Comida 45
Compartilhamento/egoísmo 87
Comportamento agressivo 41
Comportamento aprendido 184
Comportamento desrespeitoso 258
Comportamento inadequado e interrupções 90
Comportamentos desencorajadores 31
Comportamentos negativos 165
Compras com as crianças 93
Compras de supermercado 19
Compreensão 138
Computadores 146
Comunicação 8, 13, 115
Concentração 92

Conclusão equivocada 90
Conexão com a família 1
Conflitos 219
Conflitos matinais 95
Conflitos na hora das refeições 45
Conflitos na hora de dormir 98
Conflitos na hora do banho 102
Conflitos no carro 104
Conhecer seus filhos 19
Cônjuges 226
Contar histórias 100
Controle excessivo 167
Conversas 13
Cooperação 75, 77, 161, 291
Coparentalidade 158
Coragem 216
Cortes de cabelo 195
Creche 245
Crença desencorajada 241
Criança boazinha 107
Criança negativa 109
Crianças difíceis 161
Crianças empoderadas 161
Crianças mimadas 165
Criatividade 12
Crueldade com os animais 111
Curiosidade e educação sexual 114

D

Dança 242
Danificar propriedade 117
Decisões inconscientes 63
Dedo-duro 120
Dentição 211
Dentistas 195
Dependência química 31
Depressão 122
Desafio comportamental 22
Desafio, desobediência e rebeldia 125
Descanso 268
Desencorajamento 26, 83, 288

Índice remissivo

Desfralde 129
Desinteresse 134
Desmotivação 134
Desobediência 125
Diálogo 114
Dinheiro 206
Disciplina Positiva, ferramentas 2
Disciplina Positiva, o que é 1
Disputas por poder 41, 131, 134, 151, 152,
    220, 264
Dissimulação 230
Distração 240
Divórcio 137
Dizer não 27
Doença 140, 292
Dormir a noite toda 142
Dreikurs, Rudolph 26
Drogas, abuso de 31

E

Educação 181
Educação sexual 114
Efeitos traumáticos 55
Egoísmo 87
Eletrônicos: TV, *videogames*, *tablets*,
    computadores 146
Elogios 26
Empatia 135, 180
Encorajamento 26, 163
Enurese/xixi na cama 150
Erros 7, 20, 21, 118
Escola 50, 68, 180, 245, 248
Escolha, amigos 49
Escolhas limitadas 14, 127
Escovar os dentes 19
Escutar 153
Escuta reflexiva 10, 85
Escuta respeitosa 155
Espaço que acalma 22
Espinhas 156
Esportes 193, 242

Estilos de vida 49, 231, 288
Estilos parentais 158, 225
Estresse 86, 225
Excesso de peso 45, 231
Expectativas razoáveis para si mesmo 11
Experiência positiva 97
Experimentar drogas 32

F

Família 12, 227
Famílias monoparentais 235
Fast-food 233
Fazer bico, reclamar e outros
    comportamentos negativos 165
Férias 168, 300
Firmeza 2
Fome 48
Fraldas 129
Frustração 60, 268
Furtar 171

G

Gastos, dinheiro 208
Gato 52, 111
Gemeinschaftsgefühl (interesse social) 299
Gentileza 2
Gibran, Kahlil 28

H

Habilidades de escuta 154
Habilidades parentais 159
Habilidades sociais 83, 118
Hábitos 175
Higiene dental 196
Hiperatividade 293
Hobby 243, 290
Honestidade emocional 32, 85, 126, 154,
    181
Hora da soneca 267
Hora de dormir 98

Disciplina Positiva de A a Z

Hora do banho 102

I

Imparcialidade e ciúme 177
Impulsividade 292
Inadequação assumida (desistir) 25
Individuação 220, 222
Infecções sexualmente transmissíveis 116
Instrumento musical 242
Interdependência 100
Interrupções 90
Inventar 203
Irmãos, brigas 73
Isolamento, sentimentos de 58

J

Jogos 87, 194
Julgamentos externos 26
Junk food 47

L

Laços de família 219
Lembranças 67
Lembranças familiares 300
Lição de casa 180
Liderança 273
Limites, estabelecer 14
Limpeza da casa 18
Linguagem chula 237
Livrarias e lojas 95
Livros 105
Luto 214

M

Madrasta 227
Mágoa 43
Mamadeira 131, 133
Maneiras respeitosas de comunicação 260
Manipulação 86, 184
Masturbação 187

Materialismo 189
Mau comportamento 29, 214, 241
Mau humor 40
Mau perdedor 192
Medicamentos 122, 125, 157
Médicos 195
Medidas punitivas 174
Medos (filhos) 197
Medos (pais) 200
Memórias 30
Mensagem codificada 26, 59
Mensagem de amor 29
Mensagens positivas 262
Mentir ou inventar 203
Mesada 94, 206
Mexer nas coisas 210
Mimos 273
Mordidas 211
Morte e luto 214
Mudanças 218
Mudanças de humor 269

N

Não 220, 223
Negação 35
Netos 65
Nova família 225
Nutrição 231

O

Obediência 228
Obesidade 230
Objetivos equivocados do comportamento
25, 59, 288
Orçamento familiar 173
Ouvir com a boca fechada 11

P

Padrasto 227
Padrões morais 203

Índice remissivo

Pais adotivos 37
Pais biológicos 37, 226
Pais divorciados 139
Pais solteiros 234
Pais superprotetores 57
Palavras, língua das 23
Palavrões/xingamentos 236
Palmadas e surras 238
Parentalidade 1
Pausa positiva 21, 61, 240
Pequenos passos 30
Perguntas curiosas 8, 60, 243
Permissividade 229
Pertencimento 1
Pesadelos 197
Poder 84
Poder mal direcionado 25
Pré-escola e creche 213, 245
Preocupação mútua 251
Privacidade 89, 204
Privadinha 129
Proatividade 2
Problemas físicos ou emocionais 122, 152
Problemas na escola 248
Processo de desmame 134
Procrastinação 252
Professor 180
Profissionais de saúde 196
Programas na televisão 148
Promessas 24
Propriedade, danificar 117
Punição 7, 81, 125
Punição ou julgamento 32

Q

Quartos (bagunçados) 255

R

Raiva 40, 117, 123, 239
Raiva interiorizada 123

Rebeldia 125, 188, 230, 266
Reclamações e sermões 95
Recompensas 26, 134
Redirecionamento 240
Refeições 18, 45
Refrigerantes 156
Rejeição 70
Relacionamento doentio 234
Remédios 29, 141
Reparação de erros 21
Resgate 273
Resiliência 296
Resolução de conflitos 58
Responsabilidade 52, 78
Responsabilidade compartilhada 158
Ressentimento 230
Retrucar e desrespeitar 258
Reuniões de classe 250
Reuniões de família 12, 42, 75, 91, 163
Rivalidade entre irmãos 73, 110, 261
Rotinas 17, 18, 42, 96, 102, 136, 185, 253
Rotinas matinais 19, 96
Rotinas para dormir 19
Rótulos e remédios 29
Roupas – disputas por poder 264

S

Saúde mental 86
Segredos de família 33, 35
Senso de humor 27, 259
Senso de importância 24
Senso de pertencimento/aceitação 24
Sentimentos 10, 12
Separação, ansiedade de 54
Sermões 127, 154, 156
Shoppings 93
Sinais não verbais 154
Síndrome da morte súbita infantil 145
Solucionar problemas 16, 26, 74
Soluções de Disciplina Positiva 31
Soluções ganha-ganha 87

Sonecas 70, 267
Sono 101, 267
Suicídio e automutilação 269
Supermercados 93
Superproteção, mimos e resgate 273

T

Tablets 146
Tarefas domésticas 204-206, 274-278
Tarefas domésticas, crianças de 2 a 3 anos 277
Tarefas domésticas, crianças de 4 anos 278
Tarefas domésticas, crianças de 5 anos 278
Tarefas domésticas, crianças de 6 a 8 anos 278
Tarefas domésticas, crianças de 9 a 10 anos 279
Tarefas domésticas, crianças de 11 a 12 anos 279
Tecnologia 79
Tédio 281
Telefone celular 79
Tempo especial 91
Terríveis 2 anos 283
Timidez 286
Todos no mesmo barco 22
Tomada de decisão 127

Trabalhar fora 289
Trabalho parental 10
Trabalhos escolares 181
Transtorno do déficit de atenção e hiperatividade (TDAH) 29
Transtorno opositivo desafiador 29, 125
Tratamentos faciais 157
Treinamento do banheiro 152

U

União de famílias 225

V

Valores e maneiras 296
Viagem 105, 300
Viagem com a família 302
Vício 32
Videogames 146
Vingança 25, 84, 214, 230
Violência sexual 34
Vocabulário de sentimentos 10
Vovó ou vovô 66

X

Xingamentos 236
Xixi na cama 150

ANOTAÇÕES

Disciplina Positiva de A a Z